第三期

特定健診・特定保健指導ガイド

門脇 孝・津下一代 編

南山堂

［編　集］

門脇　　孝	東京大学大学院医学系研究科 糖尿病・生活習慣病予防講座 特任教授／帝京大学医学部附属溝口病院 病態栄養学講座 常勤客員教授
津下　一代	あいち健康の森健康科学総合センター センター長

［執筆者（執筆順）］

永井　良三	自治医科大学 学長
多田羅浩三	大阪大学名誉教授／日本公衆衛生協会 会長
津下　一代	あいち健康の森健康科学総合センター センター長
西澤　　均	大阪大学大学院医学系研究科 内分泌・代謝内科学 講師
下村伊一郎	大阪大学大学院医学系研究科 内分泌・代謝内科学 教授
小野　　啓	千葉大学大学院医学研究院 細胞治療内科学 講師
横手幸太郎	千葉大学大学院医学研究院 細胞治療内科学 教授
崔　　仁哲	大阪大学大学院医学系研究科 公衆衛生学
磯　　博康	大阪大学大学院医学系研究科 公衆衛生学 教授
鈴木　隆雄	桜美林大学老年学総合研究所 所長
鈴木　　亮	東京医科大学 糖尿病・代謝・内分泌内科 准教授
門脇　　孝	東京大学大学院医学系研究科 糖尿病・生活習慣病予防講座 特任教授／帝京大学医学部附属溝口病院 病態栄養学講座 常勤客員教授
佐藤　　大	東京大学大学院医学系研究科 腎臓・内分泌内科
加藤　秀樹	東京大学大学院医学系研究科 糖尿病・生活習慣病予防講座 特任准教授
南学　正臣	東京大学大学院医学系研究科 腎臓・内分泌内科 教授
三浦　克之	滋賀医科大学 公衆衛生学／アジア疫学研究センター 教授
高本　偉碩	公益社団法人 地域医療振興協会 練馬光が丘病院 糖尿病内分泌内科
寺本　民生	帝京大学臨床研究センター センター長
岡村　智教	慶應義塾大学医学部 衛生学公衆衛生学 教授
宮本　恵宏	国立循環器病研究センター 予防健診部 部長／循環器病統合情報センター センター長
中川　詩織	金沢大学附属病院 腎臓内科学

安田　宜成	名古屋大学大学院医学系研究科 CKD 地域連携システム寄付講座 准教授	
和田　隆志	金沢大学大学院医薬保健学総合研究科 腎臓内科学 教授	
小久保喜弘	国立循環器病研究センター 予防健診部 医長	
峰松　一夫	国立循環器病研究センター 名誉院長	
川崎　良	大阪大学大学院医学系研究科 視覚情報制御学（トプコン）寄附講座教授	
中山　健夫	京都大学大学院医学研究科 健康情報学 教授	
杉田由加里	文部科学省高等教育局医学教育課 看護教育専門官	
武見ゆかり	女子栄養大学栄養学部 食生態学研究室 教授	
林　芙美	女子栄養大学栄養学部 食生態学研究室 准教授	
中田　由夫	筑波大学体育系 准教授	
中村　正和	公益社団法人 地域医療振興協会 ヘルスプロモーション研究センター センター長	
真栄里　仁	国立病院機構 久里浜医療センター 教育情報部 部長	
堀江　義則	医療法人社団 健育会 湘南慶育病院 消化器内科 部長	
伊藤　満	国立病院機構 久里浜医療センター 心理療法室	
横山　顕	国立病院機構 久里浜医療センター 臨床研究部 部長	
樋口　進	国立病院機構 久里浜医療センター 院長	
西　大輔	東京大学大学院医学系研究科 精神保健学分野 准教授	
山之内芳雄	国立精神・神経医療研究センター 精神保健研究所 精神医療政策研究部 部長	
加藤　元	日本アイ・ビー・エム健康保険組合 予防歯科	
村本あき子	あいち健康の森健康科学総合センター 健康開発部 部長	
野村　恵里	あいち健康の森健康科学総合センター 健康支援事業室	
栄口由香里	あいち健康の森健康科学総合センター 健康開発部 チームリーダー	
藤内　修二	大分県福祉保健部 参事／健康づくり支援課長	
野口　緑	大阪大学大学院医学系研究科 公衆衛生学 招聘准教授	
鎌形喜代実	公益社団法人 国民健康保険中央会 調査役	
岩崎　明夫	産業医科大学 産業生態科学研究所 作業関連疾患予防学／ソニーコーポレートサービス株式会社 産業保健部	
今村　聡	公益社団法人 日本医師会 副会長	
武藤　繁貴	社会福祉法人 聖隷福祉事業団 保健事業部 聖隷健康診断センター 所長	

特定健康診査・特定保健指導の円滑な実施に向けた手引き(第3版)

表1 第三期(2018年度以降)特定健診・特定保健指導における変更点

特定健診における見直し	**1) 基本的な健診の項目** 血中脂質検査において,定期健康診断などで,中性脂肪が400 mg/dL以上または食後採血の場合は,LDLコレステロールの代わりにnon-HDLコレステロールを用いて評価した場合でも,血中脂質検査を実施したとみなすこととした.血糖検査において,やむをえず空腹時以外でヘモグロビンA1cを測定しない場合は,食直後を除き随時血糖による血糖検査を可とした
	2) 詳細な健診の項目 血清クレアチニン検査を詳細な健診の項目に追加し,eGFRで腎機能を評価することとした 心電図検査において,対象者は当該年度の特定健康診査の結果などで,血圧が受診勧奨判定値以上の者または問診などで不整脈が疑われる者のうち,医師が必要と認めるものとした 眼底検査において,原則として当該年度の特定健康診査の結果などで,血圧または血糖検査が受診勧奨判定値以上の者のうち,医師が必要と認めるものとした
	3) 標準的な質問票* 生活習慣の改善に関する歯科口腔保健の取組の端緒となる質問項目を追加した
特定保健指導における見直し	**1) 行動計画の実績評価の時期の見直し** 行動計画の実績評価を3カ月経過後(積極的支援の場合は,3カ月以上の継続的な支援終了後)に行うことを可能とした
	2) 初回面接と実績評価の同一機関要件の廃止 保険者と委託先との間で適切に情報が共有され,保険者が対象者に対する保健指導全体の総括・管理を行う場合は,初回面接と実績評価を行う者が同一機関であることを要しないとした
	3) 特定健康診査当日に初回面接を開始するための運用方法の改善 特定健康診査当日に検査結果が判明しない場合,①健診受診当日に,腹囲・体重,血圧,喫煙歴などの状況から対象と見込まれる者に対して初回面接を行い,行動計画を暫定的に作成し,②後日,すべての項目の結果から医師が総合的な判断を行い,専門職が本人と行動計画を完成する方法を可能とした 特定保健指導対象者全員に保健指導を実施すると決めた保険者のグループと,特定健康診査受診当日に特定保健指導を実施できる実施機関のグループとで集合契約を締結できるよう,共通ルールを整理した
	4) 2年連続して積極的支援に該当した者への2年目の特定保健指導の弾力化 2年連続して積極的支援に該当した者のうち,1年目に比べ2年目の状態が改善している者について,2年目の積極的支援は,動機付け支援相当の支援を実施した場合でも,特定保健指導を実施したと位置づけた
	5) 積極的支援対象者に対する柔軟な運用による特定保健指導のモデル実施 柔軟な運用による特定保健指導のモデル実施について,一定の要件を満たせば,特定保健指導を実施したとみなすこととした
	6) 情報通信技術を活用した初回面接(遠隔面接)の推進
	7) その他の運用の改善 ・医療機関との適切な連携(診療における検査データを本人同意のもとで特定健康診査のデータとして活用できるようルールの整備) ・保険者間の再委託要件の緩和(被用者保険者から市町村国保への委託の推進) ・歯科医師が特定保健指導における食生活の改善指導を行う場合の研修要件の緩和 ・看護師が保健指導を行える暫定期間の延長 ・保険者間のデータ連携,保険者協議会の活用 ・特定健康診査の結果に関する受診者本人への情報提供の評価

* 厚生労働省健康局:標準的な健診・保健指導プログラム【平成30年度版】,2018参照.

図1　保健指導対象者の選定と階層化（本文 p.23 参照）
［厚生労働省健康局：標準的な健診・保健指導プログラム【平成30年度版】, 2018をもとに作成］

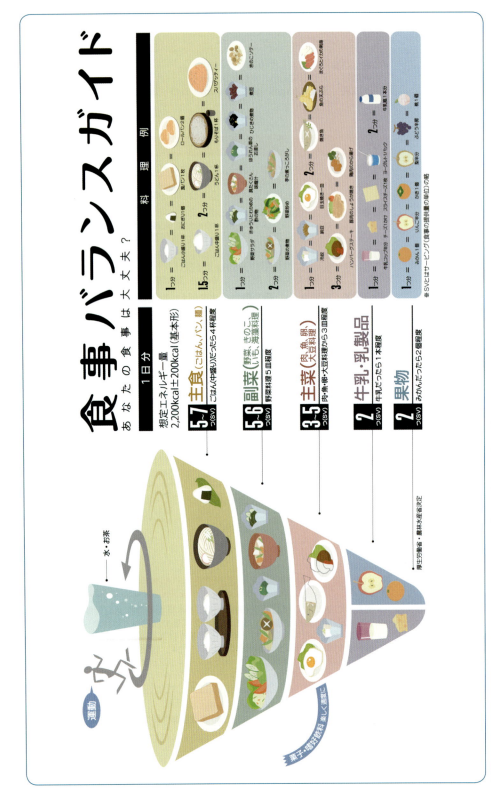

図2 「何を」「どれだけ食べたらよいか」の目安としての「食事バランスガイド」(本文 p.186 参照)

[食事バランスガイド(厚生労働省・農林水産省決定)より引用]

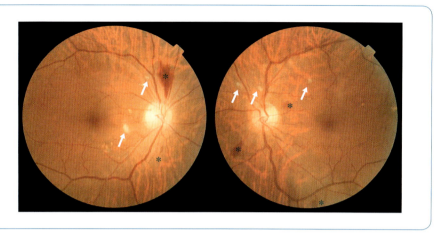

図3 Wong-Mitchell 分類 中等度以上の例
Keith-Wagener 分類（慶大変法）Ⅲ群/Scheie 分類 H3S2 に相当．アスタリスク：火炎状出血，白矢印：軟性白斑・綿花状白斑．全体にびまん性細動脈狭細，交叉現象を認める（本文p.145参照）．

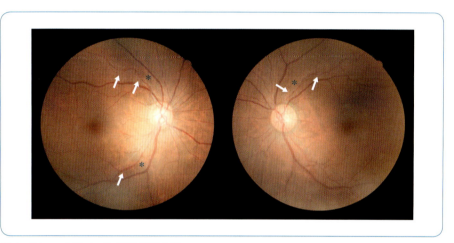

図4 Wong-Mitchell 分類 軽度の例
Keith-Wagener 分類（慶大変法）Ⅰ群/Scheie 分類 H1S1 に相当．アスタリスク：網膜細動脈の局所狭細，白矢印：網膜細動脈の反射亢進を認める（本文p.145参照）．

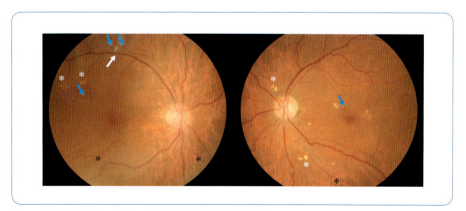

図5 糖尿病網膜症のうちの単純網膜症（国際重症度分類では中等症非増殖網膜症に相当）の例
青矢印：毛細血管瘤，黒アスタリスク：網膜出血，白矢印：軟性白斑・綿花状白斑，白アスタリスク：ドルーゼン．ただし，これは糖尿病網膜症によるものではないことに注意（本文p.147参照）．

序

　内臓脂肪の蓄積に焦点をあて，生活習慣改善のための保健指導につなげる仕組み，特定健診・特定保健指導制度がスタートしてから早10年が経つ．健診・保健指導は，健康状態を確認し，自らの健康管理を振り返る機会として身近にとらえられるようになり，国民の健康意識の大きな転換点となった．健診データのナショナルデータベースへの集約と分析手法の確立により，保健事業評価がなされるとともに，生活習慣病対策のためのエビデンスが集積されてきている．

　これらをふまえ，平成30年度からの第三期に向けて生活習慣病対策における健診の在り方が議論され，詳細健診には新たな検査項目が追加されるほか，保健指導の弾力的な運用が導入されることとなった．健診結果の情報提供や保健指導の場面でさらなる活用が期待される「フィードバック文例集」の改訂など，糖尿病など生活習慣病の重症化予防の観点からも見直しを行い，新たなスタートを切る．一方で，保険者は加入者全体の健診データ分析をおこない，重症化予防やポピュレーション・アプローチの強化などに対しても戦略的に取組むことを求められている．

　本書は，平成30年度からの特定健診・特定保健指導の変更点や対策の実例などをふまえ，それぞれ専門の立場から背景となる理論や考えかた，科学的エビデンス，具体的な取組みかたを解説いただいている．データヘルス計画や重症化予防事業などにも対応できるよう，内臓脂肪蓄積以外のリスク対策の考えかたについても記述いただいている．

　本書が健診・保健指導の第一線を担う医師，保健師，看護師，管理栄養士などの医療職ならびに医療保険者などの関係者に活用されることを願っている．

2018年8月

編　者

目 次

第Ⅰ部 ● 標準的な健診・保健指導プログラムの考えかた

概 論 …………………………………………………………… 編 者　2

1　健診・保健指導とはどうあるべきか
　　―内科学的見地から― ………………………………………… 永井良三　4
- 1-1　健診と健康づくり運動の歴史 ………………………………………… 4
- 1-2　特定健診の法的根拠 …………………………………………………… 5
- 1-3　平成30年（2018年）度からの特定健診・特定保健指導に関する論点 ……… 6
- 1-4　特定健診・特定保健指導に求められること ………………………… 10

2　健診・保健指導はどうあるべきか
　　―社会医学的見地から― …………………………………… 多田羅浩三　12
- 2-1　健康づくりの歩み ……………………………………………………… 12
- 2-2　健康日本21 ……………………………………………………………… 13
- 2-3　基本健康診査・定期健康診断の限界 ………………………………… 14
- 2-4　生活習慣病予防のための本格的な取組み …………………………… 15

3　特定健診・特定保健指導
　　―制度にかかわる法律と仕組み― …………………………… 津下一代　19
- 3-1　生活習慣病対策としての健診・保健指導 …………………………… 19
- 3-2　特定健診・特定保健指導の仕組み …………………………………… 21
- 3-3　保健事業のPDCAサイクル …………………………………………… 25
- 3-4　年齢層を考慮した健診・保健指導 …………………………………… 26

4 特定健診・特定保健指導
―これまでの成果と第三期のおもな改正点― ……………………… 津下一代 29
- 4-1 特定保健指導に関する研究の進展 …………………………………………… 29
- 4-2 ナショナルデータベース（NDB）を使った国としての評価 ……………… 32
- 4-3 効果的な特定保健指導の実施方策に関する保険者調査 …………………… 33
- 4-4 評価結果をふまえた第三期の改正点 ………………………………………… 35

第Ⅱ部 ● 健診・保健指導の視点からみた病態の理解

5 内臓脂肪蓄積と生活習慣病
（メタボリックシンドローム）……………………… 西澤 均　下村伊一郎 42
- 5-1 内臓脂肪蓄積と脂肪細胞機能異常 …………………………………………… 43
- 5-2 肥満・内臓脂肪蓄積に起因する代謝異常・生活習慣病と
  動脈硬化性疾患 ………………………………………………………………… 47
- 5-3 内臓脂肪蓄積・メタボリックシンドローム診断の意義とその対策 ……… 50

6 肥満症 ……………………………………………………… 小野 啓　横手幸太郎 51
- 6-1 肥満症の診断 …………………………………………………………………… 51
- 6-2 肥満・肥満症の病態 …………………………………………………………… 53
- 6-3 肥満症に合併する疾患とその対処 …………………………………………… 56
- 6-4 予防，治療と管理・指導 ……………………………………………………… 59

7 コホート研究からみた循環器疾患リスク
―非肥満の課題― ……………………………………………… 崔 仁哲　磯 博康 63
- 7-1 メタボリックシンドロームと循環器疾患の発症・死亡リスクとの関連 … 63
- 7-2 非肥満のハイリスクと循環器疾患の発症・死亡との関連 ………………… 65

8 高齢者の健診と保健指導 ―フレイルを中心として― ……… 鈴木隆雄 68

- 8-1 高齢者における保健事業の現状と課題 …………………………… 68
- 8-2 フレイルとは …………………………………………………………… 70
- 8-3 高齢者のフレイルの実態 ……………………………………………… 71
- 8-4 フレイルに対する身体活動(運動)や栄養の効果 ………………… 73

9 糖尿病の病態・管理目標値 ―若年者,高齢者― …… 鈴木 亮　門脇 孝 76

- 9-1 糖尿病の病態 …………………………………………………………… 76
- 9-2 糖尿病患者数の推移 …………………………………………………… 77
- 9-3 糖尿病の診断 …………………………………………………………… 78
- 9-4 若年者と高齢者における糖尿病の特徴の違いと指導の留意点 …… 79
- 9-5 管理目標値の考えかた ………………………………………………… 80

10 慢性腎臓病(CKD)の病態と治療 ……… 佐藤 大　加藤秀樹　南学正臣 84

- 10-1 腎臓のはたらき ………………………………………………………… 85
- 10-2 慢性腎臓病(CKD)の重要性 ………………………………………… 85
- 10-3 慢性腎臓病(CKD)の診断基準と重症度分類 ……………………… 87
- 10-4 腎機能にかかわる検査 ………………………………………………… 88
- 10-5 慢性腎臓病(CKD)の症状 …………………………………………… 89
- 10-6 慢性腎臓病(CKD)の治療 …………………………………………… 89

第Ⅲ部 ● 健診結果の読みかた,説明の方法

11 血圧値 ……………………………………………………………… 三浦克之 94

- 11-1 血圧と循環器疾患リスク ……………………………………………… 94
- 11-2 血圧の測定方法と血圧分類 …………………………………………… 96

- **11-3** 血圧によるリスク層別化と治療方針 ……………………………………… 97
- **11-4** 血圧を低下させるための生活習慣の改善項目 …………………………… 99
- **11-5** 降圧目標と薬物治療の基本 ………………………………………………… 100
- **11-6** 健診で測定された血圧値に対するフィードバック文例集 ……………… 101

12 血糖値（空腹時血糖，随時血糖，HbA1c） ……………………… 高本偉碩　102
- **12-1** 糖代謝異常・糖尿病の疫学と血糖関連検査 ……………………………… 102
- **12-2** 血糖関連検査の対応関係と読みかたと説明 ……………………………… 104

13 脂質検査値（non-HDL, LDL, HDL, TG） ……………………… 寺本民生　110
- **13-1** 脂質検査項目 ………………………………………………………………… 110
- **13-2** 脂質検査値の判断基準 ……………………………………………………… 113
- **13-3** 保健指導の要点 ……………………………………………………………… 114
- **13-4** 具体的な生活習慣の改善指導 ……………………………………………… 116

14 冠動脈疾患（虚血性心疾患）発症予防からみた脂質管理
―動脈硬化性疾患予防ガイドラインと吹田スコア― ……………………… 岡村智教　宮本恵宏　119
- **14-1** なぜ高 LDL-C 血症はメタボリックシンドロームの構成要素ではないのか ……………………………………………………… 119
- **14-2** 「動脈硬化性疾患予防ガイドライン」と絶対リスク …………………… 120
- **14-3** 吹田スコアを用いた将来の虚血性心疾患発症リスクの予測 …………… 121
- **14-4** LDL-C とその他の脂質の管理 …………………………………………… 125

15 腎機能（血清クレアチニン値，eGFR）
……………………………………………………………… 中川詩織　安田宜成　和田隆志　128
- **15-1** 慢性腎臓病（CKD）の概要と特定保健指導の役割 …………………… 128
- **15-2** 腎健診受診者に対する保健指導，医療機関紹介基準に関する提言 …… 129
- **15-3** 健診項目とその評価法，対象者へのフィードバック …………………… 131

16 12誘導心電図 ―心房細動― ………… 小久保喜弘　宮本恵宏　峰松一夫　136

- **16-1** 安静時12誘導心電図 …………………………………………………… 136
- **16-2** 心電図検査に関するフィードバック文例集 …………………………… 137
- **16-3** 保険者および健診担当医への補足説明 ……………………………… 138
  - Column　心電図検査の意義についての検討 ……………………………… 139

17 眼底検査 ―高血圧・糖尿病― ……………………………………… 川崎 良　143

- **17-1** 特定健診・特定保健指導における眼底検査 ………………………… 143
- **17-2** 高血圧 …………………………………………………………………… 143
- **17-3** 糖尿病患者，高血糖者 ………………………………………………… 146

18 標準的な質問票 ……………………………………………… 中山健夫　149

- **18-1** 標準的な質問票の目的 ………………………………………………… 149
- **18-2** 新しい質問項目とその活用 …………………………………………… 151
- **18-3** 健康情報サイト e-ヘルスネットの活用 ……………………………… 158

第Ⅳ部　保健指導の実際

19 第三期の変更点をふまえた保健指導のポイント ………… 津下一代　160

- **19-1** 特定保健指導の基本的な流れ ………………………………………… 160
- **19-2** 第三期の特定保健指導の弾力化への対応 …………………………… 162
- **19-3** 保健指導人材の育成と組織的対応 …………………………………… 168

20 行動変容ステージをふまえた保健指導 ………………… 杉田由加里　170

- **20-1** 保健指導の目的と保健指導実施者の役割 …………………………… 170

- **20**₂ 保健指導で求められる能力 …………………………………… 171
- **20**₃ 行動変容ステージ …………………………………………… 171
- **20**₄ 保健指導のプロセスと必要な保健指導技術 ………………… 172

21 保健指導―栄養・食生活― ……………………… 武見ゆかり　林 芙美　178
- **21**₁ 保健指導の目的とねらい …………………………………… 178
- **21**₂ アセスメント ………………………………………………… 180
- **21**₃ 行動目標の設定に向けた情報提供 ………………………… 183
- **21**₄ 具体的な指導方法：教材，プログラムなど ……………… 185
- **21**₅ 行動継続に向けた支援 ……………………………………… 191
- **21**₆ 保健指導の評価，つぎのステップへ ……………………… 192

22 保健指導―運動― …………………………………………… 中田由夫　193
- **22**₁ 保健指導の目的 ……………………………………………… 193
- **22**₂ アセスメント ………………………………………………… 193
- **22**₃ 行動目標設定に向けた情報提供 …………………………… 197
- **22**₄ 具体的な指導方法 …………………………………………… 197
- **22**₅ 行動継続に向けた支援 ……………………………………… 199
- **22**₆ 保健指導の評価 ……………………………………………… 200

23 禁煙支援 ……………………………………………………… 中村正和　201
- **23**₁ 第三期 特定健診・特定保健指導における禁煙支援の位置づけ ……… 201
- **23**₂ 禁煙支援と受動喫煙に関する情報提供の意義 …………… 202
- **23**₃ 求められる禁煙支援の内容 ………………………………… 203
- **23**₄ 指導者トレーニングと指導用教材 ………………………… 206

24 飲酒に対する指導 …… 真栄里 仁　堀江義則　伊藤 満　横山 顕　樋口 進　208

- **24-1** アルコールと健康 …… 208
- **24-2** 飲酒量と身体疾患のリスク …… 209
- **24-3** 減酒指導 …… 211

25 睡眠・ストレスマネジメント …… 西 大輔　山之内芳雄　217

- **25-1** 保健指導の目的 …… 217
- **25-2** アセスメント …… 218
- **25-3** 具体的な情報提供および指導方法 …… 221

26 口腔保健 …… 加藤 元　227

- **26-1** よく噛めないこと（咀嚼障害）と栄養 …… 228
- **26-2** よく噛めないこと（咀嚼障害）への対策 …… 229
- **26-3** よく噛まないことと肥満 …… 229
- **26-4** よく噛まないことへの対策 …… 231
- **26-5** 歯を失う二大原因とその予防法 …… 231

27 保健指導の評価 …… 村本あき子　236

- **27-1** 保健指導における評価の目的 …… 236
- **27-2** 保健指導を評価する視点 …… 237
- **27-3** 具体的な保健指導の評価指標と評価時期 …… 239

28 保健指導の新たな取組み …… 野村恵理　栄口由香里　津下一代　245

- **28-1** 宿泊型新保健指導（スマート・ライフ・ステイ） …… 245
- **28-2** IoTを活用した生活習慣改善支援 …… 248
- **28-3** 糖尿病性腎症重症化予防プログラム …… 251

第Ⅴ部 ● 健診・保健指導を効果的に実施していくための体制

29 都道府県の立場から ……… 藤内修二　258

- 29-1 特定健診・特定保健指導の確実な実施に向けての支援 …… 258
- 29-2 特定健診の精度管理 …… 260
- 29-3 データヘルス計画の策定ならびに推進の支援 …… 261
  - Column 事例1：大分県におけるデータヘルス計画の策定・推進の支援 …… 262
- 29-4 生活習慣病対策における市町村の庁内連携の推進 …… 263
- 29-5 職域における効果的な実施に向けての支援 …… 263
  - Column 事例2：大分県における健康経営の推進 …… 264
- 29-6 市町村における生活習慣病対策の評価 …… 265
- 29-7 保険者協議会の活性化 …… 266

30 市町村における効果的な健診・保健指導 ……… 野口 緑　267

- 30-1 市町村における特定健診・特定保健指導の基本的な考えかた …… 267
- 30-2 重症化ハイリスク者に対する効果的な保健指導 …… 269
- 30-3 効果的な運用 …… 271
- 30-4 まちの健康づくり …… 273

31 保険者の立場から（データヘルス計画） ……… 鎌形喜代実　276

- 31-1 データヘルス計画推進の背景 …… 276
- 31-2 データヘルス計画策定に向けた取組み：市町村国保の活動を中心に …… 277
- 31-3 国保・後期高齢者ヘルスサポート事業 …… 280
- 31-4 国保データベース(KDB)システム …… 281

32 産業医の立場から ─健康経営と健診─ ……… 岩崎明夫　284

- 32-1 事業者と保険者 …… 284

| 32.2 | 健康経営の潮流と特定健診・特定保健指導 | 286 |
| 32.3 | 第三期に向けて | 291 |

33 医師会の立場から　　今村 聡　293

33.1	制度の見直しにあたって	293
33.2	ますます重要となる地域医師会との連携	294
33.3	第三期における実施体制構築にあたっての留意点	295
33.4	特定健診・特定保健指導を起点とするさまざまな取組み	297
33.5	効果的な実施に向けた健診データの質の統一	299

34 健診・保健指導機関の立場から　　武藤繁貴　301

34.1	日本人間ドック学会の保健指導実施者研修体系	301
34.2	日本人間ドック学会の「保健指導実施施設」認定事業	302
34.3	保健指導の質の管理と人材育成の具体的手法	304

付録1 健診の判定値に応じた対応
（情報提供・動機付け支援・積極的支援・受診勧奨） ……… 312

付録2 保健指導のための資料集 ……… 315

日本語索引 ……… 320
外国語索引 ……… 327

I 標準的な健診・保健指導プログラムの考えかた

I 標準的な健診・保健指導プログラムの考えかた

概 論

　平成30年(2018年)度からの第三期 特定健診・特定保健指導の実施にあたり，本書では全Ⅴ部34章の構成で，それぞれの専門の立場から解説をいただいた．

　まず，第Ⅰ部「標準的な健診・保健指導プログラムの考えかた」では，特定健診・特定保健指導制度について概観し，平成30年(2018年)度からの第三期において押さえておきたいポイントをまとめた．第1章「健診・保健指導とはどうあるべきか―内科学的見地から―」，第2章「健診・保健指導はどうあるべきか―社会医学的見地から―」では特定健診・特定保健指導の在り方について，厚生労働省健康局検討会座長 永井良三先生，同省保険局検討会座長 多田羅浩三先生より，健診制度の歴史，法的根拠，科学的エビデンスをふまえ，あるべき姿，展望について大所高所よりご執筆いただいた．両先生には「高齢者の医療の確保に関する法律」の範囲を超えて，生活習慣病対策における健診などの意義や求められる役割を述べていただき，さらには第三期 特定健診・特定保健指導に向けたそれぞれの検討会での議論のポイントをおまとめいただいている．

　健康局の検討会では，おもにコホート研究を中心とした科学的根拠を整理し，制度をよりよくしていくための改善策について議論がなされた．第Ⅱ部「健診・保健指導の視点からみた病態の理解」，第Ⅲ部「健診結果の読みかた，説明の方法」には本検討会の議論が反映されており，特定健診のみならず，健康増進法など40歳未満や75歳以上を対象とする他の健診などにも応用できる医学的なポイントをまとめている．第Ⅳ部「保健指導の実際」の各章においても生活習慣病予防・改善のための指導の在り方について，エビデンスに基づいて記載されているが，一方では平成20年(2008年)度から実施されてきた特定保健指導の取組みかたのノウハウが紹介されている．

　保険局の検討会では，平成20年(2008年)度からの特定健診・特定保健指導の実施状況や効果分析を行い，課題と対策について，おもに議論を行った．実施主体である医療保険者より本制度運営上の課題を聴取し，より feasibility (実現可能性)を高めるための方策について議論した．検討にあたりナショナルデータベース(NDB)を活用して，現状分析や特定保健指導が翌年度以降の健診データ・医療費に及ぼす効果を明らかにできた意義は大きい．その結果については，第4章「特定健診・特定保健指導 ―これまでの成果と第三期のおもな改正点―」で述べ，平成30年(2018年)度からの制度の概要や改正されたポイントについては第3章「特定健診・特定保健指導 ―制度にかかわる法律と仕組み―」および第19章「第三期の変更点をふまえた保健指導のポイント」にまとめて記載している．

　本制度は医療費適正化の推進を目的とした「高齢者の医療の確保に関する法律」に位置づけられているが，その基本的な理念は「国民は，自助と連帯の精神に基づき，自ら加齢に伴って生ずる**心身の変化を自覚して常に健康の保持増進に努める**」こと，さらに「国民は，年齢，心身の状況等に応じ，職域若しくは地域又は家庭において，高齢期における健康の

保持を図るための**適切な保健サービスを受ける機会を与えられるものとする**」とされている．健診などによって生活習慣改善の必要性を理解し行動変容につなげること，それが健康の保持増進と医療費の増加抑制につながることを求めている法律であり，全保険者が共通して取組む事業として位置づけられている．国は医療保険者に対して「特定健診及び特定保健指導の適切かつ有効な実施を図るための基本的な指針を定める」ことを求め，さらには後期高齢者支援金加算・減算の指標に，特定健診受診率・特定保健指導実施率などを含めるなど，保険者に対するインセンティブ・ディスインセンティブ制度により受診率・実施率の向上を求めている．

　平成20年（2008年）度の制度開始以来，各保険者は本制度に真摯に取組んできたが，保険者間格差が大きいことも事実である．地域（国民健康保険），職域（健保組合，共済組合，協会けんぽなど）によっては保険者特性の違いから，どのような方法が効果的かつ効率的かについては違いがある．保健指導実施者，実施機関のスキルを高める工夫も重要である．都道府県が広域的に保険者支援をしていくことも重要である．平成30年（2018年）度からは都道府県が医療保険者に加わることでさらに，その役割の重要性が高まっている．第Ⅴ部「健診・保健指導を効果的に実施していくための体制」では，それぞれの団体などの取組みを紹介しているが，さらなる工夫に向けて保険者間の連携などが期待される．

　このように，特定健診・特定保健指導制度は医学的な根拠をふまえつつ，社会実装をどのようにうまく実行していくかの観点が求められている．特定健診・特定保健指導制度では，全国で健診項目や判定基準を標準化し，保健指導においても現場の工夫は可能であるが，大枠を定めた「標準的な健診・保健指導プログラム」の策定，研修体制の構築，NDBを活用する仕組みが構築できた画期的な制度である．実施主体は保険者であり，「加入者の健康確保と将来の医療費適正化」を目的にして，健康投資を推進するものである．

　特定保健指導はメタボリックシンドロームの概念を活用し，生活習慣改善の効果を期待できる者に絞り込んで「結果を出す保健指導」を目指したものであるが，すでに生活習慣病などで治療中の者に対しては対象外となる．非肥満者も含めて健診結果についての情報提供をよりわかりやすく行い行動変容につなげること，治療中の者に対する生活習慣改善に向けた指導の徹底や重症化予防プログラムの導入などが必要なことは明らかである．

　保険者がどこまでの保健事業を行うべきかについては，社会的なコンセンサスのもとに実施できる範囲が変わってくる．健診・レセプトデータが電子化され，保険者が保有するデータベースを分析することにより，治療中断者，コントロール不良者など，特定保健指導以外にも介入すべき対象者を把握できる環境が整ってきた．保険者にはデータヘルス計画の策定が義務づけられ，加入者全体を考えた保健事業の実施が求められるようになっている．さまざまな健康課題に取組む際に，特定保健指導の基本骨格である「改善したい健康課題の特定」「実現可能性のある改善方法の研究」「健診データを活用した対象者の抽出と確実な実施」「実施率，指導効果の評価」を考えることが重要である．

（編　者）

I 標準的な健診・保健指導プログラムの考えかた

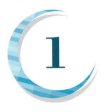

1 健診・保健指導とはどうあるべきか
―内科学的見地から―

永井良三

はじめに

　平成20年(2008年)度に特定健診が始まり,「内臓脂肪の蓄積」に基づく生活習慣病対策が成人健診の中心となった．これは生活習慣病対策だけでなく，健診の考えかたにも大きなインパクトを与えた．平成25年(2013年)度からの「健康日本21（第二次）」ではさらに，メタボリックシンドロームから糖尿病への移行や糖尿病の臓器合併症の予防などの重症化予防が目標とされた．一方で，肥満のない高リスク者に対しての配慮も盛り込まれた．平成30年(2018年)度から始まる第三期 特定健康診査等 実施計画期間の特定健診の在り方については，平成28年(2016年)1月から厚生労働省健康局の「特定健康診査・特定保健指導の在り方に関する検討会」において検討された．一方，「保険者による健診・保健指導等に関する検討会」も同省保険局に設置され，前者は医学的見地から求められる特定健診・特定保健指導の在り方，後者は実施の在り方を議論した．さらに，厚生科学審議会地域保健健康増進栄養部会に「健康診査等専門委員会」が設置され，今後の健康診査などの在り方，およびその他の健康診査などに関連する事項について議論された．健康局と保険局の委員会の間には医療・保健の実施主体と健診・保険の実施主体の立場の違いなどから腹囲第一基準の扱いについて意見の相違があったが，特定健康診査項目に関する見直しが平成29年(2017年)夏に取りまとめられた．その結果，議論の多い腹囲第一基準は従来どおりとし，血清クレアチニン値などが新規の詳細項目として追加された．本章では特定健診の基本的な考えかたと法的枠組み，改訂のポイント，さらにこれらをふまえて特定健診の在り方について紹介する．

健診と健康づくり運動の歴史

　わが国の疾病構造は，第二次世界大戦を転換点として感染性疾患から癌，心臓病，脳卒中などの非感染性疾患へと変化した．この傾向は，先進国・発展途上国にかかわらず共通である．非感染性疾患はNCDs (non-communicable diseases)という概念でまとめられ，世界的にも対策が強化されている．なかでもメタボリックシンドロームから進展した糖尿病は，慢性腎不全や脳卒中，心臓病などの合併症をきたすことで，医療上だけでなく社会的にも問題とされている．実際，合併症を起こせば生活の質 quality of life (QOL)は低下し，医療費も高額となる．65歳以上の医療費は，癌では約10％であるのに対し，心疾患と脳血管疾患では30％を超えており，生活習慣病ならびに心血管疾患に対する対策の重要性が明らかである．

　わが国の死因第1位が結核から脳血管障害へ，第2位は悪性新生物へ，と変化したのは昭和25年(1950年)だった．このため昭和30年(1955年)以後の保健医療は生活習慣病対策

が中心となった．昭和53年（1978年）に第1次国民健康づくり対策，昭和63年（1988年）に第2次国民健康づくり対策，平成12年（2000年）には21世紀における国民健康づくり運動，いわゆる「健康日本21」が制定され，平成25年（2013年）から10年間計画で「健康日本21（第二次）」が始まった．

特定健診の法的根拠

現在の健康診査はさまざまな法律によって定められているが（図1-1），それぞれ対象は異なる．そのなかで，労働安全衛生法，国家公務員法，国家公務員共済組合法，地方公務員共済組合法，私学教職員共済組合法，母子保健法（1歳半から2歳のあいだと3歳以上，4歳未満），学校保健法に基づく健康診査は，実施が義務とされる．一方，健康保険法，国民健康保険法，健康増進法などによる健診は努力義務である．

平成20年（2008年）度に始まった特定健診・特定保健指導（以下，特定健診・保健指導）

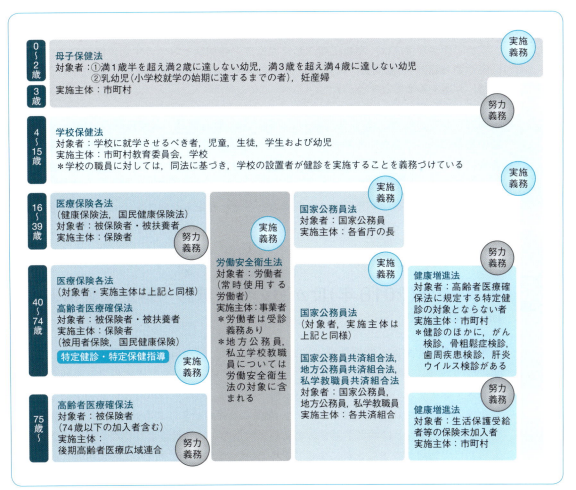

図1-1　健診・検診に関する現行の法体系

> 第一章　特定健康診査(第一条)
> 第二章　後期高齢者医療制度
> 　　　　第一節　総則，第二節　被保険者，第三節　後期高齢者医療給付，
> 　　　　第四節　保険料(第十八条～第三十三条)，第五節　審査請求，第六節　雑則
> 第三章　雑則
> 附則
>
> 第一章　特定健康診査
> (法第十八条第一項に規定する政令で定める生活習慣病)
> 第一条　高齢者の医療の確保に関する法律(以下「法」という.)第十八条第一項に規定する政令で定める生活習慣病は，高血圧症，脂質異常症，糖尿病その他の生活習慣病であって，内臓脂肪(腹腔内の腸間膜，大網等に存在する脂肪細胞内に貯蔵された脂肪をいう.)の蓄積に起因するものとする.

図1-2　高齢者の医療の確保に関する法律施行令〔平成19年(2007年)10月19日政令第318号〕

は高齢者の医療の確保に関する法律(以下，高齢者医療確保法)に基づくもので，被用者保険と国民健康保険の保険者に実施義務があり，被保険者と被扶養者(40歳から74歳)を対象とする．しかしながら，同法律施行令の第一章第一条には，

> 高齢者の医療の確保に関する法律(以下「法」という.)第十八条第一項に規定する政令で定める生活習慣病は，高血圧症，脂質異常症，糖尿病その他の生活習慣病であって，内臓脂肪(腹腔内の腸間膜，大網等に存在する脂肪細胞内に貯蔵された脂肪をいう.)の蓄積に起因するものとする.

と明記されている(図1-2)．すなわち，法律上は，特定健診・保健指導の対象は，「内臓脂肪の蓄積に基づく高血圧や脂質異常症などの生活習慣病」に限定されており，内臓脂肪の蓄積に基づかない生活習慣病は特定保健指導の対象とならない．このことが，腹囲長が保健指導基準値として重視される1つの理由である．一方，非肥満者であってもリスク因子保有者の心血管イベント発症率は，肥満者とさほど異ならないことから，非肥満者に対しても保健指導を行うべしとする意見も強くあり，現在では，この点に配慮されるようになった．

平成30年(2018年)度からの特定健診・特定保健指導に関する論点

　第三期の特定健診・保健指導は平成30年(2018年)度から開始される．平成25年(2013年)度からの第二期においては，メタボリックシンドロームや糖尿病の発症予防だけでなく，メタボリックシンドロームから糖尿病への移行，糖尿病の臓器合併症の予防などの重症化予防が改定された．これにより，一時点での健診結果による画一的な保健指導から，経年的な変化をもとに将来予測をふまえた保健指導が行われるようになった．健診の評価も当初は実施回数や実施人数によることが多かったが，第二期では「糖尿病の有病者を減らす」「予備群を減らす」などの臨床的なアウトカムが指標として用いられた．
　平成30年度からの見直しにあたっては，まず厚生労働科学研究の健診項目見直しと全

体の取りまとめに関する研究班（研究代表：永井良三氏），脂質異常症の検証に関する研究班（同：寺本民生氏），リスク階層化と腹囲の検証に関する研究班（同：門脇孝氏．以下門脇班），問診の検証に関する研究班（同：中山健夫氏），非肥満への保健指導に関する研究班（同：宮本恵宏氏）などで検討され，その成果が厚生労働省健康局の「特定健康診査・特定保健指導の在り方に関する検討会」で紹介された．とくに今回の議論では，「健康診査等専門委員会」での議論もふまえ，特定健診・保健指導の大きな目的の1つが将来の脳・心血管イベントの防止にあることがあらためて確認された．

1　保健指導対象者の選定と階層化

　現在の保健指導対象者の選定においては，腹囲長の基準は男性85 cm 以上，女性90 cm 以上とされ，腹囲長を階層化の第一基準に位置づけている．この点は，平成24年（2012年）に「第二期 特定健診・特定保健指導」の在り方を検討した際にもそれぞれの立場から多くの議論がなされたが，意見は集約できずに，その後のアウトカムデータによる検証を待って，あらためて議論することとなった．

　今回の検討会では，北海道端野・壮瞥町，山形県舟形町，茨城県筑西市，富山職域，京都職域，大阪府八尾市，大阪府吹田市，広島県健診者，広島県地域，愛媛県大洲市，福岡県久山町，沖縄県豊見城市の12コホートの門脇班における統合縦断研究のデータが紹介された．男性14,068人，女性17,039人を2010年前後からフォローアップしたところ，虚血性心疾患と脳卒中の発症は男性649人，女性546人だった．このデータからは，ウエスト周囲長（腹囲長ともいう）とリスク数は正の相関をすること，男女ともにリスク数が多いほど，心血管イベントの発症率は高いことが示された．しかし，同じリスク数では，ウエスト周囲長が85 cm 超であることは必ずしも心血管イベントの発生を増加させるわけではなかった（図1-3）．また，非肥満者でもリスク因子が1つでもあれば，心血管イベントの発症率は2倍以上となることも重要な知見だった．

　腹囲長はリスク因子の数にほぼ比例する．このため，健診や診察を受けなくても代謝異常を間接的に推測できること，減量という指導方針がすぐに示されるため，保健指導を行いやすいなどは腹囲長を測定するメリットである．一方，メタボリックシンドロームの有病率を指標としても，腹囲長は感度と特異性が低い．図1-4に厚生労働省健康局の検討会で提示された12コホートの結果をもとに作成されたROC曲線を示す．たとえば，男性の腹囲基準を86 cm としたときは，メタボリックシンドロームを検出する感度は66％，特異性は60％だった．仮に，ある男性集団のメタボリックシンドロームの有病率を25％として，ROC解析のデータを使って計算すると，表1-1の結果が得られる．すなわち，男性の腹囲基準86 cm では，陽性反応的中率は35％，陰性反応的中率は84％となる．このように現在の腹囲第一基準では，メタボリックシンドロームの陽性的中率が低い．さらに，非肥満者の高血圧症や脂質代謝異常者への対応が特定健診・保健指導のなかで適切に位置づけられていない．この点は心血管病予防の観点からも大きな問題である．また実際に，内臓脂肪が蓄積していても腹囲長に反映されず，インピーダンス測定などが必要となる場合も多い．

　こうした状況から，健康局の「特定健康診査・特定保健指導の在り方に関する検討会」で

	厳密な対照群	情報提供レベル			動機付け支援レベル	積極的支援レベル
男性	ウエスト<85cm かつBMI<25 +リスク数0	ウエスト<85cm かつBMI<25 +リスク数1	ウエスト<85cm かつBMI<25 +リスク数2以上	ウエスト≧85cm +リスク数0または ウエスト<85cm かつBMI≧25 +リスク数0	ウエスト≧85cm +リスク数1または ウエスト<85cm かつBMI≧25 +リスク数1-2	ウエスト≧85cm +リスク数2以上 またはウエスト <85cm かつBMI≧25 +リスク数3以上
人数	2,113	2,857	2,022	716	2,267	3,326
平均BMI	21.2	21.5	22.0	25.1	25.5	26.1
平均ウエスト	75.7	77.3	78.8	88.0	89.5	90.9
発症数	53	152	112	18	138	176
ハザード比	1.00	1.78 (1.30-2.44)	1.91 (1.38-2.66)	1.09 (0.64-1.86)	1.66 (1.20-2.29)	2.92 (2.14-3.97)
女性	ウエスト<90cm かつBMI<25 +リスク数0	ウエスト<90cm かつBMI<25 +リスク数1	ウエスト<90cm かつBMI<25 +リスク数2以上	ウエスト≧90cm +リスク数0または ウエスト<90cm かつBMI≧25 +リスク数0	ウエスト≧90cm +リスク数1または ウエスト<90cm かつBMI≧25 +リスク数1-2	ウエスト≧90cm +リスク数2以上 またはウエスト <90cm かつBMI≧25 +リスク数3以上
人数	5,062	4,246	2,013	957	2,953	828
平均BMI	21.2	21.8	22.2	26.4	26.9	27.9
平均ウエスト	73.9	76.3	78.1	87.5	89.3	94.6
発症数	61	174	111	11	159	30
ハザード比	1.00	2.12 (1.58-3.86)	2.54 (1.84-3.49)	0.82 (0.43-1.56)	2.32 (1.71-3.14)	2.83 (1.83-4.38)

図1-3 保健指導別，腹囲レベル，リスク因子数を考慮した全循環器疾患の年齢調整ハザード比
青枠内はウエスト周囲長とBMIの基準をともに満たさないが，リスク因子を有する者．
［2016年4月5日 第5回特定健康診査・特定保健指導の在り方に関する検討会資料をもとに作成］

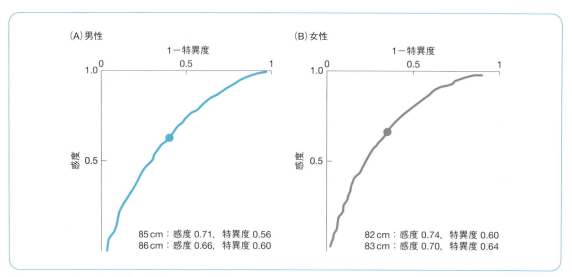

図1-4 リスク因子の集積に関する ROC 曲線
［2016年4月5日 第5回特定健康診査・特定保健指導の在り方に関する検討会資料をもとに作成］

は，腹囲第一基準を改め，腹囲，血圧高値，脂質異常，耐糖能異常を同列として特定保健指導のスクリーニングを行うべきとする報告書をまとめた．しかし，保険局の「保険者による健診・保健指導等に関する検討会」と意見が一致せず，さらに予定されていた合同委

表1-1 男性の腹囲基準を86 cm（感度は66％，特異度は60％）とした場合の陽性反応的中率と陰性反応的中率

	真陽性[*1] （リスク集積あり）	真陰性[*2] （リスク集積なし）
腹囲基準値以上	165	300
腹囲基準値未満	85	450
合　計	250	750

[*1] 陽性反応的中率 35％.
[*2] 陰性反応的中率 84％.

［2016年5月10日　第6回特定健康診査・特定保健指導の在り方に関する検討会資料をもとに作成］

員会での検討も行われず改定は見送られた．

　一方，腹囲第一基準であっても，平成25年（2013年）度の第二期 特定健診・保健指導から，非肥満者のリスク因子保有者に対しては指導が行われている．平成30年（2018年）度からの第三期においても，特定保健指導の対象とはならないが，リスクのある非肥満者に対しては，生活習慣の改善や医療機関受診などの健康教育や健康相談を行うこととなったので，実害はないと考えられる．

　この間の議論を顧ると，現在の特定健診・保健指導は，内臓肥満に依存する生活習慣病を対象とすることが，高齢者医療確保法に規定されていることが大きな混乱をよんでいることがわかる．肥満防止という観点から内臓肥満に注目するのはよいとしても，腹囲長だけでは心血管イベントの予見能力は低い．これからは心血管イベントを防止するための合理的な健診体制の構築が望まれる．

2　血清クレアチニン値測定の導入

　平成24年（2012年）の第二期の取りまとめでは，血清クレアチニン値を特定健診の項目に加えるべきと取りまとめたが，保険局の検討会と合意に至らなかった．未受診者への対応，受診勧奨の徹底，情報提供の充実が重要であること，クレアチニン高値者に対する保健指導が難しいなどの意見が出された．

　今回は，血清クレアチニン値は糖尿病合併症や高血圧による臓器障害の指標としても重要であり，また生活習慣の改善で悪化を予防できる可能性があるため，「詳細な検査項目」として導入が決まった．対象は，血圧または血糖検査が保健指導判定値以上の者のうち，医師が必要と認める者である．なお，保健指導では推算糸球体濾過量 estimated glomerular filtration rate（eGFR）が使用されるが，基準値とされる60 mL／分／1.73 m^{2}と45 mL／分／1.73 m^{2}の間では eGFR と実測 GFR の間の相関は乏しい．このため eGFR が60 mL／分／1.73 m^{2}以下と計算されても，大きなばらつきがあることを受診者に説明し，過剰な不安をあおらないことが大切である．そのために，特定健診・保健指導では45 mL／分／1.73 m^{2}を受診勧奨判定値，60 mL／分／1.73 m^{2}を保健指導判定値とすることとなった．

3　その他のおもな変更点

　血糖検査は従来，空腹時血糖値（絶食10時間以上）または HbA1c 値を用いていたが，いずれも測定できない場合は，食後3.5時間以後に採血された血糖値を随時血糖として利

用することとした．なお，空腹時とは絶食10時間以上，食直後とは食事開始時から3.5時間未満とした．

　LDL コレステロールについても，中性脂肪（血清トリグリセライド）が 400 mg/dL 以上である場合または食後採血の場合には，LDL コレステロールの代わりに non-HDL コレステロール（総コレステロール値から HDL コレステロール値を引いた数値）を用いることも可とされた．

　詳細項目のうち，心電図と眼底検査の実施用件も変更され，心電図は高血圧または不整脈が疑われる者に，眼底検査は高血圧または糖尿病が疑われる者で，医療機関受診中でない者を対象として行うことが推奨されるようになった．

4 特定健診・特定保健指導に求められること

　人間の健康状態は年齢とともに変化する．基礎体力は加齢により低下し，さまざまな代謝状態が変化する．代謝状態の変化は体内に慢性炎症を生じ，外的および内的負荷に適応するものの，しだいに臓器や組織の再構築が起こり，さらに局所の代謝状態を変化させる．やがて動脈硬化病変の破綻，血栓形成，血管閉塞，脳卒中，心不全，癌の発生などに至る．一連の変化は老化ではあるが，常に変動するストレスに対する適応と破綻の過程である．結果として臓器障害をきたせば，QOL は極度に悪化し，ときに致死的となる．このように健康状態や QOL が変化するイベントを経験しても，現在は医療が進歩したために，多くは救命される．しかし，イベントを繰り返すことによって，人生は終末期を迎える．

　こうした人間の一生のなかで，健診はさまざまな目的と役割をもつ．たとえば，健診と検診という用語は区別して用いられている．「検診」はがん検診や結核検診のように特定の疾患を早期に見いだすことを目的とするのに対し，「健診」は学校健診のように対象疾患を必ずしも定めていない．特定健診・保健指導は，法的には内臓肥満に基づく生活習慣病のみを対象としているが，実際には非肥満者も含めて生活習慣病の予防と心血管イベントの防止を目的に実施されている．

　さらに，公費と保険者の負担で行われる特定健診の役割は，医療保険による診療とは異なることもよく認識する必要がある．早期発見，重症化予防の趣旨をふまえて，医療が必要な場合は適切に受診勧奨をしなければならない．コストの制約があるため，検査項目や対象者の選定については多角的に検討すること，保健指導により改善が期待できる指標を活用することも重要なポイントである．

　また，健診により受診者の無用な不安をあおらないために，基準値の決定には慎重でなければならない．検査値が基準値を超えたとしても，正常値には幅があるため，確定的に判断することは困難な場合がある．検査の限界をよく説明して，保健指導で解決できなければ医療機関の受診をすすめるべきである．

　特定健診の対象は40歳から74歳までだが，40歳未満の世代への指導も重要である．日本人男性では体重が増加するのは30歳代までのことが多く，40歳以後はさほど増加しない．しかし，糖尿病の増加は40歳以後である．また，高齢者では BMI（body mass index）が低い人ほど死亡率が高いという観察研究もある．こうした状況を考えて，今回の

改定では，

> 40歳未満の肥満では，血圧，血糖の有所見率が低い一方で，肝機能，脂質代謝の有所見率は高い．リスクの数が少ない，メタボリックシンドロームに移行する前の段階で，働きかけを行うことが必要である

と述べられ，30歳や35歳の時点で，保険者の努力により肥満対策として指導を行うことが重要とされた．このほかにも，65歳から74歳，さらに75歳以上の者に対する健診・保健指導の在り方も具体的に記述されている．これらをどのように施策化するかは今後の課題である．

おわりに

特定健診・保健指導は，「高齢者医療確保法」により保険者の義務として40歳から74歳までの被保険者と被扶養者に対して実施する健診である．従来，健診の対象とされていなかった人たちも多かったため，導入の意義は大きい．しかし，全国の受診率はいまだに低い．保険者は受診率70％を目標に掲げているが，平成20年（2008年）度は38％，平成22年（2010年）度は43％，平成25年（2013年）度は47％と少しずつ増加し，平成27年（2015年）度に至って初めて50％に達した．保険者別では健保組合と共済組合の組合員の受診率はそれぞれ74％，76％と高いが，国民健康保険の市町村国保および国保組合，全国健康保険協会（協会けんぽ），船員保険は30～40％台である．今後，何らかの政策誘導が必要である．

特定健診・保健指導は長期間つづければ必ず成果が上がるはずである．しかし，受診率が低い場合，短期間での成果は望めない．保健指導によってメタボリックシンドロームの半数を改善したとしても，新たにメタボリックシンドロームから糖尿病に進展する者は多く，結果として低い改善率にとどまる．また，既存の糖尿病患者数が多く，特定保健指導の効果があまりなければ，きわめてわずかしか有病率が低下しない．このことが特定健診，ひいては健診制度そのもの全体への批判とならないよう，特定健診・保健指導を維持するための努力が，あらゆる関係者に求められる．

現在の特定健診は，健診の必要条件をすべて満たしているわけではないが，社会的に一定の役割を果たしている．改善は必要だが，システム変更や健診項目の追加には，膨大なコストを要する．また，法的な制約もある．腹囲第一基準について厚生労働省の健康局と保険局の委員会で意見がまとまらないのも，「高齢者医療確保法」が特定健診の対象を「内臓肥満に基づく生活習慣病」と規定していることが大きな要因である．不合理であれば法改正も必要だが，そのためにはデータに基づく議論がさらに求められる．

2 健診・保健指導はどうあるべきか
―社会医学的見地から―

多田羅浩三

1 健康づくりの歩み

1 国民健康づくり計画

　1978年に世界保健機関（WHO）の国際プライマリケア会議が，ソビエト連邦（当時）の都市アルマ・アタ（現在，カザフスタン共和国の都市アルマティ）において開かれ，「Health for All by 2000」が宣言された．これは「アルマ・アタ宣言」とよばれ，この目的を達成するためには，地域社会のあらゆる社会資源が総動員される必要があると述べており，国際的にボトムアップ方式の健康づくりの方向が広く示された．わが国では，この会議に出席していた当時の厚生省 大谷藤郎 厚生科学審議官の強い指導のもとに，この年，厚生省から「国民健康づくり計画（第1次国民健康づくり対策）」が発表され，つぎの3つのことが提起された．

①市町村に健康づくり推進協議会を設置し，自らの地域の健康課題について自ら議論し，それぞれの取組み方策を協議する場を設けること
②それらの協議に基づいて独自の事業を実施するために，向こう10年間に保健センターを，人口3万人に1箇所，計4,000箇所設置すること
③市町村の国民健康保険に雇用されている保健師をすべて，市町村保健師に身分統合すること

　ここにわが国の公衆衛生は，都道府県の保健所を基盤とした上意下達型の体制から，平均寿命の延伸がつくる人々の多様な健康状態に対応できるよう，ボトムアップ方式による「Health for All」を目指した，健康づくりを推進することになった．

2 老人保健法

　人口の高齢化は必然的に医療費の高騰をもたらすことになり，この高騰する医療費を誰がどのように負担するかが，問題となってきた．わが国の医療は，保険制度によって支えられているのであるが，その保険制度は，大きく被用者を対象とした健康保険と自営業者をおもな対象とした国民健康保険の2種類の制度からなっている．

　健康保険の被保険者である被用者は，高齢になって退職すると，必然的に国民健康保険の被保険者にならざるをえない．結果として国民健康保険制度の財政が大きな影響を受けることになる．こういう事情のなかで，負担の公平という観点に立った場合，保険者間の財政調整が必要であると考えられるようになり，1982年に「老人保健法」が制定され，1983年に施行された．

　「予防に勝る治療なし」という言葉があるが，ここで「老人保健法」によって，高齢化時代における医療費の高騰を抑えることを目指して，全国の市町村における保健事業の実施が

定められた．そして，「健康手帳の交付，健康教育，健康相談，健康診査，医療等，機能訓練，および訪問指導」の7つの事業が実施されることになった．こうして発足した保健事業，とくに健康診査は，1987年度に基本健康診査に組みなおしが行われ，国民の健康づくりの基盤となり，かけがえのない成果を残し輝かしい国民の平均寿命延伸の基盤となった[1]．

2 健康日本21

1 Healthy People 2000

日本人の平均寿命の推移をみると延伸をつづけ，全死因の年齢調整死亡率でも，平均寿命の動向と一致して順調に減少していることが報告された．しかし，国民医療費の推移をみると平均寿命の延伸にもかかわらず，年間1兆円ペースで高騰がつづいている．国民は医療との縁が切れていない．

わが国の健康づくり施策が，医療費の高騰がつづいているという課題に直面していることが明らかになってきたころ，1990年，米国で「Healthy People 2000」の発表があった．そのなかで「心臓病と脳卒中の分野における目標」において，「過去2年以内に血圧測定を行ったことがあり，自分の血圧値が正常か否かを述べることができる成人の割合を少なくとも90％に増加させる」という目標が示された．ここで健康状態が「正常か否かを述べることができる」，つまり，自分の健康状態についての「自覚」という視点が示された．

2 健康日本21

厚生労働省は，これに学び2000年，21世紀における国民健康づくり運動，いわゆる「健康日本21」を発表した．「健康日本21」では健診を受診することにより自分自身の健康の状態を「自覚」すること，つまり，「know your body」ということがいわれた．「自覚」の内容をもとに，人々は「自分の生活習慣の改善」に挑戦する．そのため，人々は自らの健康づくりの「各論」をつくり「目標値」を設定する．そして，社会の支援として，地方計画の策定，かかりつけ医の健康支援活動を行うとされた[2]．

3 健康増進法

2002年8月に，「健康日本21」による国民の健康づくり活動を推進することを目的に「健康増進法」が制定された．

その第1条で「国民の健康の増進の重要性が著しく増大している」ということがいわれた．平均寿命が世界一で，人々は世界一元気なはずなのに，「国民の健康の増進の重要性が著しく増大している」というような認識が示されたことは特記すべきことである．そして，「健康増進法」の第2条では，「国民の責務」として，「国民は，健康な生活習慣の重要性に対する関心と理解を深め，生涯にわたって，自らの健康状態を自覚するとともに，健康の増進に努めなければならない」ということがいわれた．

わが国の公衆衛生は「健康日本21」，さらに「健康増進法」によって，「国民」というところへ主役が移ってきた．「元気で長生きする」ということに対して，国民にバトンがわたされたのである．

表2-1 年齢調整死亡率の推移（人口10万対）*

年	全死因		悪性新生物	
	男	女	男	女
1980	923.5	579.8	210.9	118.8
1990	747.9	423	215.6	107.7
2000	634.2	323.9	214	103.5
2010	544.3	274.9	182.4	92.2

＊ 基準人口は「昭和60年モデル人口」である．
出典：一般財団法人 厚生労働統計協会 編：国民衛生の動向 2013/2014, p.416-418, 2013.

4 死亡率と医療費の推移

「健康日本21」の発表，「健康増進法」の制定があって，2010年までの全死因の年齢調整死亡率の推移をみると順調に減少している．悪性新生物の年齢調整死亡率についても，とくに男性において2010年には2000年に比し相当の減少を確認することができた（表2-1）．「健康日本21」，また「健康増進法」の成果といえるであろう．

わが国は，伝統的に優れた公衆衛生，医療の体制を基盤に，1986年に男女とも平均寿命世界一の記録を達成した．そして「健康日本21」の発表，「健康増進法」の制定があって，悪性新生物による年齢調整死亡率の減少という新たな地平にも，わが国の健康づくりは立つことができた．

このような画期的な死亡率の記録は，国民の健康水準の向上を反映しているはずである．にもかかわらず医療と介護の費用の推移をみると，ここでも平均寿命の延伸とは無関係のように，2000年から2010年の10年間に，合わせると10兆円以上の増加があり，高騰の傾向に変わりはみられない．つまり「健康日本21」の推進や「健康増進法」の制定にもかかわらず，国民の医療への依存傾向に改善はみられない．国民の「健康増進」は進んでいるとはいえない現実が存在することが明らかになってきた．

基本健康診査・定期健康診断の限界

基本健康診査の実績について，全国のすべての市町村の国民健康保険のデータをもとに，1993年度，1998年度，2003年度の「老人保健法」による基本健康診査の受診率区分別に老人1人あたり診療費をみると，受診率区分の高いところほど，診療費が低いという傾向が存在したことが報告されている[3]．

この報告では，1993年度に70歳以上の老人1人あたり診療費は611,995円であったが，2003年度には589,492円となり，96％に抑えられたとされている（表2-2）．このことは確かに基本健康診査の一定の成果を表しているといえるが，それでも老人は，年間に平均約59万円の診療費を使っている「元気な病人」であるということになる．

1993年度には70歳以上の老人の人口は1,079万人だったが，2003年度には1,672万人となったので，55％の人口増加があり，その結果として老人の診療費は6兆6,056億円から9兆8,543億円へと，50％という増加があったと計算できる．基本健康診査は，疾病予防

表2-2 基本健康診査受診率区分別老人1人あたり診療費の推移

受診率	1993年度 診療費(円)	1998年度 診療費(円)	2003年度 診療費(円)
10%未満	670,749	667,449	659,855
10〜19%	670,676	655,089	643,312
20〜29%	638,805	648,684	626,987
30〜39%	627,852	625,245	605,969
40〜49%	607,442	597,403	588,576
50〜59%	589,909	592,803	577,255
60%以上	577,541	576,856	562,742
総　数	611,995 (n=3,252)	607,375 (n=3,243)	589,492 (n=3,138)

出典：多田羅浩三：基本健康診査の受診率向上が老人診療費に及ぼす影響に関する研究, 日医総研Annual Report 2005, 1: 1-9, 2006.

という基本の役割をどこまで達成しているか，医療費の推移からみて決定的に問われることになったと思われる．

そして，「老人保健法」による基本健康診査，また，「労働安全衛生法」による定期健康診断による疾病の早期発見，早期治療は，受診者を安易に医療につないでしまい，死亡率の減少には貢献したが，疾病の予防を担うという健康診査の本来の目的を十分に達成することができていない．結局，国民を薬から独立できない「元気な病人」にしているのではないか，と考えられることになった．このことから「生活習慣病予防のための本格的な取組み」が不可欠であると認識されることになったことは明らかである．

2-4 生活習慣病予防のための本格的な取組み

1　松澤報告

こうした課題に直面していることが認識されてきたころ，当時の大阪大学教授 松澤佑次博士が1994年に肥満症を，内臓脂肪蓄積型と皮下脂肪蓄積型とに分け，内臓脂肪蓄積型肥満が高血糖や高血圧，脂質代謝異常を合併した病態を「メタボリックシンドローム（内臓脂肪症候群）」として冠動脈疾患などの「上流」にある病態であることを報告した．そして2005年4月に，メタボリックシンドローム診断基準検討委員会より，わが国におけるメタボリックシンドローム診断基準（第5章，p.43参照）が発表された．

これを受けて厚生労働省は，待っていたように2005年10月19日に「医療制度構造改革試案」を発表した．その最初に「予防重視と医療の質の向上・効率化のための新たな取組」の項を設定して，「生活習慣病予防のための本格的な取組」として，「糖尿病・高血圧症・高脂血症の予防に着目した健診及び保健指導の充実」などをあげ，そのため，

> 国保及び被用者保険の医療保険者に対し，40歳以上の被保険者及び被扶養者を対象とする，糖尿病等の予防に着目した健診及び保健指導の事業を計画的に行うことを義務づける

とした．この試案の内容に沿って，2006年6月に「高齢者の医療の確保に関する法律（高齢者医療確保法）」が制定され，2008年4月に施行された．

これによって「後期高齢者医療制度」が創設され，後期高齢者自身の保険料負担(10％)が定められ，「後期高齢者医療支援金(40％)制度」が制定された．また，保険者による特定健診・特定保健指導制度(以下，特定健診・保健指導制度)が，生活習慣病の「上流」に挑戦し，薬に依拠せず糖尿病・高血圧・高脂血症を予防することを目指すとして実施された．

　松澤博士のメタボリックシンドロームに関する報告は，まさに新しい時代の健康づくりの展望をひらく，画期的で，革新的な報告であった．結果として市町村の保健事業として，1983年から25年間，実施されてきた健康診査・基本健康診査は廃止され，また，昭和47年(1972年)の「労働安全衛生法」のもとに実施されてきた定期健康診断の受診者にも「保健指導」が実施されることになった．

　わが国は，1961年に国民皆保険を達成し，医療をいつでも，どこでも，誰でも，利用できる体制ができ，1983年に健康診査，1987年に基本健康診査が発足して，疾病の早期発見・早期治療の体制が生まれ，2008年に特定健診・保健指導制度が発足して，生活習慣病の「上流」への挑戦が可能となり「本格的な予防体制」ができ上がった．わが国の健康づくりは，まさにホップ，ステップ，ジャンプとして，大きな飛躍の時代を迎えているということができる．

2　上流への挑戦

　松澤博士は，血圧測定に先行して住民自身が実施できる，自分の身体の状態を的確に把握できる方法はないか模索して，「腹囲」という「上流」の状態にたどり着いたと思う．メタボリックシンドロームへの挑戦を「腹囲」の測定から始めることを不可欠として，内臓脂肪の蓄積と深く関連する血中アディポネクチンなどの測定としなかったことは，決定的に重要な点である．国民自身の自主的な健康づくりの道をひらく「保健指導」が可能になった．なぜ，特定健診・保健指導制度では「上流」に挑戦するのか．「上流」は何よりも薬による治療を必要とする状態でないからだといえるだろう．

　基本健康診査や定期健康診断による健診は，結局，国民皆保険制度を背景として，疾病の早期治療のための早期発見，つまり，受診者を早期から薬につなぐという役割を果たすことにとどまってしまったのではないだろうか．そのことを総括して，特定保健指導は服薬者を対象としない．そして，糖尿病や高血圧症，高脂血症などにつながる可能性のあるメタボリックシンドローム，つまり「上流」にある病態に対し，薬に依拠しない，生活習慣の改善を軸とした「保健指導」を行い，生活習慣病の予防を達成することを目指すとされた．こうして健診に加えて保健指導を行う体制，つまり，本格的に疾病予防を担う体制を，治療と同様に保険者の責任のもとに置くという体制が発足した．「国民皆保険」の体制をもとに「国民皆保健」を目指す体制が発足したといえる．

3　特定健診・特定保健指導の実施

　今日，わが国は，平均寿命が世界一の記録を達成した社会として，世界一多様な健康状態の人たちが生活している．結果として，わが国の医療保険制度は，人類がまだ経験したことのない，人々の健康の多様性という課題に直面することになった．そして，2008年に「高齢者の医療の確保に関する法律(高齢者医療確保法)」が施行され，特定健診・保健指

表2-3 特定健診・特定保健指導の実施状況 （2014年度）

		総　数	市町村国保	国保組合	全国健保協会	船員保険	健保組合	共済組合
保険者	団体数	3,386	1,738	164	1	1	1,397	85
特定健診	対象者数(万人)	5,385	2,216	148	1,474	5	1,181	361
	実施率(%)	48.6	35.3	45.5	43.4	40.9	72.5	74.2
保健指導	対象者数(万人)	440	92	13	123	0.8	161	50
	終了率(%)	17.8	23	9.1	14.8	5.9	17.7	18.1

出典：2016年7月11日　第22回保険者による健診・保健指導等に関する検討会資料.

導が実施されている．

　健康づくりの基盤が，税金制度から保険制度へと変更され，「21世紀の健康づくり」の実施主体が市町村から保険者に移行したのである．人々の生活の多様な実態に挑戦する保健指導は，税金制度では「公」の介入になってしまう．そこで，保険制度によって「民」の出番となったと考えられる．

　2014年度において，特定健診を実施する保険者の数は3,386，対象者数は5,385万人，受診者数は2,616万人，その実施率は48.6％であった．そして，特定健診受診者のうち，特定保健指導の対象となった者は440万人（特定健診受診者の16.8％），特定保健指導の終了者は78万人，終了率は17.8％であった（表2-3）．

　こうして健康保険制度を基盤として，特定健診は5,000万人以上，特定保健指導は400万人以上の者を対象に実施されている．その規模において，比類のない取組みである．国際的にも，国民の健康づくりに向けた巨大な実践として，その成果に大きな関心が集まっていると思われる．

4　特定健診・特定保健指導の展望

ⅰ）予防と治療の協力の体制

　「医師法」の第1条には，

> 医師は，医療及び保健指導を掌ることによって公衆衛生の向上及び増進に寄与し，もつて国民の健康な生活を確保するものとする

とされている．医療は，保健指導との連携があってこそ，その本来の役割を担うことができるはずである．「保健師助産師看護師法」でも第2条で，

> この法律において「保健師」とは，厚生労働大臣の免許を受けて，保健師の名称を用いて，保健指導に従事することを業とする者をいう

とされている．保健師は人々の健康状態の多様性に対応した臨機応変な「保健指導」を進めることが仕事である．

　特定健診を受けた人のデータは，各受診者単位に地域が変わり，保険者が変わっても，全人生にわたって確保される．すべての人が，それぞれ自分の健康の状態を「自覚」し，「健康の増進に努める」ためのデータベースとして利用することができる．

また，特定健診を受けた集団を対象として，対象集団の疾病の制圧につながる，基本の因子を明らかにすることも期待されている．その成果をもとに，各保険者は構成員に特定保健指導を行い，疾病の予防を成就しなければならない．これらの実践を，データに基づく「集団医学」として，わが国の公衆衛生医は誇りをもって実践していく必要がある．

　こうしてわが国では，国民皆保険体制を基盤に，予防・集団医学 collective medicine の制度，治療・臨床医学 clinical medicine の制度がともに「協力」し合って，疾病の制圧を目指す「体制」が発足している[4]．

　だとすれば，21世紀は，人々は自らのプライベートの「データ」を駆使して，治療に先行して，広く予防を実践して，「健康の増進に努める」時代にしなければならないことを，あらためて確認したいと思う．

ⅱ）データヘルスによる「国民皆保健」の実現

　特定健診・保健指導は，2017年度において制度実施から10年が経ち，2018年度には第三期を迎えている．特定健診・保健指導を実施する最大の意義は，健診に加えて保健指導の実施を定めたことである．保健指導の効果を確信して，厚生労働省は後期高齢者支援金において加算減算制度を実施した．これまでは制度が未熟というなかで加算率は0.23％に据え置かれてきた．しかし，本制度の本来の目標は保健指導の実施にあり，新しい制度の充実を期すことは保険者の義務である．そういう観点から，第三期には加算減算について大幅な見直しが実施された．これを契機に事業の一層の充実が進み，特定健診・保健指導がすべての国民の健康づくりの基盤になることが期待されている．

　厚生労働省は2017年1月12日，データヘルス改革推進本部の初会合を開き，

> 世界に先駆けて，国民皆保険を中心とするわが国の保健医療制度などの持続性を維持しながら，一人ひとりの健康寿命をどう延ばすかという未曽有の問題解決に，早急に取り組む必要がある

と宣言している．

　各保険者は，今日，特定健診を受けた人々のデータをもとに，加入者の疾病の制圧につながる基本の因子を明らかにすることができる．そして，その内容をもとに，加入者一人ひとりに特定保健指導を行い，疾病の予防をすすめ，一人ひとりの健康寿命を伸ばすことができる．こうしてわが国の保険者は，国民皆保険体制を基盤に，患者への治療に加え，全国民を対象に疾病の予防を進めて，「国民皆保健」を達成しなければならない．その扉を開くのが特定健診・保健指導の第三期実施の歴史的役割である．

文献

1) Tatara K, et al.: Relation between use of health check ups starting in middle age and demand for inpatient care by elderly people in Japan. British Medical Journal, 302: 615-618, 1991.
2) 多田羅浩三 編著：健康日本推進ガイドライン―厚生科学特別研究事業：健康日本21推進の方策に関する研究，ぎょうせい，2001.
3) 多田羅浩三：基本健康診査の受診率向上が老人診療費に及ぼす影響に関する研究，日医総研Annual Report 2005, 1: 1-9, 2006. http://www.jmari.med.or.jp/research/research/hb_126.html（2018年7月現在）
4) 多田羅浩三：大阪の公衆衛生：集団医学の道，日本公衆衛生雑誌，64: 179-189, 2017.

Ⅰ 標準的な健診・保健指導プログラムの考えかた

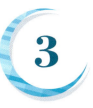

3 特定健診・特定保健指導
―制度にかかわる法律と仕組み―

津下一代

Point
- 労働安全衛生法，高齢者の医療の確保に関する法律，健康増進法など厚生労働省各法により，生活習慣病対策としての健康診査が位置づけられている．
- 特定健診・特定保健指導制度はメタボリックシンドロームの概念を活用して，健診データをもとに保健指導対象者を選定，標準的な保健指導プログラムに基づいた指導を行うものである．
- 本制度では，国および医療保険者は，健診受診率，保健指導実施率（終了率），メタボリックシンドローム該当者および予備群の割合を算定し，事業評価を行っている．

Keyword
- 高齢者の医療の確保に関する法律
- 特定健康診査
- 特定保健指導

3-1 生活習慣病対策としての健診・保健指導

　一般論としての健康情報は世のなかにあふれているが，それだけでは適切な健康行動につながりにくい．健康診査（以下，健診）は，自覚症状がない高血圧症，糖尿病，脂質異常症を発見して治療につなげるだけでなく，その原因である内臓脂肪蓄積，運動不足，喫煙に対して，個別にはたらきかける重要な機会である．個人の健診データによって身体のなかで始まっている病的な変化に気づき，自分の生活のなかで「できること」を探し，行動変容への動機付けを高める保健指導と組み合わせてこそ，保健事業としての意義が大きくなる．

　わが国では，成人の生活習慣病対策としての健診・保健指導の実施が法律で規定されている（図3-1）．「労働安全衛生法」，「高齢者の医療の確保に関する法律（以下，高齢者医療確保法）」，「健康増進法」がその代表である．平成20年（2008年）度から「高齢者医療確保法」に位置づけられた特定健診・特定保健指導（以下，特定健診・保健指導）は，ほかの制度との整合性をとりながら項目設定や運用上の工夫がなされている．ここで簡単に関連各法についてふれておく．

1 労働安全衛生法

　労働者の安全と健康を確保する目的で，事業主に対し定期的な健康診断の実施を義務づけた法律である．健診の結果は個人に通知されるとともに，就業への配慮など産業医の意見に反映される．結果に基づく保健指導，健康教育の実施が推奨されているが，その方法については各事業所にゆだねられている．「労働安全衛生法」による健診の法定項目は特定

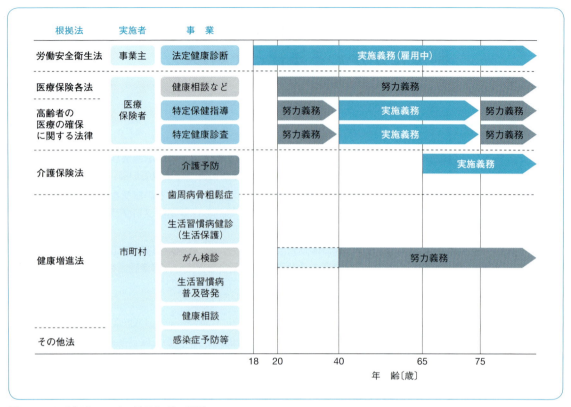

図3-1 関連各法における健診などの関係

健診と整合性がとられており，事業主が実施した健診データは保険者が「特定健診」として活用できる．また，特定保健指導については保険者から事業所への委託・共同実施も可能であるため，両者が協力して取組むことが期待されている．

2 高齢者の医療の確保に関する法律

生活習慣病が重症化し，高齢期になって高額な医療費を要する事態を回避すべく，平成20年（2008年）度より，保険者に対して「内臓脂肪の蓄積に起因した生活習慣病に関する健康診査（特定健診）及び特定健診の結果により健康の保持に努める必要がある者に対する保健指導（特定保健指導）」の実施が義務づけられた．国民医療費の統計をみると，循環器疾患，糖尿病合併症（たとえば腎症）など予防しうる生活習慣病に対する医療費が高額となっているため，その原因である内臓脂肪蓄積や喫煙に着目して健診・保健指導を行うものである．

被用者保険は本人と被扶養者に対して健診・保健指導実施の義務をもつ．被用者保険本人については「労働安全衛生法」の義務を優先することとなっており，保険者は事業主からデータを受領できる．加入する事業主の種類に従って，健康保険組合，共済組合，全国健康保険協会（協会けんぽ），国保組合（たとえば自営業）など多様な保険者が実施主体となる．市町村では，国民健康保険課が国保加入者に健診・保健指導を実施することが義務化されている．

3 健康増進法

国民の健康増進の総合的な推進に関する法律であり,「健康日本21」や「国民健康・栄養調査」などのほか,健診などの指針を定め,関連各法に基づいた,健診の在り方を示している.また,市町村に対して生活習慣相談などの保健指導を行うことを求めている.市町村の衛生部門が実施している成人に関する保健事業としては,がん検診,歯周病検診,生活習慣病健診（若年者・後期高齢者,生活保護受給者などの特定健診の対象とならない者）などが含まれる.いずれも努力義務であり,市町村によって取組みに温度差がある.評価としては実施人数の報告にとどまるなどが今後の課題である.

3.2 特定健診・特定保健指導の仕組み

本制度の基本的な考えかたを表3-1に示した.健診結果を用いて,内臓脂肪を減らすことにより検査値の改善を期待しうるメタボリックシンドローム該当者および予備群を抽出し,対象者自身が生活習慣の改善を自ら選択できるような保健指導を行うこと,保健指導の結果を評価し,効果的かつ効率的な保健事業を行うことを明記している.

厚生労働省健康局は,平成20年（2008年）に「標準的な健診・保健指導プログラム」を策定し,検討会における議論をもとに,暫定版,確定版,改訂版〔平成25年（2013年）〕,平成30年度版と版を重ねてきた.また,同省保険局は具体的な事務手続きやデータ管理などを定めた「特定健康診査・特定保健指導の円滑な実施に向けた手引き」を発出し,全国で共通した保健事業が実施できること,健診データの収集と評価を行うこととしている.

表3-1 特定健診・特定保健指導の基本的な考えかた

	特定健診・特定保健指導の特徴
健診・保健指導の関係	内臓脂肪の蓄積に着目した生活習慣病予防のための保健指導を必要とする者を抽出する健診
特徴	結果を出す保健指導
目的	内臓脂肪の蓄積に着目した早期介入・行動変容 リスクの重複がある対象者に対し,医師,保健師,管理栄養士などが早期に介入し,生活習慣の改善につながる保健指導を行う
内容	自己選択と行動変容 対象者が代謝などの身体のメカニズムと生活習慣との関係を理解し,生活習慣の改善を自らが選択し,行動変容につなげる
保健指導の対象者	健診受診者全員に対し情報提供,必要度に応じ,階層化された保健指導を提供 リスクに基づく優先順位をつけ,保健指導の必要性に応じて「動機付け支援」「積極的支援」を行う
方法	健診結果の経年変化および将来予測をふまえた保健指導データ分析などを通じて集団としての健康課題を設定し,目標に沿った保健指導を計画的に実施 個人の健診結果を読み解くとともに,ライフスタイルを考慮した保健指導
評価	ストラクチャー評価に加え,プロセス評価,アウトプット評価,アウトカム評価を含めた総合的な評価
実施主体	保険者

出典：厚生労働省健康局：標準的な健診・保健指導プログラム【平成30年度版】, 2018.

1 特定健診の項目と判定

　特定健診の項目は表3-2のようであり，基本的な項目としては，標準的な質問票（喫煙，服薬，既往歴は必須），BMI，腹囲，血圧，脂質〔中性脂肪，HDLコレステロール（HDL-C），LDLコレステロール（LDL-C）もしくはnon-HDLコレステロール（non-HDL-C）〕，血糖〔空腹時血糖（絶食10時間以上）もしくはHbA1c，やむを得ない場合には食直後を除く随時血糖（食事開始時から3.5時間以上後）〕，肝機能検査（AST，ALT，γ-GTP），尿検査が含まれる．判定基準は表3-2のとおりであり，おおよそ疾病発症レベルが受診勧奨判定値，予備群レベルが保健指導判定値となっている．

　平成30年（2018年）度からの変更点は，non-HDL-C，随時血糖が採用となったことである．これにより，朝食を食べても昼食を抜けば午後の健診結果が活用できることになり，特定健診の受診率向上が期待できる．

　詳細な健診は一定の基準に該当し，医師が必要と判断した場合に実施することとなっている．すでに医療機関でこれらの検査を受けている場合には，必ずしも実施する必要はなく，健診受診者に一律に実施するものではないとしている．心電図，眼底検査については，

表3-2　健診検査項目とその保健指導判定値および受診勧奨判定値

	項目名		階層化	保健指導 判定値	受診勧奨 判定値	単　位
基本的な項目	標準的な質問票		8項目必須	喫煙・服薬		
	身長，体重，BMI			BMI		
	腹囲（内臓脂肪面積）			○		
	収縮期血圧			○	130	140	mmHg
	拡張期血圧			○	85	90	mmHg
	中性脂肪			○	150	300	mg/dL
	HDLコレステロール			○	39	34	mg/dL
	LDLコレステロール	いずれか			120	140	mg/dL
	non-HDLコレステロール			150	170	mg/dL
	空腹時血糖	いずれか	○	100	126	mg/dL
	HbA1c（NGSP）			5.6	6.5	%
	随時血糖			100	126	mg/dL
	AST（GOT）				31	51	U/L
	ALT（GPT）				31	51	U/L
	γ-GT（γ-GTP）				51	101	U/L
	尿検査（糖，蛋白）						
詳細な健診	心電図		血圧受診勧奨判 定値・不整脈				
	眼底検査		血圧・血糖 受診勧奨判定値				
	eGFR		血圧・血糖 保健指導判定値		60	45	mL/分/ 1.73 m²
	血色素量（ヘモグロビン値）		既往・視診		13.0（男性） 12.0（女性）	12.0（男性） 11.0（女性）	g/dL

出典：厚生労働省健康局：標準的な健診・保健指導プログラム【平成30年度版】，2018．

これまでは肥満・血糖・血圧・脂質の4つの項目が保健指導判定値以上であった場合に実施することとなっていたが，今回の改正で，心電図は血圧が受診勧奨判定値もしくは不整脈（とくに心房細動疑い）の場合に実施することとなった．眼底検査については血糖または血圧が受診勧奨判定値以上で実施すること，糖尿病網膜症の所見については従来の Scott 分類のほか，臨床でよく用いられている改変 Davis 分類で登録できることとなった．新規項目として血清クレアチニン値および推算糸球体濾過量 estimated glomerular filtration rate (eGFR) が採用された．血圧または血糖が保健指導判定値以上であった場合に実施がすすめられており，重症化予防事業への入り口としても実施が推奨されている．

健診結果については，受診者にわかりやすく情報提供する必要があるため，「標準的な健診・保健指導プログラム【平成30年度版】」では各学会と調整のうえ，「フィードバック文例集」を掲載している．新しいエビデンスや学会ガイドラインをふまえて修正されているので，ぜひ活用していただきたい（第11～17章 参照）．

2　保健指導対象者の選定と階層化

内臓脂肪の蓄積に加え，血糖・血圧・脂質・喫煙のリスクが重複するほど，虚血性心疾患や脳血管障害を発症するリスクが高まることを根拠として，保健指導対象者の選定法が定められている．第三期に向けた検討ではオールジャパンのコホート研究をもとに，この階層化基準の妥当性を検討し，積極的支援，動機付け支援の対象者の選定法は，これまでの方法を踏襲することとなった（巻頭 図1）．なお，厚生労働省健康局の検討会では，特定保健指導以外の保健指導として，非肥満でも受診勧奨判定値以上のリスクのある人に対しては，受診勧奨や生活習慣改善の指導をすることが推奨されるとしている．

特定保健指導対象者の選定基準として，腹囲長が基準値以上かつ追加リスク2個以上，または腹囲長は非該当でも BMI (body mass index) が基準値以上の場合には追加リスク3個以上で積極的支援となる．現在，喫煙中の場合には，非喫煙者よりも少ない追加リスク数で積極的支援となる．腹囲長か BMI が基準値以上で追加リスクが1つ以上あり，積極的支援に該当しない人は動機付け支援となる．

65歳以上の高齢者においては，積極的支援レベルに該当しても動機付け支援のみを実施することとなっている．高齢者では，体重を減量することにより，サルコペニアやフレイルの危険を増すことが心配されるためである．

糖尿病，高血圧，脂質異常症の薬を服用している者は，特定保健指導の対象外となる．服薬者は医療機関で生活習慣病の管理を受けていると考えられるため，保険者に義務化してはいない．しかし，現実には食生活や日常生活の十分な指導が困難な場合も少なくなく，特定保健指導以外の重症化予防事業として，かかりつけ医と連携しつつ，積極的に保健指導に取組むことが推奨されている．

3　特定保健指導の方法

特定保健指導では，メタボリックシンドローム該当者・予備群者を対象として，以下を目標として支援を行う．

表3-3 積極的支援の例

支援の種類	回数	時期	支援形態	支援時間(分)	ポイント	合計ポイント 支援A	合計ポイント 支援B	支援内容
初回面接	1	0	個別支援	20				①生活習慣と健診結果の関係の理解,メタボリックシンドロームや生活習慣病に関する知識の習得,生活習慣の振り返りなどから,対象者本人が生活習慣改善の必要性に気づき,自分自身のこととしてその重要性を理解できるよう支援する ②対象者本人が,生活習慣を改善するメリットと現在の生活を続けるデメリットについて理解できるよう支援する ③食生活・身体活動などの生活習慣の改善に必要な実践的な支援をする ④対象者の行動目標や評価時期の設定を支援する.必要な社会資源を紹介し,対象者が有効に活用できるように支援する ⑤体重・腹囲の計測方法について説明する ⑥生活習慣の振り返り,行動目標や評価時期について対象者と話し合う ⑦対象者とともに行動目標・支援計画を作成する
継続的な支援	2	2週間後	電話A	10	30	30		①生活習慣の振り返りを行い,必要があると認める場合は,行動目標・行動計画の再設定を行う(中間評価) ②食生活・身体活動などの生活習慣の改善に必要な実践的な支援をする
	3	1カ月後	メールA	1	40	70		
	4	2カ月後	個別A 中間評価	10	40	110		
	5	2カ月後	メールA	1	40	150		
	6	3カ月後	電話A	10	30	180		
評価	7	3カ月後以降						①行動計画の実施状況および行動目標の達成状況を確認する ②体重や腹囲の変動状況を確認し,身体状況や生活習慣に変化が見られたかについても確認する

出典:厚生労働省健康局:標準的な健診・保健指導プログラム【平成30年度版】,2018.

- 健診結果の説明を通して,身体のなかで病気が進行しつつあることを対象者が認識できるよう説明すること
- 健康状態を改善するために,どのように生活習慣を改善できるのかを,対象者と指導者が一緒に考え,実行可能な行動目標を立てること
- 行動目標を実行できるように支援すること
- 対象者が達成感を得られるようにフィードバックすること
- 保健指導の終了後も自分で継続できること(体重の減量・維持や運動習慣,禁煙など)

動機付け支援は,おもにメタボリックシンドローム予備群(血糖,血圧,脂質のうちの追加リスク1つ)を対象とし,初回面接にて行動目標を立て,3カ月後に行動目標の達成状況や,身体状況などに変化がみられたか評価を行う.積極的支援では,おもにメタボリックシンドロームの該当者が対象となり,動機付け支援に加えて3カ月以上の継続的な支援を行う(表3-3).これまで6カ月後評価だったものが,平成30年(2018年)度からは3カ月後

表3-4 積極的支援における支援方法と支援ポイント

	基本的なポイント	最低限の介入量	ポイントの上限
個別支援 A	5分 20ポイント	10分	1回 120ポイントまで
個別支援 B	5分 10ポイント	5分	1回 20ポイントまで
グループ支援	10分 10ポイント	40分	1回 120ポイントまで
電話支援 A	5分 15ポイント	5分	1回 60ポイントまで
電話支援 B	5分 10ポイント	5分	1回 20ポイントまで
電子メール支援 A（電子メール，FAX，手紙など）	1往復 40ポイント	1往復	
電子メール支援 B（電子メール，FAX，手紙など）	1往復 5ポイント	1往復	

出典：厚生労働省健康局：標準的な健診・保健指導プログラム【平成30年度版】，2018．

の評価でよいことになった．減量の効果は前半3カ月のほうが大きいこと，前半で減量できた体重を維持するための仕組み〔健康な環境づくり，ICT（information and communication technology）の活用など〕がこの10年間で育ってきたことを考慮し，保健指導の負担感を軽減するための措置として導入されたものである．

　積極的支援では，初回面接実施後3カ月以上の継続的な支援を行うこととなっているが，表3-4に示す方法を組み合わせ，180ポイント以上達成した場合に保健指導終了とみなされる．第三期からは保険者の実施計画に基づいて，2年連続で積極的支援になった対象者に対する支援や，少ないポイントでも成果が出ていれば終了とみなせるモデル実施など，より柔軟な方法が実施できることとなった．保険者の計画立案能力によって，より柔軟に多くの対象者に保健指導が実施できることになる．

3 保健事業の PDCA サイクル

　本制度の最大の特徴は，評価指標を定め，保険者，保健指導機関が保健事業の改善のためのPDCA（Plan-Do-Check-Action）サイクルを回せる仕組みとしたことである（図3-2）．保険者は，加入者全体の健康課題分析により対策の必要性を加入者に周知するとともに，保健指導実施人数，保健指導実施方策（委託の有無，保健指導プログラム），評価などについての実施計画を策定する．

　保険者は毎年，健診受診率，メタボリックシンドローム該当者・予備群の人数（割合），特定保健指導の対象者の人数（割合），特定保健指導の実施率を算定し，その改善に努めることが求められている．

　国は各保険者からのデータをレセプト情報・特定健診等情報データベース〔ナショナルデータベース（NDB）〕に蓄積し，本事業の評価および保険者評価に基づく保険者インセンティブ賦与に活用するなど，国全体としての取組み促進を図っている．NDBデータは効果や効率のよい保健事業の在り方の検討にも用いられており，第三期の特定保健指導の在り方にも反映されている（p.29，第4章 参照）．

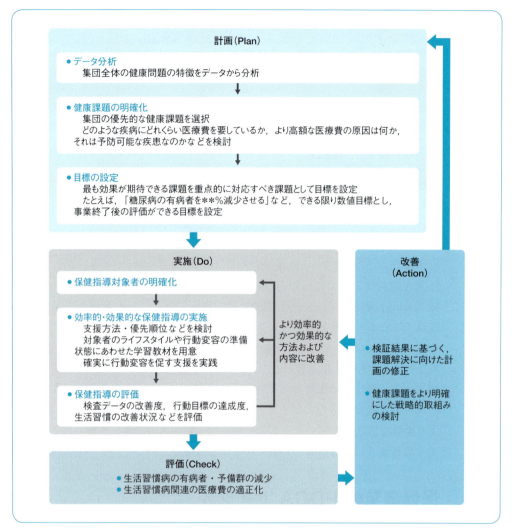

図3-2　保健事業(健診・保健指導)のPDCAサイクル
[厚生労働省健康局：標準的な健診・保健指導プログラム【平成30年度版】,2018をもとに作成]

 年齢層を考慮した健診・保健指導

　特定健診は40〜74歳を対象としているが，高齢期になると，BMIは基準を超えないが腹囲長が基準値以上であるケースが増える．筋肉量が減少するサルコペニアがみられる一方で，内臓脂肪量が蓄積するためである．高齢期の糖尿病の原因として，筋肉量減少がその一因であることや，薬物治療での低血糖が認知症のリスク因子になることなどから，高齢者の特性をふまえた指導が必要となる．若年期のメタボリックシンドローム対策に重点を置いた生活習慣病対策から，高齢期の体重や筋肉量の減少，低栄養などによるロコモティブシンドロームやフレイルなどの予防・改善に着目した対策に徐々に転換していくことが肝要である．
　NDBデータを用いて特定保健指導対象者(積極的支援・動機付け支援)の問診を非該当

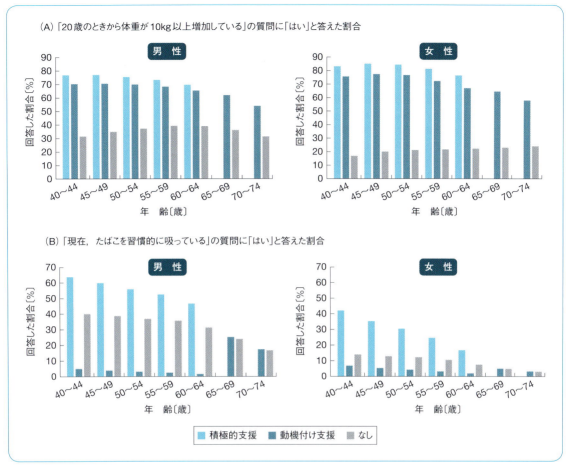

図3-3 質問項目の分析（体重変化，喫煙）〔平成26年（2014年）度特定健診の結果〕
〔特定健診・保健指導の医療費適正化効果等の検証のためのワーキンググループ：標準的な質問票の集計結果（2016年12月19日公表）をもとに作成〕

者と比較したところ，「20歳から10kg以上体重が増加した」者の割合が保健指導対象者に多く，また，喫煙者の割合が積極的支援に多いことが示された（図3-3）．健康的な生活習慣により保健指導対象者を減らすことも重要であるので，40歳未満についても肥満の是正や禁煙に向けた指導を，さらに充実させる必要がある．特定健診の問診分析結果から，地域・職域の健康課題ととらえ，対策を進めていく企業や自治体も増えている．

文献

1) 厚生労働省健康局：標準的な健診・保健指導プログラム【平成30年度版】，2018. http://www.mhlw.go.jp/stf/seisakunitsuite/bunya/0000194155.html（2018年7月現在）
2) 厚生労働省保険局：特定健康診査・特定保健指導の円滑な実施に向けた手引き（第3版），2018. http://www.mhlw.go.jp/file/06-Seisakujouhou-12400000-Hokenkyoku/0000173545.pdf（2018年7月現在）
3) 厚生労働省保険局・健康保険組合連合会：データヘルス計画作成の手引き（改訂版），2017. http://www.mhlw.go.jp/file/06-Seisakujouhou-12400000-Hokenkyoku/0000201969.pdf（2018年7月現在）
4) 厚生労働省保険局：特定健診・特定保健指導の実施状況（全国・保険者種別），平成20年度実施分～平成28年度実施分. http://www.mhlw.go.jp/stf/seisakunitsuite/bunya/0000161103.html（2018年7月現在）

5）厚生労働省保険局：特定健診・保健指導の医療費適正化効果等の検証のためのワーキンググループ 中間取りまとめ, 2014. http://www.mhlw.go.jp/stf/shingi/0000044342.html（2018年7月現在）
6）厚生労働省保険局：特定健診・保健指導の医療費適正化効果等の検証のためのワーキンググループ 最終取りまとめ, 2015. http://www.mhlw.go.jp/stf/shingi2/0000090334.html（2018年7月現在）
7）厚生労働省：平成28年 国民健康・栄養調査報告, 2017. http://www.mhlw.go.jp/bunya/kenkou/eiyou/dl/h28-houkoku.pdf（2018年7月現在）
8）厚生労働省保険局高齢者医療課：高齢者の特性を踏まえた保健事業ガイドライン, 2018. http://www.mhlw.go.jp/file/05-Shingikai-12401000-Hokenkyoku-Soumuka/0000205007.pdf（2018年7月現在）
9）厚生労働省保険局国民健康保険課：糖尿病性腎症重症化予防の取組について, 2017. https://www.mhlw.go.jp/file/06-Seisakujouhou-12600000-Seisakutoukatsukan/0000114064_13.pdf（2018年7月現在）
10）日本健康会議ホームページ. http://kenkokaigi.jp/（2018年7月現在）
11）津下一代：人間ドック, 31：7-21, 2016.
12）津下一代：プラクティス, 34：491-498, 2017.

I 標準的な健診・保健指導プログラムの考えかた

4 特定健診・特定保健指導
―これまでの成果と第三期のおもな改正点―

津下一代

Point

- 特定保健指導のメタ解析，ナショナルデータベース(NDB)分析では，積極的支援，動機付け支援とも，参加者と非参加者を比較すると，参加者のほうが翌年度以降の検査値の改善が有意に良好であった．
- 3％以上の体重減少により，各検査値の有意な改善を認めたことから，保健指導における減量目標の参考値とされている．
- 健診受診率，保健指導実施率は増加しているものの，目標に到達していないことから，第三期に向けて保健指導の弾力化が図られることとなった．

Keyword

- 特定保健指導の効果
- メタ解析
- ナショナルデータベース(NDB)
- 第三期 特定健診・特定保健指導

 ## 特定保健指導に関する研究の進展

平成20年(2008年)度に始まった特定健診・特定保健指導(以下，特定健診・保健指導)は，「標準的な健診・保健指導プログラム」[1]により対象者の選定基準，介入期間と方法，評価指標などについて大枠が定められているため，統合的な研究や評価をしやすいという利点がある．これまでに生活習慣病に対する特定保健指導について定量的・定性的な研究が多く報告されている．

1 特定保健指導の効果についての研究

1年後に評価を行った研究を要約すると，積極的支援で体重は1.5～3.2 kg 減少，動機付け支援では1.0～1.6 kg 減少と報告されており，積極的支援は動機付け支援の約2倍の減量効果があった[2]．生活習慣改善については，エネルギー摂取量の減少，飲酒や間食量の減少などの食習慣改善がみられ，運動量が増加したとの報告がある．対照群の記述のある7論文について，特定保健指導(積極的支援，動機付け支援)参加群と不参加群の翌年度までの検査値変化量についてメタ解析を行ったところ，参加群では対照群に比較し，体重の減少1.10 (95％信頼区間0.92-1.29) kg，収縮期血圧値の降下0.67 (95％信頼区間0.07-1.26) mmHg，拡張期血圧値の降下0.45 (95％信頼区間0.01-0.88) mmHg，トリグリセライド(TG)値の降下7.17 (95％信頼区間3.79-10.56) mg/dL，HDLコレステロール(HDL-C)値の上昇0.79 (95％信頼区間0.49-1.09) mg/dL，HbA1c値の降下0.07 (95％信頼区間0.04-0.11) ％といずれの検査値も有意に改善がみられた(図4-1)[3]．

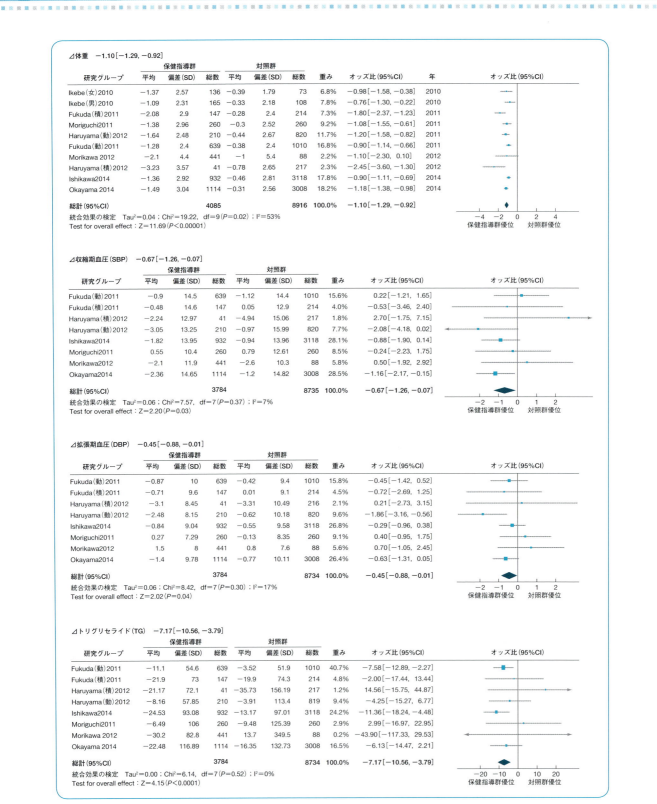

図4-1 特定保健指導（積極的支援＋動機付け支援）の効果に関する研究のメタ解析（対照群をもつ7論文）
4,131人のデータによる．

[松下まどか ほか：人間ドック，31：689-697，2017 を一部改変]

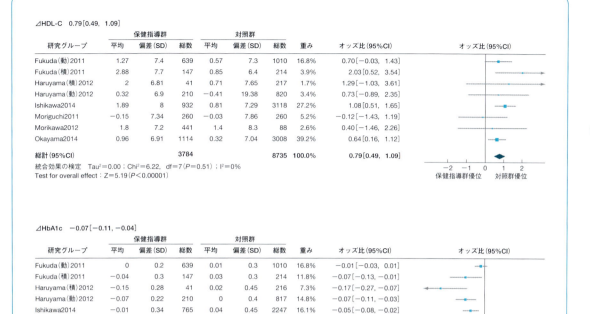

図4-1 特定保健指導（積極的支援＋動機付け支援）の効果に関する研究のメタ解析（対照群をもつ7論文）（つづき）
4,131人のデータによる．

[松下まどか ほか：人間ドック, 31：689-697, 2017を一部改変]

2 減量目標についての研究

積極的支援の参加者において，1年後の健診データを用いて体重減少率と検査値改善の状況を検討したところ，体重変化なし群（±1％）と比較して，1～3％減量群ではTG，LDLコレステロール（LDL-C），HDL-C，HbA1c，AST，ALT，γ-GTPが，3～5％減量群ではそれらに加えて収縮期血圧，拡張期血圧，空腹時血糖，尿酸の有意な改善を認めた（巻末付録2 図3）[4]．3％減量達成者は参加者の3割以上であったことから，実現可能性を考慮しても当面の減量目標は3～5％程度が妥当と考えられることを発表した．この結果は，具体的かつ実現可能な体重減少目標を立てる際に，広く用いられるようになった．

3 行動変容につながる指導に関する研究

体重測定と記録などのセルフモニタリングを客観的評価のツールとして用いることの有効性を示す研究や，集団支援は個別支援に比べて効果的であるとの報告がある．宿泊・体験型，ICT（information and communication technology）を活用したプログラムでの検証など，新たな保健指導手法に関する研究も進行中である（p.245，第28章 参照）．

4-2 ナショナルデータベース（NDB）を使った国としての評価

　特定健診・保健指導制度の導入により，全国共通の項目で健診が実施されることになり，毎年40〜74歳の約2,500万人の健診データが保険者を通じて厚生労働省に集約され，電子化されてレセプト情報・特定健診等情報データベース〔ナショナルデータベース（NDB）〕に登録されている．特定健診・保健指導の医療費適正化効果などの検証のためのワーキンググループでは，NDBを活用した分析結果を発表している[5]．

1　特定健診受診率（図4-2）

　受診者数（受診率）は，全体でみると平成20年（2008年）度の2,019万人（38.9％）から平成27年（2015年）度には2,706万人（50.1％）へと向上した．健診受診率向上キャンペーンや協会けんぽなどでの取組み促進が功を奏したと考えられる．一方，被扶養者の受診率がいまだ伸び悩んでいる．健診の機会提供が不十分であること，パートタイマーなどでの事業所健診データが，加入保険者（通常は配偶者の職場の保険者）の特定健診として登録されていないことが課題である．「医者にかかっているから健診を受診しない」という理由も多いが，診療と健診とは目的が異なること，特定健診は医療保険者によるさまざまな保健サービスの入り口でもあることから，治療中の者に対する健診受診へのさらなる促し，もしくは診療情報時の検査データ活用が必要である．

2　特定保健指導対象者の割合

　特定健診の受診者のうち，特定保健指導の対象となった人は平成20年（2008年）度には19.9％であったが，平成27年（2015年）度には16.7％に減少した．特定保健指導によるメタボリックシンドロームの改善効果，および受診勧奨による服薬者の増加の影響があると考えられる．一方，メタボリックシンドローム該当率をみると，もともと健診受診率が高かった健保組合や共済組合では，制度が開始されたあとメタボリックシンドローム該当率が漸減しているが，協会けんぽでは該当率がいったん上昇している（図4-2）．これは健診受診率の向上により，対象者の掘り起こしが進んだためと考えられる．

3　特定保健指導の実施率（図4-2）

　特定保健指導の実施率は，平成20年（2008年）度において7.7％が，平成27年（2015年）度には17.7％へ向上しているが，国の目標値の45％には遠く及んでいない．しかし，年間約80万人〔平成27年（2015年）度〕に対して保健指導を実施できていることは評価すべきと考えられる．保険者のなかには実施率70％以上のところもあれば，いまだほとんど実施していないところもあるなど，取組みの格差が課題となっている．

4　特定保健指導の参加者における効果

　平成20年（2008年）度に積極的支援に該当し，平成21年度も健診を受診した約200万人について分析すると，参加群では平成21年の健診で腹囲，BMI（body mass index），体重が有意に減少（男性では体重1.9 kg減，腹囲2.2 cm減，女性では体重2.2 kg減，腹囲

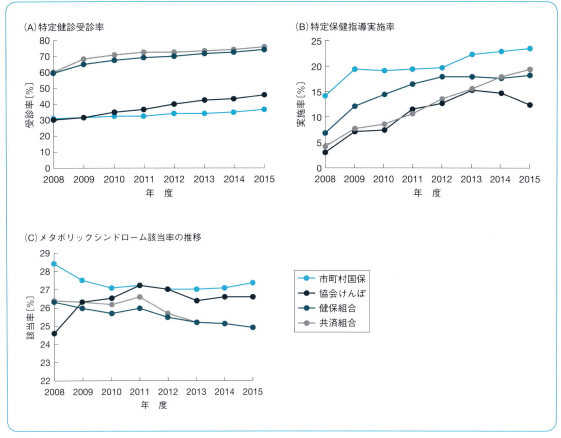

図4-2　保険者種別の特定健診受診率，特定保健指導実施率の推移，メタボリックシンドローム該当率の推移
　　　　［2017年10月18日　第30回保険者による健診・保健指導等に関する検討会資料をもとに作成］

3.1 cm減），血圧，脂質，HbA1c なども有意な改善を認めたのに対し，非参加群ではほとんど変化がみられなかった．3〜5年後まで追跡し医療費と突合した分析を行ったところ，参加群・非参加群間の体重・腹囲の有意な差は継続しており，生活習慣病薬の服薬開始率は，参加群で低く，医療費の伸びも非参加群よりも抑えられていることが判明した[6]（図4-3）．

効果的な特定保健指導の実施方策に関する保険者調査

　厚生労働省は「特定保健指導等の効果的な実施方法の検証のためのワーキンググループ」を設置し，NDBから，効果的に特定保健指導を実施していると考えられる保険者（「保健指導レベル」の改善率の高い保険者種別に147保険者，協会けんぽ5都道府県支部）を抽出したうえで，アンケート調査およびヒアリング調査を行った[7]．改善率の高い保険者では，

- 特定保健指導の実施形態が直営・委託の別にかかわらず，対象者の生活実態に応じて指導回数を増やすなど，加入者の特性に合った実施方法で実施していること

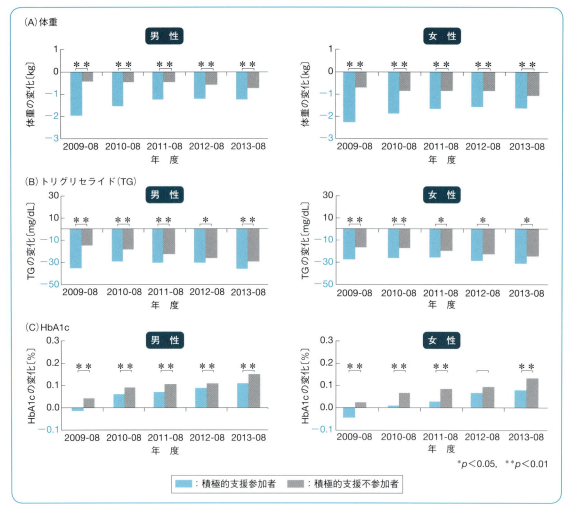

図4-3 特定保健指導による特定健診の検査値への改善効果（2008〜2013年度）
各年度　基準年（2008年度）との差分で表示．
分析対象：364保険者（国保：320，健保組合：2，共済：42），20万〜22万人（分析方法で異なる），男女40〜64歳．
　　　　［特定健診・保健指導の医療費適正化効果等の検証のためのワーキンググループ：最終取りまとめ，2015をもとに作成］

- 特定保健指導に併せてポピュレーションアプローチとして各種広報の実施や各種イベント・教室の実施などに熱心に取組んでいること
- 特定保健指導の実施形態が委託の場合には，こまめに事業の実施状況を把握し，電話連絡や訪問，健保組合では加入事業所の職制を通じた声かけなどによる対象者の途中脱落防止対策を，委託先と連携して実施していること

があげられた．委託の場合，保険者が主導して，ほかのポピュレーションアプローチである運動教室と組み合わせたり，家族も同席した食事指導を実施するなどを企画しているところや，保健指導の面談記録を委託先から提出させたり，委託先を集めての打ち合わせ会を定期的に開催するなど，こまめに連携しているという特徴がみられた．協会けんぽでは，本部が支部の保健師などへ研修を実施するとともに，支部による委託先の評価を

徹底していること，市町村国保との連携により職場での健康づくりに取組んでいることなどがあげられた．

一方，効果を上げている保険者においても課題と感じていることは，

- 特定保健指導の実施率について，市町村国保では40歳代から50歳代の被保険者，被用者保険では被扶養者について実施率が低迷している．国民の健康管理に対する意識の向上が必要である
- 特定保健指導を実施しても翌年度も繰り返し対象となる者（いわゆるリピーター）が多い
- 特定保健指導のポイント制については，投入量を考慮した保健事業とすることができる，委託基準が明確になるといった肯定的な意見があった一方で，効果が出ているのにポイントをこなすだけの保健指導を行っているといった意見もあった
- 専門職のマンパワー不足や保健指導技術向上の必要性
- 事業評価やその標準化に向けて簡便な指標の設定の必要性

などの意見が提出された．

評価結果をふまえた第三期の改正点

特定保健指導については，実施率が徐々に高まるとともに，参加者での改善効果を認めていることや，国全体としても肥満や糖尿病の増加抑制傾向がみられているため[8]（図4-4），平成30年（2018年）度からの実施方策において，①実施率向上に向けての対策，

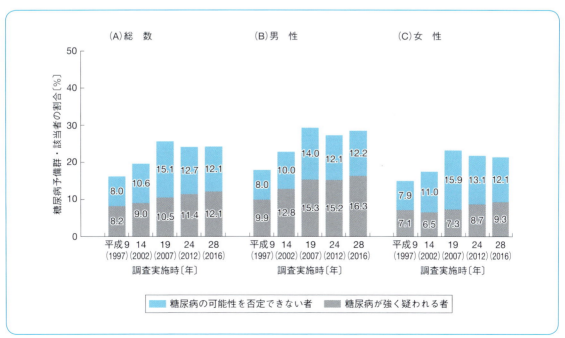

図4-4　糖尿病予備群・該当者の割合

［平成28年（2016年）国民健康・栄養調査（厚生労働省）をもとに作成］

表4-1 健保組合，共済組合の保険者機能の総合評価の指標・配点（インセンティブ）

総合評価の項目		重点項目	配点案
大項目1 特定健診・特定保健指導の実施（法定の義務）			
①-1	保険者種別毎の目標値達成　保健指導実施率とくに良好	○	65
①-2	保険者種別毎の目標値達成	○	60
①-3	実施率が上位	○	30
②-1	特定健診の実施率の上昇幅（前々年度より10ポイント以上上昇）	―	20
②-2	特定健診の実施率の上昇幅（前々年度より5ポイント以上上昇）	―	10
③-1	特定保健指導の実施率の上昇幅（前々年度より10ポイント以上上昇）	―	20
③-2	特定保健指導の実施率の上昇幅（前々年度より5ポイント以上上昇）	―	10
	小計		65
大項目2 要医療の者への受診勧奨・糖尿病等の重症化予防			
①	個別に受診勧奨	○	4
②	受診の確認		4
③	糖尿病性腎症等の重症化予防の取組	○	4
④-1	特定保健指導の対象者割合の減少（前々年度より3ポイント減少）	―	10
④-2	特定保健指導の対象者割合の減少（前々年度より1.5ポイント減少）	―	5
	小計		22
大項目3 加入者への分かりやすい情報提供，特定健診のデータの保険者間の連携・分析			
①	情報提供の際にICTを活用（提供ツールとしてのICT活用，ICTを活用して作成した個別性の高い情報のいずれでも可）	○	5
②	対面での健診結果の情報提供		4
③	特定健診データの保険者間の連携①（退職者へのデータの提供，提供されたデータの活用）	○	5
④	特定健診データの保険者間の連携②（保険者共同での特定健診データの活用・分析）		4
	小計		18
大項目4 後発医薬品の使用促進			
①	後発医薬品の希望カード等の配布	○	4
②	後発医薬品差額通知の実施	○	4
③	効果の確認	○	4
④-1	後発医薬品の使用割合が高い（使用割合が80％以上）	―	5
④-2	後発医薬品の使用割合が高い（使用割合が70％以上）	―	3
⑤-1	後発医薬品の使用割合の上昇幅（前年度より10ポイント以上上昇）	―	5
⑤-2	後発医薬品の使用割合の上昇幅（前年度より5ポイント以上上昇）	―	3
	小計		22
大項目5 がん検診・歯科検診等（人間ドックによる実施を含む）			
①	がん検診の実施	○	4
②	がん検診：受診の確認		4
③	市町村が実施するがん検診の受診勧奨	○	4
④	歯科検診：検診受診者の把握	○	4
⑤	歯科保健指導	○	4
⑥	歯科受診勧奨	○	4
⑦	予防接種の実施		4
	小計		28

出典：2017年10月18日　第30回保険者による健診・保健指導等に関わる検討会資料．

表4-1 健保組合，共済組合の保険者機能の総合評価の指標・配点（インセンティブ）（つづき）

総合評価の項目		重点項目	配点案
大項目6　加入者に向けた健康づくりの働きかけ，個人へのインセンティブの提供			
①	運動習慣	○	4
②	食生活の改善	○	4
③	こころの健康づくり	○	4
④	喫煙対策事業	○	5
⑤	インセンティブを活用した事業の実施	○	4
	小計		21
大項目7　事業主との連携，被扶養者への健診・保健指導の働きかけ			
①	産業医・産業保健師との連携	○	4
②	健康宣言の策定や健康づくり等の共同事業の実施	○	4
③	就業時間内の特定保健指導の実施の配慮	○	4
④	退職後の健康管理の働きかけ	○	4
⑤	被扶養者への特定健診の実施	○	4
⑥	被扶養者への特定保健指導の実施	○	4
	小計		24
	総計		200

出典：2017年10月18日　第30回保険者による健診・保健指導等に関わる検討会資料．

②効率化のための保健指導方法の弾力化，③特定健診の質の向上，④運用（実施体制）の緩和，について議論され，「標準的な健診・保健指導プログラム【平成30年度版】」[9]ならびに「特定健康診査等実施計画作成の手引き（第3版）」[10]に反映されたところである．

1　実施率公表と保険者インセンティブの強化

保険者が保健指導の機会を適切に提供するのが第一の関門であるため，保険者ごとに実施率を公表するとともに，第三期では保険者に対するインセンティブ・ペナルティを強化する．特定健診・保健指導の実施だけでなく，特定健診の結果に関する受診者本人への情報提供の評価，重症化予防やポピュレーションアプローチなどの状況を点数化し，取組みの良好な保険者や努力により改善しつつある保険者にインセンティブを提供する．健保組合，共済組合については表4-1の項目が採点項目として公表されている．

2　効率化のための保健指導方法の弾力化

ⅰ）特定保健指導の実績評価時期

これまでは初回面接の6カ月以降に評価することとなっているが，第三期からは3カ月後でも可とする．これにより保健指導参加者，指導者，保険者の負担軽減につながり，実施率の向上が期待できる一方，リバウンド防止策などが重要となろう．

ⅱ）初回面接のグループ支援の運用緩和

初回面接では行動目標を立てるために，1グループ「8人以下」「80分以上」を厳守することとなっていたが，第三期からは「おおむね8人以下」「おおむね80分以上」と弾力化される．

ⅲ）初回面接と実績評価の同一機関要件の廃止

保健指導の質を向上させるため，第一期は初回面接者が実績評価することとなっていた．

第二期は同一保健指導者でなくとも，同一機関内で情報共有ができている場合には，ほかの指導者が評価を行うことが可能となった．第三期には，これをさらに拡大し，保険者と委託先とのあいだで適切に情報が共有され，保険者が対象者に対する保健指導全体の総括・管理を行う場合は，初回面接と実績評価を行う者が同一機関であることを要しないこととなった．つまり，初回面接と異なる機関が評価することが是とされたわけである．保健指導の質を担保するため，この方法を選択する保険者は，特定保健指導対象者の保健指導の総括・管理を行う者（特定保健指導調整責任者）を置き，保健指導のマネジメントができる体制であることが求められている．

iv）初回面接の分割実施

健診当日に結果がそろわなくても，初回面接の分割実施を可能とする．健診受診当日に，腹囲・体重，血圧，喫煙歴などの状況が入手できるが，この結果から特定保健指導の対象と見込まれる者に初回面接を行い，行動計画を暫定的に作成し，後日（遅くとも初回の3カ月以内に），すべての項目の結果から医師が総合的な判断を行い，専門職が本人と行動計画を完成する方法を可能とする（電話などで可）．この場合，実績評価は，行動計画の策定が完了する初回面接から起算して3カ月経過後とする．この方法により，健診同日に保健指導が可能なため，初回面接の実施率が高まることが期待される．

v）2年連続の保健指導対象者への対応

2年連続して積極的支援に該当した場合，1年目に比べて2年目の状態が改善していれば，保険者の判断で「2年目の特定保健指導は動機付け支援相当で可」と軽減策をとることが可能である．具体的には昨年度と当該年度の健診データを比較し，BMI 30未満の人では腹囲1 cm 以上かつ体重1 kg 以上，BMI 30以上では腹囲2 cm 以上かつ体重2 kg 以上改善している場合には，この規定に該当する．平成30年（2018年）度からの運用開始であるため，平成29年（2017年）度の積極的支援該当者で保健指導終了者であれば，平成30年（2018年）度に再び積極的支援に該当しても1 cm，1 kg の減量（BMI＜30の場合）を認めた場合は，動機付け支援相当でよいことになる．

vi）ポイント制の一部見直し

ポイント制を検討するための，モデル実施を行う．180ポイントに満たなくても3カ月後に腹囲2 cm 以上かつ体重2 kg 以上（体重に0.024を乗じた体重以上，かつ同値の腹囲以上）を達成すれば，終了可能とする．本モデル実施について実施計画および結果の報告を厚生労働省に提出し，データ収集と分析に協力することが求められている．（「肥満症診療ガイドライン」では，肥満症の減量目標を現体重の3％以上としている[2]．また特定保健指導の行動計画の目標設定でも目安として活用されている．減量目標を現体重の3％とし，その80％程度を達成すれば，180ポイントの投入量を満たさなくても特定保健指導の目標を達成したと整理して要件を設定している）．

vii）通信技術を活用した初回面接（遠隔面接）の推進

これまでも事前登録していれば遠隔面接が可能であったが，今後は事前の届け出を廃止，事後報告で可となった．

3 特定健診の質の向上

　各学会の意見を取入れ，基本的な健診項目，質問票，詳細健診などに変更が加えられた．随時採血の適応幅を拡大し，健診を受けやすくする方向での検討も行われた．

① **脂質検査**：LDL-C の代わりに non-HDL-C を用いて評価することが可能となった．
② **血糖検査**：やむをえず空腹時以外の採血で，HbA1c を測定しない場合は，食直後（3.5時間以内）を除き，随時血糖による血糖検査を可とする．
③ **血清クレアチニン検査**：糖尿病腎症の重症化予防を推進するため，血清クレアチニン検査を詳細な健診の項目に追加し，推算糸球体濾過量 estimated glomerular filtration rate（eGFR）で腎機能を評価する．対象者は血圧・血糖が保健指導判定値以上であり，医師が必要と認める者である．
④ **心電図検査**：当該年の特定健康診査の結果などで医師が必要と認める者に実施する．対象者は血圧が受診勧奨判定値，もしくは不整脈が疑われる者である．
⑤ **眼底検査**：特定健康診査の結果などで医師が必要と認める者に実施する．対象は血糖，もしくは血圧が受診勧奨判定値の者である．
⑥ **標準的な質問票**：歯科口腔の保健指導や受診勧奨の端緒となるよう，標準的な質問票に「食事をかんで食べる時の状態」に関する質問を追加した．

4 実施体制の見直し

　実施体制の見直しについては，以下の項目があげられる．

- 診療における検査データを本人同意のもとで特定健診データとして活用できるよう，医療機関と保険者との連携体制の構築に向けた検討を行う
- 被用者保険者から市町村国保への委託ができるよう，再委託の要件の見直しを行う
- 歯科医師が特定保健指導における食生活の改善指導を行う場合の研修要件の緩和．食生活改善指導担当者研修（30時間）の受講を要しないこととする
- 看護師が保健指導を行える暫定期間を延長する．現在，保健指導を実施している一定の要件を満たした看護師による暫定実施期間の延長

おわりに

　特定保健指導10年間の実績をふまえ，平成30年（2018年）度からの実施方法の改正がなされている．検査値の判定や，それに対するフィードバック，効果的な保健指導の方法については，各項を参考にして，体制を整えることが重要である．

　また，特定健診・レセプトデータ（NDB）の活用により政策評価のうえ，制度設計していく仕組みが本格稼働したといえる．保険者に対してもデータヘルス計画の推進を求めているが，政府の「未来投資戦略2017― Society 5.0の実現に向けた改革―」[11]によると，この方向はさらに加速していくものと考えられる．

● 文献

1) 厚生労働省健康局：標準的な健診・保健指導プログラム【改訂版】, 2013. http://www.mhlw.go.jp/seisakunitsuite/bunya/kenkou_iryou/kenkou/seikatsu/dl/hoken-program1.pdf（2018年7月現在）
2) 日本肥満学会 編：特定健康診査・特定保健指導, 肥満症診療ガイドライン2016, p.117-119, ライフサイエンス出版, 2016.
3) 松下まどか ほか：人間ドック, 31: 689-697, 2017.
4) Muramoto A, et al.: Obes Res Clin Pract, 8: e466-e475, 2014.
5) 厚生労働省保険局 特定健診・保健指導の医療費適正化効果等の検証のためのワーキンググループ：特定健診・保健指導の医療費適正化効果等の検証のためのワーキンググループ 最終取りまとめ, 2015. http://www.mhlw.go.jp/file/05-Shingikai-12401000-Hokenkyoku-Soumuka/0000090330.pdf（2018年7月現在）
6) Tsushita K, et al.: J Atheroscler Throm, 25：308-322, 2018.
7) 厚生労働省保険局 特定保健指導等の効果的な実施方法の検証のためのワーキンググループ：特定保健指導等の効果的な実施方法の検証のためのワーキンググループ 検証結果の取りまとめ報告及び事例集, 2016. http://www.mhlw.go.jp/file/05-Shingikai-12401000-Hokenkyoku-Soumuka/0000121281.pdf（2018年7月現在）
8) 厚生労働省健康局健康課：平成28年国民健康・栄養調査結果の概要, 2016. http://www.mhlw.go.jp/file/04-Houdouhappyou-10904750-Kenkoukyoku-Gantaisakukenkouzoushinka/kekkagaiyou_7.pdf（2018年7月現在）
9) 厚生労働省健康局：標準的な健診・保健指導プログラム【平成30年度版】, 2018. http://www.mhlw.go.jp/stf/seisakunitsuite/bunya/0000194155.html（2018年7月現在）
10) 厚生労働省保険局：特定健康診査等実施計画作成の手引き（第3版）, 2018. http://www.mhlw.go.jp/stf/seisakunitsuite/bunya/0000172866.html（2018年7月現在）
11) 首相官邸：未来投資戦略2017─Society 5.0の実現に向けた改革─, 2017. http://www.kantei.go.jp/jp/singi/keizaisaisei/pdf/miraitousi2017_t.pdf（2018年7月現在）

II 健診・保健指導の視点からみた病態の理解

5 内臓脂肪蓄積と生活習慣病（メタボリックシンドローム）

西澤 均　下村伊一郎

Point

- メタボリックシンドロームは，食生活の偏り，身体活動量の不足を背景に起こる内臓脂肪の蓄積を基盤病態とし，脂質代謝異常，血圧高値，血糖高値を複数合併する動脈硬化性疾患の易発症病態である．
- 蓄積内臓脂肪では，過剰な脂肪分解が生じ，糖・脂質代謝異常につながるとともに，肥大化脂肪細胞は低酸素状態に陥り，免疫細胞の浸潤により慢性炎症状態が惹起され，酸化ストレス上昇やアディポサイトカイン/アディポカイン産生異常が生じる．
- メタボリックシンドロームを呈する多くの人がインスリン抵抗性を有し，2型糖尿病の発症リスクが高い．内臓脂肪蓄積を伴う2型糖尿病は，とくに動脈硬化性疾患の基盤としての認識が重要である．
- メタボリックシンドロームでは個々の病態それぞれを治療するよりも，まず食事・運動指導などの生活習慣改善指導により，上流にある内臓脂肪を減少させることで，血糖・脂質・血圧の異常を包括的に改善することが重要である．

Keyword

- 内臓脂肪蓄積
- メタボリックシンドローム
- アディポサイトカイン

はじめに

　動脈硬化性疾患の予防については，従来，高血圧，喫煙，高コレステロール血症といった単一のリスク因子に対する対策がとられてきた．残存リスクとして，血糖，血圧，脂質の異常や肥満を含む複数のリスク因子を集積する「マルチプルリスクファクター症候群」が国内外で注目されるようになった．2005年に8学会合同で策定されたわが国のメタボリックシンドロームの概念[1]は，内臓脂肪蓄積を基盤とし，糖代謝異常，脂質代謝異常，血圧高値といった複数の代謝異常を合併する動脈硬化性心血管疾患の易発症状態といった1つの病態としてとらえたものである（図5-1ならびに表5-1）．すなわち，メタボリックシンドロームと診断する意義は，マルチプルリスクを有する者のなかから，内臓脂肪蓄積をベースとした集団を抽出し，内臓脂肪を減らすことでマルチプルリスクを包括的に改善し，動脈硬化性心血管疾患の予防を目指す点にある．

　このメタボリックシンドロームの概念が，2008年度に開始された特定健診・特定保健指導制度に取り入れられ，内臓脂肪蓄積の推定指標であるウエスト周囲長（腹囲長ともいう）の測定が必須となっている．メタボリックシンドロームは，健診・保健指導，医療の現場などで，それぞれの疾病としては軽度であっても複数のリスク因子を合併する例から肥満・内臓脂肪蓄積を基盤とした病態を評価し，保健指導・療養指導につなげるものである．

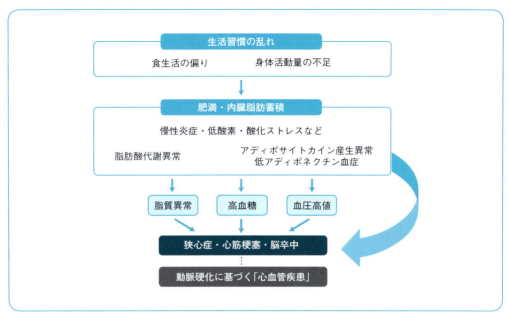

図5-1　メタボリックシンドロームの概念と病態

表5-1　メタボリックシンドロームの診断基準

内臓脂肪蓄積 （腹腔内脂肪蓄積）	ウエスト周囲長 （内臓脂肪面積　男女とも ≧ 100 cm^2 に相当）	男性 ≧ 85 cm 女性 ≧ 90 cm
上記に加え以下のいずれか2項目以上（男女とも）		
高トリグリセライド血症 低 HDLコレステロール血症	かつ/または	≧150 mg/dL <40 mg/dL
収縮期血圧 拡張期血圧	かつ/または	≧130 mmHg ≧85 mmHg
空腹時高血糖		≧110 mg/dL

*1　CTスキャンなどで内臓脂肪面積測定を行うことが望ましい．
*2　ウエスト周囲長は立位，軽呼気時，臍（へそ）レベルで測定する．脂肪蓄積が著明で，臍が下方に偏位している場合は，肋骨下縁と前上腸骨棘の中点の高さで測定する．
*3　メタボリックシンドロームと診断された場合，糖負荷試験がすすめられるが診断に必須ではない．
*4　高トリグリセライド血症，低HDLコレステロール血症，高血圧，糖尿病に対する薬剤治療を受けている場合は，それぞれの項目に含める．

［メタボリックシンドローム診断基準検討委員会：日本内科学会雑誌，94: 794-809, 2005を一部改変］

　一方，動脈硬化性疾患の予防における禁煙の重要性はいうまでもなく，高血圧および高LDLコレステロール血症（高 LDL-C 血症）対策は，内臓脂肪蓄積の有無にかかわらず重要であることは今後も変わりない．

5.1 内臓脂肪蓄積と脂肪細胞機能異常

1　内臓脂肪と皮下脂肪

　肥満には糖代謝異常，脂質代謝異常，高血圧を伴いやすいことは従来から知られていた

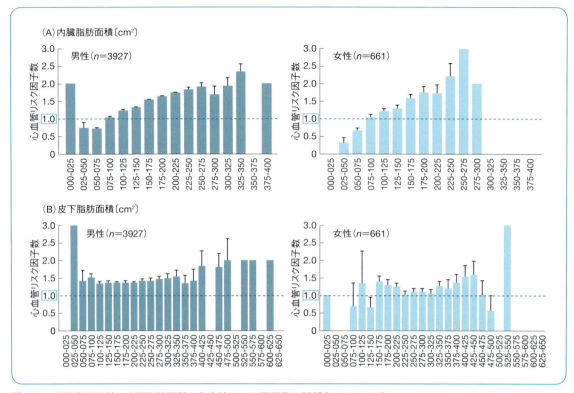

図 5-2　内臓脂肪面積，皮下脂肪面積と心血管リスク因子数の関係（BMI ≧ 25）
[Hiuge-Shimizu A, et al.: Ann Med, 44: 82-92, 2012 を一部改変]

が，わが国においても食生活の欧米化や自動車などの普及によって，これらの病態が増加してきた．しかし，これらの病態が欧米と比べれば，ごく軽度の肥満でも起こるというのがわが国の特徴である．逆に高度肥満であっても必ずしも起こるわけではない．体重絶対量のみでは説明できず，体脂肪分布が重要である．わが国では，肥満者に対する CT を用いた分析により，内臓脂肪型肥満が皮下脂肪型肥満より生活習慣病，冠動脈疾患を合併するハイリスク肥満であるという「内臓脂肪型肥満」の概念が 1980 年代に提唱された[2]．最近の人間ドック受診者を対象にした研究でも，内臓脂肪面積の増加とともに心血管リスク因子数は上昇するが，皮下脂肪面積とは関連しないことが示されている（図 5-2）[3]．この研究において，リスク因子総数の平均が 1 を超える内臓脂肪面積が，男女とも BMI（body mass index）≧ 25 でも BMI ＜ 25 でも 100 cm^2 であることが示され，内臓脂肪蓄積の基準が内臓脂肪面積 ≧ 100 cm^2 である根拠となっている（図 5-2 は BMI ≧ 25 の対象者のデータ）[4]．そして，内臓脂肪面積 100 cm^2 に相当するウエスト周囲長が男性 85 cm，女性 90 cm であり，これがメタボリックシンドロームにおけるウエスト周囲長の基準値となっている．ウエスト周囲長は腹部の皮下脂肪と内臓脂肪を含んだ指標であり，相対的に皮下脂肪が多い女性の基準値が大きくなるわけである．

2　BMI と内臓脂肪面積との関係

同じ肥満度でも，とくに男性では女性よりも内臓脂肪量の個人差が大きい．ある自治体

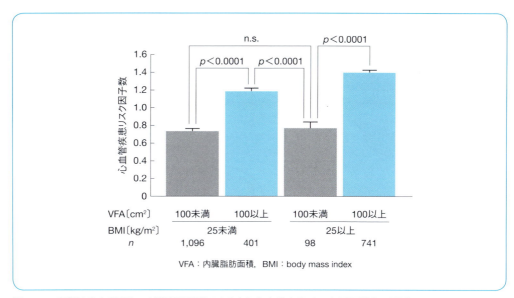

図5-3 体脂肪分布(肥満・内臓脂肪蓄積の有無)と心血管疾患リスク因子数との関連
Fischer's PLSD test. Data are mean ± SEM.
[Okauchi Y, et al.: Diabetes Care, 30: 2392-2394, 2007 を一部改変]

の職員男性2,336人(平均年齢48.0 ± 10.5歳, BMI 24.2 ± 2.9 kg/m^2)では, BMI 25 kg/m^2 と内臓脂肪面積(VFA) 100 cm^{2}で4群に分けたところ, BMI 25 kg/m^{2}未満のいわゆる肥満のない例(1,497人)のなかでも, 内臓脂肪蓄積(VFA ≧ 100 cm^2)のある例(内臓脂肪症候群)が27%(401/1,497人)存在した(図5-3)[5]. つまり, 従来の健診で「肥満がない」と診断されていた例のなかにも内臓脂肪蓄積例が相当数存在していた. そして, そのような「肥満がない」内臓脂肪蓄積例の心血管疾患リスク因子数は,「肥満がある」が内臓脂肪蓄積のない例のリスク因子数より有意に高く, 内臓脂肪型肥満例に匹敵するリスク保有数であった. さらに, 減量や内臓脂肪面積の減少により, 血圧高値, 高血糖, 脂質異常といった動脈硬化性心血管疾患リスクが総合的に改善することが報告されている[5,6]. したがって, 肥満の有無にかかわらず内臓脂肪蓄積の評価は重要であり, わが国のメタボリックシンドロームの診断基準に, この考えかたが取り入れられている. いわゆる非肥満(BMI＜25)であっても内臓脂肪蓄積例では, 動脈硬化性心血管疾患リスクの軽減のため, 内臓脂肪を減らす必要がある.

3 内臓脂肪, 皮下脂肪の特性と脂肪細胞機能異常, 代謝異常へと至る病態

皮下脂肪は文字どおり皮下に, 内臓脂肪は腹腔内に存在する腸間膜および大網に付着している脂肪組織である. 内臓脂肪は, 解剖学的に門脈を介し肝臓の上流に位置し, 消化管から吸収したエネルギーの一時的備蓄や放出に重要な役割を果たす(図5-4). つまり, 飢餓や絶食時には, 効率的にまず内臓脂肪で脂肪分解が起こり, 中性脂肪が遊離脂肪酸とグリセロールとなり肝臓に供給される. しかし, 内臓脂肪蓄積時には, 同時に起こる過剰な脂肪分解により大量の遊離脂肪酸とグリセロールが肝臓に流入する. 脂肪酸は, VLDL (very-low-density lipoprotein. 超低比重リポタンパク質)の過剰な合成分泌を増加させ,

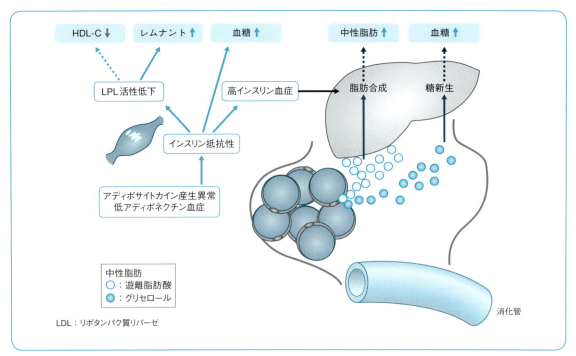

図5-4 内臓脂肪蓄積と糖・脂質代謝異常

脂質異常症〔高中性脂肪,低HDLコレステロール(低HDL-C)〕を引き起こす.グリセロールは肝臓糖新生の基質になり,過剰な糖新生が糖尿病につながる[7].また,内臓脂肪蓄積時の高インスリン血症も肝臓における脂肪合成促進に寄与している(図5-4).

脂肪組織量は,健常者では体重の10%,肥満者では体重の30〜50%にも達するので,全体として個体に大きな影響を与えると考えられる.皮下脂肪細胞は分化・増殖しやすく,内臓脂肪細胞は分化・増殖しにくい特性があることが示されている[8].過栄養に対し,皮下脂肪細胞は数を増やして対応し(増殖),内臓脂肪細胞は大きくなって対応する(肥大)と考えられる.一方,女性の妊娠・出産時を除いて,脂肪細胞の数を増加できるのは小児期や青年期までとされている[9].すなわち,成人期以後の過栄養に対して,とくに男性では内臓脂肪細胞を肥大させて対応し,内臓脂肪に蓄積しきれないエネルギーは,肝臓や骨格筋,心筋などに蓄積し異所性脂肪となると考えられる.肥大化した内臓脂肪細胞は低酸素状態となると同時に,免疫細胞浸潤による慢性炎症が惹起され,酸化ストレス上昇やアディポサイトカイン産生異常といった脂肪細胞の機能異常へとつながる.これらが内臓脂肪蓄積時にみられる基盤病態である(図5-1)[10].

4 アディポサイトカイン産生異常

従来,単なるエネルギーの貯蔵臓器として考えられてきた脂肪組織は,多彩な生理活性物質(アディポサイトカインまたはアディポカインとよばれる)を分泌する内分泌臓器でもある[11].インスリン抵抗性,慢性炎症にかかわるTNFα,食欲抑制にはたらくレプチン,血栓形成にかかわるPAI-1,血圧上昇にかかわるアンジオテンシノーゲン,炎症にかかわ

る IL-6, S100A8 などがあげられる．アディポネクチンは，抗炎症作用，抗糖尿病作用などを有し，血中に μg/mL の単位で高濃度で存在するアディポサイトカインであるが，脂肪組織から特異的に分泌され，直接，動脈硬化巣にはたらき，抗動脈硬化作用を発揮する（adipo-vascular axis．図 5-1）．内臓脂肪蓄積時には TNFα や酸化ストレスなどを背景に血中濃度が減少する．この低アディポネクチン血症をはじめとするアディポサイトカイン産生異常がメタボリックシンドロームの基盤病態の 1 つである．

2 肥満・内臓脂肪蓄積に起因する代謝異常・生活習慣病と動脈硬化性疾患

1 リポタンパク質代謝異常（脂質代謝異常）と動脈硬化性疾患

トリグリセライド（TG）に代表される中性脂肪，ならびにコレステロールは，アポタンパク質との複合体であるリポタンパク質として循環血液中を輸送される．肥満・内臓脂肪蓄積時にみられるリポタンパク質代謝異常は，おもに高 TG 血症と低 HDL-C 血症であり，内臓脂肪蓄積時には，多量の遊離脂肪酸が肝臓に流入する結果，肝臓での脂肪合成が亢進する（図 5-4）．その結果，中性脂肪に富む超低比重リポタンパク質（以下，VLDL）の形で血中に流入し，高 TG 血症となる．アルコールは，肥満・非肥満にかかわらず脂肪酸合成を促進し，高 TG 血症につながる．VLDL の TG を分解するリポタンパク質リパーゼ（LPL）はインスリン抵抗性状態では機能が低下しており，高 TG 血症の一因となる．また，LPL の機能低下によって VLDL やカイロミクロンの中間代謝物であるレムナントが増加する．

組織中の余剰なコレステロールを肝臓に転送するのが，HDL-C の機能である（コレステロール逆転送系）．内臓脂肪蓄積時の低 HDL-C 血症の詳細は十分に解明されていないが，HDL-C の一部は，LPL による VLDL の分解の過程でできるといわれており，インスリン抵抗性による LPL 活性低下が一因と考えられている．内臓脂肪蓄積時の高 TG 血症の状態では LDL 粒子は小さくなり，この small dense LDL や酸化 LDL，レムナントなどの動脈硬化惹起性の高いリポタンパク質の質的異常が動脈硬化を進展する．LDL-C，レムナント，small dense LDL などが内皮下に侵入し，マクロファージに取込まれ，泡沫細胞を形成する．また，HDL-C 低下によって動脈硬化巣からのコレステロール引き抜き能が低下して，粥状動脈硬化が進展する（図 5-5）．

高 LDL-C 血症（いわゆる高コレステロール血症）は，メタボリックシンドロームとは独立した冠動脈疾患リスクであり，肥満・内臓脂肪蓄積とは別に管理すべき病態である．家族性高コレステロール血症 familial hypercholesterolemia（FH）は，日本人の 500 人に 1 人程度（ヘテロ接合体）と頻度が高い疾患である．内臓脂肪蓄積に高 LDL-C 血症を伴っている場合には，さらに動脈硬化が進展しやすく，とくに注意する必要がある．

2 インスリン抵抗性，耐糖能障害と動脈硬化性疾患

インスリン抵抗性とは，血中のインスリン濃度に見合ったインスリン作用が得られない状態をいう．肥満・内臓脂肪蓄積状態では，脂肪組織をはじめ肝臓や骨格筋などで，高濃

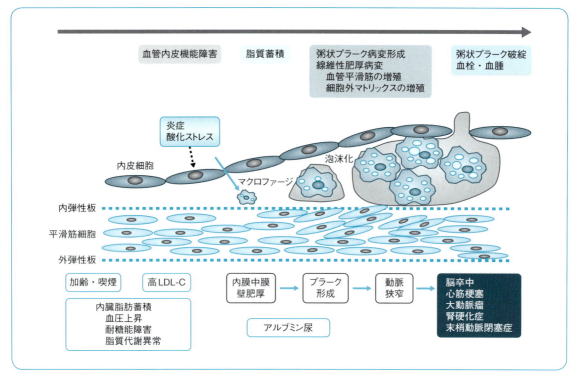

図5-5 粥状動脈硬化の進展過程

度のインスリンが分泌されても血糖が十分に取込まれない(インスリン抵抗性),脂肪酸によるインスリンシグナルの低下などが考えられている(いわゆる脂肪毒性).インスリン抵抗性の状態では,食後血糖値の上昇が起こりやすい.食後血糖値は心血管疾患のリスクである.蓄積した内臓脂肪組織における脂肪分解によって生じるグリセロールは,肝臓において糖新生の基質となる.肝臓では,インスリン作用不足によって糖新生が亢進し,おもに空腹時血糖の上昇に関与する.膵臓においてβ細胞は,代償的にインスリンを過分泌させ,血糖値を一定に保とうとする.この空腹時インスリン高値(= HOMA-R[*1]高値)が内臓脂肪蓄積時にみられる糖代謝異常の特徴の1つである.このような状態を診断するために糖負荷試験が有用である.HOMA-R,インスリン分泌指数[*2] (insulinogenic index),負荷120分後の血糖を評価することにより,詳細な糖代謝異常を知ることができ,二次健診や保健指導に有用である.

アディポサイトカインのうち,内臓脂肪蓄積時に上昇するTNFαと低アディポネクチン血症などがインスリン抵抗性増悪にはたらく.インスリン抵抗性状態がつづくと膵β細胞は疲弊し,最終的にインスリン分泌が低下し糖尿病となる.糖尿病の遺伝素因をもつ場合(家族歴がある場合),インスリン分泌が低下しやすい.高血糖状態では血中のさまざ

[*1] HOMA-R = 空腹時血糖値〔mg/dL〕×空腹時インスリン値〔μU/mL〕/405.1.6以下は正常,2.5以上の場合にインスリン抵抗性があると考えられる.

[*2] インスリン分泌指数 = Δ血中インスリン値(30分値−0分値)〔μU/mL〕/Δ血糖値(30分値−0分値)〔mg/dL〕.糖尿病患者では0.4未満となり,境界型でも0.4未満のものは糖尿病へ移行しやすい.

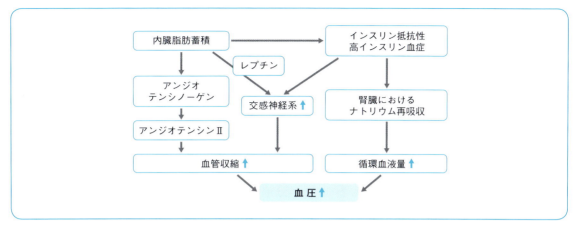

図5-6　内臓脂肪蓄積と血圧上昇

なタンパク質が糖化され，血管などで酸化ストレスが産生され，内皮細胞障害から動脈硬化が進行すると考えられている．糖尿病では，細小血管が障害され，糖尿病網膜症，糖尿病腎症になるが，さらに肥満・内臓脂肪蓄積，血圧，脂質の異常などが重なったマルチプルリスク例では，大血管が障害され，心筋梗塞，脳梗塞，脳出血，閉塞性動脈硬化症などにつながりやすい（図5-5）．

3　血圧上昇と動脈硬化性疾患

　血圧を規定するのは心拍出量と末梢血管抵抗である．心拍出量は1回拍出量×心拍数で規定され，循環血液量，心拍数，心収縮力に影響される．高血圧の成因には遺伝素因と環境因子があるが，環境因子としての主要な成因は，塩分の過剰摂取，肥満・内臓脂肪蓄積や飲酒などである．塩分の過剰摂取により循環血液量が増加し，寒冷や精神的ストレスなどで交感神経活性が亢進し，末梢血管が収縮すると血圧は上昇する．生理的状態では循環血液量が増えると，血管はその弾力性でしなやかに拡張し，血圧は一定に保たれる．動脈硬化が進行すると，その弾力性が失われ，血圧は上昇する．インスリンには腎臓でのナトリウム再吸収促進作用があるため，肥満・内臓脂肪蓄積状態での高インスリン血症は食塩感受性などに関連し，ナトリウムを体内に貯留させ，循環血液量が増加し，また交感神経系の活性化を介し高血圧を呈する．

　末梢血管抵抗を調節している物質としてアンジオテンシンⅡがある．アンジオテンシンⅡの前駆体であるアンジオテンシノーゲンのおもな産生臓器は肝臓であるが，脂肪組織も産生していることが明らかにされ，内臓脂肪蓄積時のアンジオテンシノーゲンの上昇がアンジオテンシンⅡを介し，強い血管収縮を起こし，血圧上昇につながり，動脈硬化がさらに進行する一因と考えられている（図5-6）．高血圧による物理的な血管への負荷が内皮障害を惹起し，脂質，糖といった代謝異常が加わり，粥状プラーク病変からなる粥状動脈硬化症（アテローム硬化）が進展する．疾患としては急性冠症候群（不安定狭心症や心筋梗塞）や脳血栓症（脳梗塞）につながる（図5-5）．

　高血圧はアテローム硬化に加え，細動脈硬化などの非アテローム硬化も促進する．細い筋性動脈や細動脈において，中膜の肥厚や硝子様変性を伴う内膜下線維化を進行させ，脳

出血やラクナ梗塞などにつながる．

3 内臓脂肪蓄積・メタボリックシンドローム診断の意義とその対策

　メタボリックシンドロームは，体重・内臓脂肪を減らすことによって医学的メリットのある人を選び出すというコンセプトが重要である．わが国のメタボリックシンドロームは，LDL-Cや喫煙を診断基準の条件に含んでおらず，最適の心血管イベントリスクの予測を一番の目的としているわけではない．身体活動量の不足と偏った食生活などの生活習慣の乱れから生じる心血管疾患に対して，効率的な予防対策を確立するために，内臓脂肪蓄積を基盤としたリスク因子が集積した個人を「メタボリックシンドローム」と診断する．そして，保健指導により，内臓脂肪を減らしマルチプルリスクを包括的に改善する対策を講じることが重要である．これがメタボリックシンドロームの診断の意義である．高血圧・糖尿病・脂質異常症などの生活習慣病の診療から考えると，それぞれの疾患の成因はさまざまでヘテロな集団であるが，これらを内臓脂肪蓄積の有無で分類して考えることにより，効率的な合併症の検索や内臓脂肪減少を目指した保健指導・療養指導につなげるという視点が重要である．

おわりに

　肥満の判定はBMIによってなされるが，病態把握にはウエスト周囲長や内臓脂肪面積の測定による体脂肪分布の評価が重要である．内臓脂肪を減少させ，健康障害や検査値異常のトータルな改善を個々の対象者に実感してもらうことが大切である．ただ体重は脂肪組織の過剰蓄積のみが反映されるわけではなく，とくに高齢者では，骨格筋量の評価も重要になってきている．内臓脂肪を減少させるには，摂取エネルギー制限を中心とした食事療法が基盤となる．しかし，心肺機能，身体機能に留意しながら積極的にレジスタンス運動も含めた運動療法を取り入れることは，内臓脂肪減少のみならず，筋量や身体機能の維持と改善につながり，インスリン抵抗性の改善，サルコペニアの予防や介護予防の観点からも今後ますます重要になると考えられる．

文献

1) メタボリックシンドローム診断基準検討委員会：日本内科学会雑誌, 94: 794-809, 2005.
2) Fujioka S, et al.: Metabolism, 36: 54-59, 1987.
3) Hiuge-Shimizu A, et al.: Ann Med, 44: 82-92, 2012.
4) 日本肥満学会 編：肥満症診療ガイドライン2016, ライフサイエンス出版, 2016.
5) Okauchi Y, et al.: Diabetes Care, 30: 2392-2394, 2007.
6) Look AHEAD Research Group: Diabetes Care, 30: 1374-1383, 2007.
7) Kuriyama H, et al.: Diabetes, 51: 2915-2921, 2002.
8) Tchkonia T, et al.: Cell Metab, 17: 644-656, 2013.
9) Spalding KL, et al.: Nature, 453: 783-787, 2008.
10) Kusminski CM, et al.: Nat Rev Drug Discov, 15: 639-660, 2016.
11) Maeda K, et al.: Gene, 190: 227-235, 1997.

6 肥満症

小野 啓　横手幸太郎

Point
- 肥満および肥満症の定義を把握し，正確に診断できるようにする．
- 肥満および肥満症の原因や病態に関する知識をもち，個々の人がなぜ太っているのかを考察する．
- 肥満の合併症を知り，予防するために何をするべきかをそれぞれの対象者ごとに考える．

Keyword
- 肥満と肥満症
- BMI
- 腹囲
- 行動療法

6.1 肥満症の診断

1 肥満と肥満症の違い

　太っていることによって，さまざまな健康障害のリスクが高まることが知られている．一方で，太っていても健康障害が起こらない人もいることが知られている．このことから，わが国では太っていることを「肥満」とし，太っていることで健康障害が起こっている，あるいは起こる可能性が高い状態を「肥満症」として，区別して把握することとしている．

2 肥満の判定

　肥満とは，脂肪組織に脂肪が過剰に蓄積した状態で，体格指数 body mass index（BMI）が25以上のものをいう．

$$体格指数（BMI）＝\frac{体重〔kg〕}{身長〔m〕×身長〔m〕}$$

標準体重とは，BMIが22のときにもっとも疾病が少ない，という疫学的データに基づき，

$$標準体重〔kg〕＝身長〔m〕×身長〔m〕×22$$

で計算される．

　肥満度は，表6-1で示すように判定される．わが国における肥満の定義はBMIが25以上である．一方，WHO基準ではBMIが30以上を「obese（肥満）」としている．わが国のほうが厳しい基準となっている理由は，欧米に比較して，アジア人は軽度の肥満でも健康障害をきたしやすいためである．さらに肥満のうち，3度肥満と4度肥満を「高度肥満」と

表6-1 肥満度の判定

BMI（kg/m²）	肥満度	WHO基準
18.5未満	低体重	underweight
18.5以上，25未満	普通体重	normal range
25以上，30未満	肥満（1度）	preobese
30以上，35未満	肥満（2度）	obese class Ⅰ
35以上，40未満	肥満（3度）	obese class Ⅱ
40以上	肥満（4度）	obese class Ⅲ

出典：日本肥満学会 編：肥満症診療ガイドライン2016, ライフサイエンス出版, 2016.

表6-2 肥満症の診断基準に必須な健康障害

1. 耐糖能障害（2型糖尿病，耐糖能異常など）
2. 脂質異常症
3. 高血圧
4. 高尿酸血症・痛風
5. 冠動脈疾患（心筋梗塞，狭心症など）
6. 脳梗塞（脳血栓症，一過性脳虚血発作など）
7. NAFLD（脂肪肝）
8. 月経異常，不妊
9. 閉塞性睡眠時無呼吸症候群（OSAS），肥満低換気症候群
10. 変形性関節症（膝，股関節），変形性脊椎症，腰痛症などの運動器疾患
11. 肥満関連腎臓病

出典：日本肥満学会 編：肥満症診療ガイドライン2016, ライフサイエンス出版, 2016.

よぶ．肥満の判定においては体重と身長のみから計算されるBMIが唯一の判定基準である．このことから，脂肪以外に体重を増加させる要因である水の体内貯留をきたす状態，すなわち，浮腫・胸水・腹水が存在する場合，BMIは増加し，誤って肥満と判定される可能性がある．問診，既往歴，診察により，浮腫・胸水・腹水などの病態を除外することが望ましい．

3 肥満症の診断

わが国では，肥満の人のうち，

- 肥満に起因あるいは関連する健康障害（表6-2）を合併しているか，その合併症が予測される場合で，医学的に減量を必要とするもの
- ウエスト周囲長（腹囲長ともいう）のスクリーニング（図6-1）により内臓脂肪型肥満が疑われ，腹部CT検査によって確定診断されたもの

のどちらかに当てはまる場合，「肥満症」と診断する[1]．

i）ウエスト周囲長の測定部位

ウエスト周囲長の測定時にはいくつかの注意点がある．まず，臍レベルで測定することが基本である（図6-1）．過剰な脂肪蓄積により，臍が正常位にない症例では，肋骨下縁と

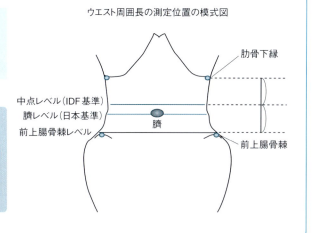

図6-1 腹囲の測定
[日本肥満学会 編：肥満症診療ガイドライン2016，ライフサイエンス出版，2016をもとに作成]

前上腸骨棘の中点レベルで測定する．

ⅱ）腹部 CT 法と内臓脂肪面積（VFA）

内臓脂肪型肥満を診断するための腹部 CT 法は，以下のような検査である．

- 臍レベルでの CT 断面図を撮像し，ソフトウェアを用いて内臓脂肪面積（VFA）を計算する
- 吸気により VFA が過大評価されるため，呼気終末に撮像を行う
- 臍部が下垂した体型では臍レベル断面ではしばしば腸骨が含まれるため，より上位の第4腰椎断面に修正を要する場合がある
- VFA は，腹腔内の内臓脂肪量と良好に相関する
- 臍レベル，あるいは体型により第4腰椎断面に修正した撮像から得られた VFA が 100 cm^2 以上である場合を，「内臓脂肪型肥満」と判定する
- VFA が 100 cm^2 に相当するウエスト周囲長は，男性で 85 cm，女性で 90 cm である

肥満症のうち，3度肥満および4度肥満を満たす症例を「高度肥満症」とよぶ．

6.2 肥満・肥満症の病態

1 肥満の疫学

肥満（BMI が25以上）の割合について年次推移[2]（図6-2）をみると，男性では1976年から2006年まではほぼ倍増し，その後は横ばいとなっている．また，女性では一貫してほぼ横ばいである．

平成27年（2015年）度の BMI およびウエスト周囲長の統計[2]を表6-3に示す．男性ではウエスト周囲長が基準値を超える割合が，女性と比較して高いことがわかる．

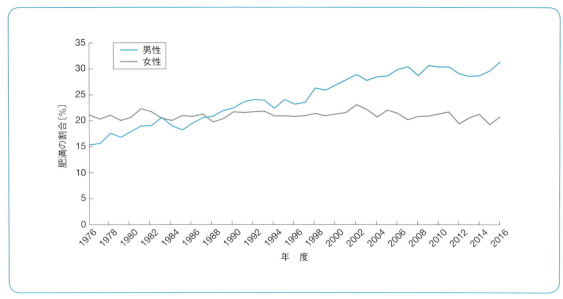

図6-2　肥満の人口に対する割合の年次推移

［平成28年（2016年）国民健康・栄養調査（厚生労働省）をもとに作成］

表6-3　BMIおよび腹囲（ウエスト周囲長）の疫学（2015年）

40〜74歳における割合（％）	BMI, 腹囲とも基準範囲（男性＜85 cm, 女性＜90 cm）内	BMIのみ基準を超える	腹囲のみ基準を超える	BMI, 腹囲とも基準を超える
男　性	41.1	2.1	27.0	29.8
女　性	73.2	7.1	5.8	14.0
総　数	59.1	4.9	15.1	20.9

出典：平成27年（2015年）国民健康・栄養調査（厚生労働省）．

2　肥満の原因

肥満は，ほかの疾患などの明確な原因が不明である「単純性肥満（原発性肥満）」と，ほかの疾患や肥満に至る原因の存在がわかっている「症候性肥満（二次性肥満）」（表6-4）とに分類される．

肥満のうち90％以上が単純性肥満と考えられているが，症候性肥満の原因が一見明らかでない場合もあるため，まずは症候性肥満の除外診断をすることが望ましい．症候性肥満においては，過食以外に基礎代謝率の低下が併せて肥満の原因になっている可能性が考えられている．

3　単純性肥満の病態生理

単純性肥満は，摂取エネルギーが消費エネルギーを上まわる状態が慢性的に持続することにより，過剰なエネルギーが脂肪となって組織に蓄積されることにより起こると考えられている．

表6-4 症候性肥満の原因

1. 内分泌性肥満 　　クッシング症候群，甲状腺機能低下症，偽性副甲状腺機能低下症，インスリノーマ，多囊胞性卵巣症候群（PCOS）など
2. 視床下部性肥満（後天性病変によるもの） 　　視床下部周辺の脳腫瘍，動脈瘤，頭部外傷，手術，放射線照射，Fröhlich（フレーリヒ）症候群，Morgagni-Morel（モルガーニ・モレル；前頭骨内側過骨症）症候群
3. 遺伝性肥満 　　Prader-Willi（プラダー・ウィリー）症候群，Bardet-Biedl（バルデー・ビードル）症候群，Alström（アルストレーム）症候群，Carpenter（カーペンター）症候群，Cohen（コーエン）症候群，その他の遺伝性肥満症候群 　　精神発達遅滞，多指症，特異顔貌，視力・聴力障害などの併存症状から疑い，遺伝子診断にて確定
4. 薬剤性肥満 　　非定型抗精神病薬，抗うつ薬，副腎皮質ホルモン，糖尿病治療薬（インスリン分泌促進系薬剤およびチアゾリジン系薬剤），経口避妊薬，第1世代抗ヒスタミン薬など

出典：日本肥満学会 編：肥満症診療ガイドライン2016, ライフサイエンス出版, 2016.

表6-5 むちゃ食い障害とは

1. むちゃ食いのエピソードを繰り返す 　　ほかとはっきり区別される時間帯に，ほとんどの人が同様の状況で食べる量よりも明らかに多い食物を食べる 　　そのエピソードのあいだは，食べることを制御できないという感覚
2. むちゃ食いのエピソードは，以下の3つ（またはそれ以上）を伴う 　　普通よりもずっと早く食べる 　　おなかがいっぱいで気持ちが悪くなるまで食べる 　　生理的な空腹を感じていないときに大量の食物を食べる 　　自分がどれほど食べるかが恥ずかしいので，1人で食べる 　　あとになり，自分に嫌気がさしたり，抑うつ的になったり，強い罪悪感を抱いたりする
3. むちゃ食いをしていることに対する非常に強い苦痛
4. むちゃ食いは，平均して，少なくとも週に2日，6カ月にわたって起こっている
5. 反復する不適切な代償行為（強制嘔吐など）はない

出典：American Psychiatric Association: DSM-5, 2013.

ⅰ）食生活

　食事による摂取エネルギーの総量が，消費エネルギーを上まわることにより肥満が生じると考えられている．一方で，特定の食事あるいは栄養素の体重に対する影響は明確ではない．また，国民健康・栄養調査に基づくエネルギー摂取量は男女とも1970年代から減少傾向であり，肥満度の増加との相関は認められない．脂質は1gあたりのエネルギーがほかの栄養素より高いため，肥満の主因と考えられていたが，脂質の長期的な制限が体重増加の抑制に有効かどうかは明らかではない．エネルギー摂取量が同等であった場合に，低脂質食よりも低糖質食のほうが体重減少量および内臓脂肪量の減少率が高かったとの報告がある[1,3,4]．また，食事中のタンパク質の割合が低いことが肥満と関連することが示されている．個々の食品では，全粒穀類，食物繊維，果物，野菜，乳製品，カフェインなどが肥満を抑制する可能性を示唆されている[1]．逆に，砂糖入り飲料は体重を増加させることが示唆されている[5]．

　食行動については，早食いと肥満のあいだに相関が示されている[6]．また，摂食障害（狭義の食行動異常）に伴い肥満をきたす場合がある．肥満につながる摂食障害は，過食性障害と総称される．過食症 bulimia やむちゃ食い障害 binge eating（表6-5）が知られている[7]．

むちゃ食いに，過食嘔吐，下剤・利尿剤・薬物，過度の運動，絶食による代償行為を伴うものを「過食症」とよぶ．ただし，過食症の場合，強制嘔吐などの代償行為により必ずしも肥満を呈さない場合も多い．摂食障害が疑われる場合は，精神科や心療内科にコンサルトすることが望ましい．

ⅱ）身体活動の低下

身体活動の低下は消費エネルギーが相対的に減少するため，肥満の原因となる．多くの横断的観察研究では，身体活動量と肥満度に負の関連が認められている．また，余暇身体活動としての運動は，エネルギー消費量の一部を占めるにすぎず，仕事，家事，移動などの生活活動による活動量もエネルギー消費を担う重要な要素である．座位時間やテレビ視聴時間が体重増加に相関することが示されている．

4　その他の肥満の原因となる可能性のある要素

心理社会的要因としてストレスが肥満と正の相関を示すことが示されている．また，飲酒，喫煙，睡眠時間，胎児期の栄養状態，腸内細菌叢などの要素が肥満度と相関する報告がなされている．

3　肥満症に合併する疾患とその対処

1　肥満症に合併する疾患

肥満症に合併する疾患として，表6-2の診断基準に必須の11の健康障害に加え，表6-6の肥満に関連する健康障害があげられている．また，とくに高度肥満症において注意すべき健康障害として，表6-7の6項目があげられている（合併疾患のうち，耐糖能異常・糖尿病，高血圧，脂質異常症などについては，他の章を参照）．

表6-6　診断基準には含めないが，肥満に関連する健康障害

悪性疾患	大腸癌，食道癌（腺癌），子宮体癌，膵臓癌，腎臓癌，乳癌，肝臓癌
良性疾患	胆石症，静脈血栓症・肺塞栓症，気管支喘息，皮膚疾患，男性不妊，胃食道逆流症，精神疾患

出典：日本肥満学会　編：肥満症診療ガイドライン2016，ライフサイエンス出版，2016．

表6-7　高度肥満症の注意すべき健康障害

1.　心不全
2.　呼吸不全
3.　静脈血栓
4.　閉塞性睡眠時無呼吸症候群（OSAS）
5.　肥満低換気症候群
6.　運動器疾患

出典：日本肥満学会　編：肥満症診療ガイドライン2016，ライフサイエンス出版，2016．

2　高尿酸血症，痛風

肥満に伴い，尿酸の産生増加と排出低下の双方を伴う混合型の高尿酸血症をきたす．痛風関節炎のほか，腎障害の主要な原因となりうる．3％以上の減量，飲水の励行，アルカリ性食品の摂取，節酒（とくにビール）により尿酸の低下が期待できる．強度の運動や超低エネルギー食，果糖やキシリトールの摂取は尿酸を上昇させるので注意が必要である．生活習慣による尿酸の低下が不十分である場合，薬物療法が有効であり，すすめられる．

3　脳梗塞，一過性脳虚血発作

肥満により生じた高血圧・糖尿病・脂質異常症を介して，脳梗塞のリスクを上昇させるという機序が主と考えられている．

4　非アルコール性脂肪性肝疾患（NAFLD）

以前は「脂肪肝」といわれていた疾患である．血液検査における肝障害，とくにAST・ALT上昇のおもな原因となりうる．アルコール性肝障害やウイルス性肝炎の否定と腹部超音波検査やCTによる診断が必要である．一部はより重症な病態である非アルコール性脂肪性肝炎 nonalcoholic steatohepatitis（NASH）であり，肝硬変や肝臓癌のリスクになるが，非アルコール性脂肪性肝疾患 nonalcoholic fatty liver disease（NAFLD）との鑑別には生検が必要である．ウイルス性肝炎が否定された場合，肥満の改善が有効であることが多い．

5　月経異常，不妊

内臓脂肪型肥満が月経異常や不妊に関連すると考えられている．また，多嚢胞性卵巣症候群 polycystic ovarian syndrome（PCOS）は比較的頻度が高く，肥満と月経異常・不妊をきたす重要な疾患であり，多毛・男性化などの身体所見から疑い，黄体ホルモン luteinizing hormone（LH）の相対的高値，超音波での多嚢胞性卵巣の検出などで診断する．婦人科へのコンサルトが望ましい．原因が単純性肥満かPCOSかによらず，減量が月経異常や不妊に有効と考えられている．

6　睡眠時無呼吸症候群（SAS），肥満低換気症候群

肥満の進行に伴い気道が狭くなり，睡眠中の吸気時に気道や咽頭が閉塞あるいは高度に狭窄する病態である．自覚症状としては，昼間における眠気，充足感のない睡眠，疲労，起床時の頭痛などと，夜間における窒息感を伴う覚醒，多尿である．家族からの訴えの聴取が重要であり，睡眠中の習慣性いびき，呼吸の中断，鼻を鳴らす，あえぎなどがあるかを聞きとる．合併症として高血圧，気分障害，認知能力低下，心疾患などがある．呼吸器科にコンサルトし，ポリソムノグラフィーあるいは携帯用モニターを用いて夜間の閉塞性呼吸イベントを計測することにより診断する．治療としては減量が有効であるが時間がかかるので，持続気道陽圧呼吸 continuous positive airway pressure（CPAP）や口腔内装置 oral appliance（OA）を併用する．

肥満2度以上で，覚醒中の動脈血二酸化炭素分圧（$PaCO_2$）が慢性的に45以上あり，ほか

の $PaCO_2$ 上昇をきたす疾患がなく，睡眠時無呼吸を有するときに肥満低換気症候群と診断され，より重症な病態である．

7　運動器疾患

肥満に関連する運動器疾患として，もっとも重要なものは変形性膝関節症であり，次いで変形性股関節症である．膝または股関節の歩行時や階段の昇り降り時の痛みが主症状である．整形外科にコンサルトし，X線像による画像診断と整形外科的診察により診断する．

膝関節症に対しては減量が有効であり，最終的に手術を要する患者にとっても術前の減量が重要である．歩行の際は衝撃吸収材の十分に入った適切な靴の使用により，関節への負荷が軽減されるので，すすめられる．一方，運動療法としてウォーキングやジョギング，階段昇降は，関節への荷重により症状を悪化させることが多く，すすめられない．膝への荷重がかからない状況での大腿四頭筋の筋力増強訓練が重要であり，膝伸展位下肢挙上訓練などがすすめられる．股関節症は膝関節症より頻度は低いが，発症すると重症になる可能性があるため，整形外科に必ずコンサルトする必要がある．

その他，手指の変形性関節症および変形性脊椎症を含む腰痛症も肥満と関連し，減量により改善すると考えられている．

8　肥満関連腎臓病

糖尿病腎症と同様に，肥満がアルブミン尿・蛋白尿を主体とした腎障害の原因となると考えられている．高血圧による腎硬化症や，高尿酸血症による腎障害においてはタンパク尿よりも血清クレアチニン値の上昇が主体であるため，別の病態と考えられる．肥満による腎障害は糖尿病腎症と同様に進行性であり，ときに透析治療を要するような末期腎不全に至ることがある．減量とともに，塩分制限，高血圧の治療，レニン-アンジオテンシン-アルドステロン系阻害薬（RAA系阻害薬）の使用が肥満関連腎臓病の進展阻止に有効である可能性が高い．

9　心不全

BMIが高いほど心不全のリスクが高まることが知られており，高血圧・糖尿病・脂質異常症・睡眠時無呼吸症候群（SAS）などを介した機序，および心筋への脂肪蓄積による「肥満心筋症」による機序が考えられる．一方で，BMIの高い患者のほうが心不全の予後がよいことも知られており，「肥満パラドックス」とよばれている．

10　精神疾患

肥満症と精神疾患は相互に関与すると考えられている．とくに，うつ病の可能性を考えることが重要であり，簡易診断法である精神疾患簡易構造化面接法（MINI）[8]などを用いてスクリーニングを行うことが望ましい．

4 予防，治療と管理・指導

1 減量の目標

肥満および肥満症に対しては，まず二次性肥満の否定ののち，減量を目的とした保健指導や治療を行う．治療において，肥満症では現体重から3〜7％の減量，高度肥満症では現体重から5〜10％の減量を，3〜6カ月で達成することを目標とする．

2 行動療法

本章では，とくに行動療法について解説する（食事療法と運動療法については他の章を参照）．肥満症患者の食行動には，摂食障害のように，疾患として診断がつくようなものでなくても，肥満につながるような「くせ」があり，そのことを本人がよく認識していない，あるいは認識に「ずれ」がある場合が多い．これを患者や治療者に認識させるツールとして，食行動質問表[9]（図6-3）がある．回答を男女別にダイアグラム化し，特徴を把握することができる．

また，グラフ化体重日記[10]は，1日4回（起床直後，朝食直後，夕食直後，就寝直前）の体重を本人にグラフ化して記載させるものであり，どのような食事をすると，どのようなグラフの波形になるのかを患者および医療者が認識することができるツールである．

これらのツールを用いて，どのような要素が減量を妨げているかを判断し，その要素を除去あるいは減少させることが可能かどうかを考えていく．また，減量できたら治療者や家族などが称賛すること，また，患者どうしでのグループディスカッションをすることも有効である．

3 内科治療

食事療法，行動療法，運動療法のほか，高度肥満症には薬物治療としてマジンドール mazindol を用いることがある．また，糖尿病の治療薬のうち SGLT2阻害薬と GLP-1受容体作動薬には体重抑制作用があるため，糖尿病を合併する患者に用いると有効である場合が多い．一方で，インスリン製剤，スルホニル尿素薬（SU 薬），チアゾリジン系薬剤は体重増加の原因となりうるため，可能であれば減薬あるいは中止するほうが体重の管理のためには有利な治療法である．

4 肥満症患者の心理的特徴

肥満症患者には，①自己評価が低い，②困難な問題を回避する，③感情のコントロールとその対処が困難であるという傾向があるといわれている．治療者は，これらの特性を理解し，共感的な態度をもって粘り強く面接することが治療のドロップアウトや治療拒否を減らし，減量に成功する可能性を増すと考えられる．

5 外科手術とその適応

2014年に，腹腔鏡下スリーブ状胃切除術が保険適用となった．その適用は，6カ月以上の内科的治療によっても十分な効果が得られない BMI ≧35かつ，高血圧・糖尿病・脂質

番号	食行動に関する質問	回答
1	早食いである	
2	太るのは甘いものが好きだからだと思う	
3	コンビニをよく利用する	
4	夜食をとることが多い	
5	冷蔵庫に食べ物が少ないと落ち着かない	
6	食べてすぐ横になるのが太る原因だと思う	
7	宴会・飲み会が多い	
8	人から「よく食べるね」といわれる	
9	空腹になるとイライラする	
10	風邪を引いてもよく食べる	
11	スナック菓子をよく食べる	
12	料理が余ると，もったいないので食べてしまう	
13	食後でも好きなものなら入る	
14	濃い味好みである	
15	お腹いっぱい食べないと満腹感を感じない	
16	イライラしたり心配ごとがあると，つい食べてしまう	
17	夕食の品数が少ないと不満である	
18	朝が弱い夜型人間である	
19	麺類が好きである	
20	連休や盆，正月はいつも太ってしまう	
21	間食が多い	
22	水を飲んでも太るほうだ	
23	身の周りにいつも食べ物を置いている	
24	他人が食べていると，ついつられて食べてしまう	
25	よくかまない	
26	外食や出前が多い	
27	食事の時間が不規則である	
28	外食や出前をとるときは多めに注文してしまう	
29	食事のメニューは和食よりも洋食が多い	
30	ハンバーガーなどのファーストフードをよく利用する	
31	何もしていないと，ついものを食べてしまう	
32	たくさん食べてしまったあとで後悔する	
33	食料品を買うときには，必要量よりも多く買っておかないと気がすまない	
34	果物や菓子が目の前にあるとつい手が出てしまう	
35	1日の食事中，夕食が豪華で量が最も多い	
36	太るのは運動不足のせいだ	
37	夕食をとるのが遅い	
38	食事をつくるときには，多めにつくらないと気がすまない	
39	空腹を感じると眠れない	
40	菓子パンをよく食べる	
41	口いっぱい詰め込むように食べる	
42	他人よりも太りやすい体質だと思う	
43	脂っこいものが好きだ	
44	スーパーでおいしそうなものがあると予定外でもつい買ってしまう	
45	食後すぐにでも次の食事のことが気になる	
46	ビールをよく飲む	
47	ゆっくり食事をとる暇がない	
48	朝食をとらない	
49	空腹や満腹感が分からない	
50	つきあいで食べることが多い	
51	それほど食べてないのにやせない	
52	甘いものに目がない	
53	食前にお腹がすいていないことが多い	
54	肉食が多い	
55	食事のときは食べ物を次から次へと口に入れて食べてしまう	

（1．そんなことはない　2．時々そういう事がある　3．そういう傾向がある　4．全くその通り）

図6-3　食行動質問表

(A)食行動ダイアグラム(男性用)

氏名　　　　年齢　　　　性別：男性

体質や体重に関する認識
2( )　6( )　10( )　22( )　36( )　42( )　51( )　合計( )

食動機
12( )　13( )　24( )　28( )　33( )　34( )　38( )
44( )　45( )　50( )　　　　　　　　　　　　　合計( )

代理摂食
5( )　16( )　23( )　31( )　　　　　　　　　　合計( )

空腹，満腹感覚
9( )　15( )　32( )　53( )　　　　　　　　　　合計( )

食べ方
1( )　8( )　25( )　41( )　55( )　　　　　　　合計( )

食事内容
11( )　14( )　26( )　29( )　30( )　40( )　43( )
52( )　54( )　　　　　　　　　　　　　　　　合計( )

食生活の規則性
4( )　7( )　20( )　21( )　27( )　35( )　37( )
47( )　　　　　　　　　　　　　　　　　　　合計( )

　　　　　　　　　　　　　　　　　総計( )

ダイアグラム

結果解析表	計	満点	男性平均点	%
総計		188	75	39.9
体質や体重に関する認識		28	12	42.9
食動機		40	15	37.5
代理摂食		16	5	31.3
空腹，満腹感覚		16	6	37.5
食べ方		20	9	45
食事内容		36	14	38.9
食生活の規則性		32	15	46.9

各項目の点数を満点で割った値をパーセントで記載し，それをダイアグラムにプロットする

(B)食行動ダイアグラム(女性用)

氏名　　　　年齢　　　　性別：女性

体質や体重に関する認識
2( )　6( )　10( )　22( )　36( )　42( )　　合計( )

食動機
12( )　13( )　17( )　24( )　28( )　33( )　38( )
44( )　50( )　　　　　　　　　　　　　　　合計( )

代理摂食
5( )　16( )　23( )　31( )　　　　　　　　　合計( )

空腹，満腹感覚
9( )　15( )　32( )　39( )　49( )　53( )　　合計( )

食べ方
1( )　8( )　25( )　41( )　55( )　　　　　　合計( )

食事内容
3( )　19( )　26( )　30( )　40( )　43( )　54( )　合計( )

食生活の規則性
4( )　18( )　20( )　21( )　27( )　35( )　37( )
48( )　　　　　　　　　　　　　　　　　　合計( )

　　　　　　　　　　　　　　　　　総計( )

ダイアグラム

結果解析表	計	満点	女性平均点	%
総計		188	85	45.2
体質や体重に関する認識		24	14	58.3
食動機		36	18	50
代理摂食		16	7	43.8
空腹，満腹感覚		24	10	41.7
食べ方		20	9	45
食事内容		28	13	46.4
食生活の規則性		32	16	50

各項目の点数を満点で割った値をパーセントで記載し，それをダイアグラムにプロットする

異常症の1つ以上を合併している患者である．まだ施術可能な施設が限られており，一般的とはいえないが，保健指導の際に，治療困難例など本手術が向いていそうな患者を想定し，必要な場合は可能な施設に紹介することがすすめられる．

文献

1) 日本肥満学会 編：肥満症診療ガイドライン2016, ライフサイエンス出版, 2016.
2) 厚生労働省：国民健康・栄養調査. http://www.mhlw.go.jp/bunya/kenkou/kenkou_eiyou_chousa.html（2018年7月現在）
3) Shai I, et al.：N Engl J Med, 359：229-241, 2008.
4) Miyashita Y, et al.：Diabetes Res Clin Pract, 65：235-241, 2004.
5) Vasanti SM, et al.：Am J Clin Nutr, 84：274-288, 2006.
6) Shigeta H, et al.：Diabetes Care, 24：608, 2001.
7) American Psychiatric Association：DSM-5, 2013.
8) Sheehan DV and Lecrubier Y：M.I.N.I.—精神疾患簡易構造化面接法, 大坪天平 ほか 訳, 星和書店, 2000.
9) 吉松博信 ほか：日本内科学会雑誌, 90：902-913, 2001.
10) 吉松博信：グラフ化体重日記, 肥満症治療マニュアル, 坂田利家 ほか 編, p.55-102, 医歯薬出版, 1996.

7 コホート研究からみた循環器疾患リスク
―非肥満の課題―

崔 仁哲　磯 博康

Point
- メタボリックシンドロームは，循環器疾患のリスクである．
- 非肥満者においてもメタボリックシンドロームの構成因子である血圧高値，血糖高値，脂質異常があると，循環器疾患のリスクが高くなる．
- 非肥満群のハイリスク者に対しても保健指導を行う必要がある．

Keyword
- メタボリックシンドローム　● 循環器疾患　● 非肥満　● 疫学研究

はじめに

　生活習慣病である脳卒中ならびに冠動脈疾患は，日本人の主要な死亡原因であり，超高齢社会において脳血管性認知症の増加にもつながることから，その予防対策の重要性がますます増大している．平成20年(2008年)度から特定健診・特定保健指導制度が開始された．そこで生活習慣病予防対策のターゲットとされたメタボリックシンドロームは，内臓脂肪組織から分泌されるさまざまなアディポサイトカインが，インスリン抵抗性の増大，血糖上昇，血圧上昇，脂質異常を惹起させ，動脈硬化を進展させるという病態生理学的メカニズムに基づいた疾病概念である．

　日本人は欧米人とは異なり，肥満者がいまだ少なく，虚血性心疾患も世界でもっとも低率であるが，一方で，脳卒中は高率であるという特徴があり，非肥満のハイリスク者に対する予防対策も重要である．

　そこで，本章では日本人におけるこれまでの疫学研究の結果を概観し，メタボリックシンドロームと循環器疾患の発症・死亡への影響，とくに非肥満におけるハイリスク者の課題について疫学的考察を行う．

1 メタボリックシンドロームと循環器疾患の発症・死亡リスクとの関連

　表7-1に示すように，これまでのメタボリックシンドロームの診断基準として，腹部肥満を必須とするものとしては，わが国の診断基準(2005年)[1]と国際糖尿病連合 The International Diabetes Federation (IDF)による診断基準(2005年)がある[2]．一方，米国(2001年のNCEP-ATPⅢ，2005年のAHA/NHLBI)[2,3]の基準では，腹部肥満を必須基準とはせず，血圧高値，血糖高値，脂質異常と同等の扱いで，そのうち3項目以上を有する

表7-1 メタボリックシンドロームの診断基準の比較

定義	AHA/NHLBI[*1] (2005)	NCEP-ATPⅢ[*2] (2001)	IDF[*3] (2005)	日本 (2005)	IDFとAHA/ NHLBI (2009)
必須項目	―	―	腹部肥満 ウエスト周囲長： 男性≧90 cm, 女性≧80 cm	腹部肥満 ウエスト周囲長： 男性≧85 cm, 女性≧90 cm	―
プラス以下の項目	3項目以上	3項目以上	2項目以上	2項目以上	3項目以上
肥満	ウエスト周囲長： 男性≧102 cm, 女性≧88 cm	ウエスト周囲長： 男性≧102 cm, 女性≧88 cm			各集団または 国の基準
中性脂肪	≧150 mg/dL	≧150 mg/dL	中性脂肪高値： ≧150 mg/dL または治療中, かつ/または HDLコレステロール低値： 男性＜40 mg/dL, 女性＜50 mg/dL または治療中	中性脂肪高値： ≧150 mg/dL, かつ/または HDLコレステロール低値： ＜40 mg/dL または治療中	≧150 mg/dL
HDLコレステロール	男性＜40 mg/dL, 女性＜50 mg/dL	男性＜40 mg/dL, 女性＜50 mg/dL			男性＜40 mg/dL, 女性＜50 mg/dL
血圧	≧130/ ≧85 mmHg または治療中	≧130/ ≧85 mmHg	≧130/≧85 mmHg または治療中	≧130/≧85 mmHg または治療中	≧130/≧85 mmHg または治療中
空腹時血糖	≧100 mg/dL または治療中	≧110 mg/dL	≧100 mg/dL または 2型糖尿病の既往	≧110 mg/dL または治療中	≧100 mg/dL または治療中

[*1] AHA/NHLBI：American Heart Association/National Heart, Lung, and Blood Institute.
[*2] NCEP-ATPⅢ：National Cholesterol Education Program's Adults Treatment Panel Ⅲ.
[*3] IDF：The International Diabetes Federation.

ものとなっている．その後，2009年に IDF は腹部肥満を必須としない基準を米国と合同で発表した[4]．

　筆者らは，日本人を対象としたメタボリックシンドロームと循環器疾患（虚血性心疾患と脳梗塞もしくは脳卒中）の発症・死亡リスクとの関連を検討した5つの疫学研究[5〜9]のメタ解析を行い，メタボリックシンドロームによる循環器疾患の統合相対危険度（統合ハザード比）を性別ごとに算出した．その結果，循環器疾患の統合相対危険度は，男性で1.59（95％信頼区間1.27-1.99），女性で1.50（95％信頼区間1.18-1.91），男女計で1.55（95％信頼区間1.31-1.82）であり，男女ともメタボリックシンドロームと循環器疾患リスクとのあいだに有意な関連を認めた（表7-2）．

　また，吹田コホート研究[7]，茨城県民コホート研究[8]，JPHC 研究[9]，CIRCS 研究[10]においては，腹部肥満を必須条件とするわが国の基準や IDF 基準（2005年）を用いた場合と，肥満を必須条件としない NCEP-ATPⅢや AHA/NHLBI の診断基準を用いた場合でのメタボリックシンドロームの影響を比較している（表7-3）．これらの研究データを統合解析した結果，メタボリックシンドローム群における循環器疾患の統合相対危険度は，わが国の基準や IDF 基準を用いた場合は，男性で1.36（95％信頼区間1.06-1.74），女性で1.36（95％信頼区間1.00-1.86），男女計で1.34（95％信頼区間1.15-1.56）であり，米国（NCEP-ATPⅢ，AHA/NHLBI）の基準を用いた場合は，男性で1.52（95％信頼区間1.16-1.98），女性で1.38（95％信頼区間1.04-1.84），男女計で1.47（95％信頼区間1.25-1.72）であっ

表7-2　メタボリックシンドロームによる循環器疾患[*1]の相対危険度（95%信頼区間）

	男	女	男女計
CIRCS 研究[5]	2.15 (1.54-3.01)	1.70 (1.20-2.41)	1.92 (1.51-2.44)
久山町研究[6]	1.86 (1.32-2.62)	1.70 (1.22-2.36)	1.77 (1.40-2.25)
吹田コホート研究[7]	1.34 (0.96-1.87)	2.20 (1.31-3.68)	1.55 (1.17-2.05)
茨城県民コホート研究[8]*2	1.23 (1.09-1.39)	1.12 (1.00-1.25)	1.16 (1.07-1.27)
JPHC 研究[9]*2	1.73 (1.40-2.13)	1.42 (1.11-1.81)	1.59 (1.35-1.86)
統合相対危険度	1.59 (1.27-1.99)	1.50 (1.18-1.91)	1.55 (1.31-1.82)

*1　虚血性心疾患と脳卒中．ただし，CIRCS研究では虚血性心疾患と脳梗塞とした．
*2　ウエスト周囲長の代わりに，BMI (body mass index) を用いた．
同一の研究で，2種類以上の基準を用いている場合に，すべての基準をあわせた統合相対危険度の算出には，最も大きな相対危険度を呈した基準を優先した．CIRCS研究については，虚血性心疾患と脳梗塞の相対危険度から算出した．男女計の統合解析結果は，男女別の結果から計算した．

表7-3　メタボリックシンドロームの診断基準別にみた循環器疾患[*1]の相対危険度（95%信頼区間）

メタボリックシンドロームの診断基準[*2]	日本の基準/IDF基準			NCEP-ATPⅢまたはAHA/NHLBIの基準		
	男	女	男女計[*3]	男	女	男女計[*3]
CIRCS 研究[5]	—	—	1.40 (0.90-2.10)	—	—	1.70 (1.20-2.50)
吹田コホート研究[7]	1.34 (0.96-1.87)	2.20 (1.31-3.68)	1.55 (1.17-2.05)	1.75 (1.27-2.41)	1.90 (1.31-2.77)	1.81 (1.42-2.31)
茨城県民コホート研究[8]*4	1.15 (1.00-1.354)	1.10 (0.97-1.25)	1.12 (1.02-1.24)	1.23 (1.09-1.39)	1.12 (1.00-1.25)	1.17 (1.08-1.27)
JPHC 研究[9]*4	1.67 (1.33-2.11)	1.35 (1.03-1.77)	1.53 (1.28-1.82)	1.73 (1.40-2.13)	1.42 (1.11-1.81)	1.59 (1.36-1.87)
統合相対危険度	1.36 (1.06-1.74)	1.36 (1.00-1.86)	1.34 (1.15-1.56)	1.52 (1.16-1.98)	1.38 (1.04-1.84)	1.47 (1.25-1.72)

*1　虚血性心疾患と脳卒中．ただし，CIRCS研究では虚血性心疾患と脳梗塞とした．
*2　メタボリックシンドロームの基準が複数ある場合は，日本の基準とNCEP-ATPⅢの基準を優先とした．
*3　男女計の統合解析結果は，男女別の結果も含まれている．
*4　ウエスト周囲長の代わりに，BMI (body mass index) を用いた．

た．いずれの研究においても，腹部肥満を必須条件とする基準は，腹部肥満を必須条件としない基準よりも，メタボリックシンドロームによる循環器疾患の相対危険度が同等か，むしろ低い傾向を示した（表7-3）．その理由としては，腹部肥満を必須条件とする基準においてはメタボリックシンドロームと判定されない群のなかに，非肥満であるものの，リスク因子（血圧高値，血糖高値，脂質異常）を有するハイリスク者が含まれるからである．そのため，非メタボリックシンドローム群でのリスクが大きくなる．

7.2　非肥満のハイリスクと循環器疾患の発症・死亡との関連

　日本人の大規模なコホート研究で，腹部肥満を必須条件としたメタボリックシンドロームによる循環器疾患の過剰発症・死亡の割合（人口寄与危険度割合．ここではメタボリックシンドロームをすべてコントロールした際に疾患を最大限予防できる割合）は10〜20%

表7-4 肥満の有無別にみたメタボリックシンドロームの構成因子0個に対する2個以上の群での循環器疾患[*1]の相対危険度(95%信頼区間)

	非肥満群			肥満群		
	男	女	男女計	男	女	男女計
CIRCS 研究[10]	—	—	3.40 (1.30-8.90)	—	—	3.40 (1.30-9.00)
茨城県民コホート研究[8][*2]	1.75 (1.38-2.24)	1.97 (1.52-2.55)	1.85 (1.55-2.21)	1.83 (1.41-2.38)	1.90 (1.45-2.49)	1.86 (1.54-2.25)
JPHC 研究[9][*2]	2.72 (1.65-4.48)	2.08 (1.19-3.64)	2.41 (1.66-3.50)	3.61 (2.17-6.00)	2.38 (1.36-4.18)	2.99 (2.05-4.36)
厚生労働科学研究[11]	1.91 (1.38-2.26)	2.54 (1.84-3.49)	2.12 (1.75-2.58)	2.92 (2.14-3.96)	2.83 (1.83-4.38)	2.89 (2.25-3.72)
統合相対危険度	1.92 (1.60-2.31)	2.17 (1.79-2.62)	2.03 (1.80-2.30)	2.58 (1.73-3.86)	2.20 (1.72-2.82)	2.43 (1.97-3.00)

[*1] 虚血性心疾患と脳卒中. ただし, CIRCS研究と厚生労働科学研究では虚血性心疾患と脳梗塞とした.
[*2] ウエスト周囲長の代わりに, BMI (body mass index) を用いた.

前後であり，非肥満でリスク因子を2個以上有する者においても人口寄与危険度割合は同等あるいはそれ以上であることが示されている[8,9]．一方で，肥満・非肥満にかかわらず，血圧高値の人口寄与危険度割合は約50％であった[9]．

また，メタボリックシンドロームの構成因子を2個以上有する群では，腹部肥満の有無にかかわらず循環器疾患の発症・死亡のリスクが高くなることが報告されている[7〜10]．これらの研究について統合解析した結果，メタボリックシンドロームの構成因子0個の群に対する2個以上の群での循環器疾患の相対危険度は，非肥満群においては，男性で1.92（95％信頼区間1.60-2.31），女性で2.17（95％信頼区間1.79-2.62），男女計で2.03（95％信頼区間1.80-2.30）であり，肥満群では，それぞれ2.58（95％信頼区間1.73-3.86），2.20（95％信頼区間1.72-2.82），2.43（95％信頼区間1.97-3.00）であった（表7-4）．

さらに，メタボリックシンドロームに関する厚生労働科学研究班による全国12コホート研究（40〜74歳，男女30,000人）のメタ解析によると，非肥満群においても，メタボリックシンドロームの構成因子を1個以上有する群では，構成因子0個の群に比べて，循環器疾患（虚血性心疾患と脳梗塞）の発症リスクが2〜3倍高いことが認められている[11]．より具体的には，表7-5に示すように，ウエスト周囲長（腹囲長ともいう）とBMIの基準をともに満たさず，構成因子0個の群を対照群とした場合，ウエスト周囲長とBMIの基準をともに満たさず，かつ構成因子を1個，2個以上有する群での循環器疾患の相対危険度は，男性でそれぞれ1.78（95％信頼区間1.30-2.44）と1.91（95％信頼区間1.38-2.66），女性でそれぞれ2.12（95％信頼区間1.58-3.86）と2.54（95％信頼区間1.84-3.49）であった．すなわち，男女とも非肥満群においても，メタボリックシンドロームの構成因子が1個以上ある場合は，循環器疾患の発症リスクは高くなることが認められた．

いいかえると，内臓脂肪蓄積を必須条件とすることで，肥満に対する保健指導によりメタボリックシンドロームの改善や循環器疾患の発症リスクが軽減できることが期待されるが，一方で，循環器疾患の発症予防のためには，非肥満のハイリスク者への保健指導も同様に重要である．

表7-5 保健指導レベル別にみた循環器疾患*の年齢調整ハザード比

	情報提供レベル				動機付け支援レベル	積極的支援レベル
	非肥満群			肥満群		
	BMI<25＋リスク因子0個（対照群）	BMI<25＋リスク因子1個	BMI<25＋リスク因子2個以上	リスク因子0個またはウエスト低値群かつBMI≧25＋リスク因子0個	リスク因子1個またはウエスト低値群かつBMI≧25＋リスク因子1～2個	リスク因子2個以上またはウエスト低値群BMI≧25＋リスク因子3個以上
男性						
人数	2,113	2,857	2,022	716	2,267	3,326
平均BMI	21.2	21.5	22.0	25.1	25.5	26.1
平均ウエスト	75.7	77.3	78.8	88.0	89.5	90.9
全循環器疾患, 発症数	53	152	112	18	138	176
ハザード比	1.00	1.78 (1.30-2.44)	1.91 (1.38-2.66)	1.09 (0.64-1.86)	1.66 (1.20-2.29)	2.92 (2.14-3.97)
女性						
人数	5,062	4,246	2,013	957	2,953	828
平均BMI	21.2	21.8	22.2	26.4	26.9	27.9
平均ウエスト	73.9	76.3	78.1	87.5	89.3	94.6
全循環器疾患, 発症数	61	174	111	11	159	30
ハザード比	1.00	2.12 (1.58-3.86)	2.54 (1.84-3.49)	0.82 (0.43-1.56)	2.32 (1.71-3.14)	2.83 (1.83-4.38)

＊ 循環器疾患は虚血性心疾患と脳梗塞とした．

［2016年4月5日 第5回特定健康診査・特定保健指導の在り方に関する検討会資料をもとに作成］

おわりに

　メタボリックシンドロームは，循環器疾患の発症・死亡リスクの増加につながるが，非肥満者でもメタボリックシンドロームの構成因子である血圧高値，血糖高値，脂質異常があると，循環器疾患のリスクが高くなる．したがって，非肥満群のハイリスク者に対しても保健指導を行う必要がある．

文献

1) メタボリックシンドローム診断基準検討委員会：日本内科学会雑誌, 94: 794-809, 2005.
2) Grundy SM, et al.: Circulation, 112: 2735-2752, 2005.
3) Expert Panel on Detection, Evaluation, and Treatment of High Blood Cholesterol in Adults: JAMA, 285: 2486-2497, 2001.
4) Alberti KG, et al.: Circulation, 120: 1640-1645, 2009.
5) Iso H, et al.: Stroke, 38: 1744-1751, 2007.
6) Ninomiya T, et al.: Stroke, 38: 2063-2069, 2007.
7) Kokubo Y, et al.: Hypertens Res, 31: 2027-2035, 2008.
8) Irie F, et al.: Circ J, 73: 1635-1642, 2009.
9) Noda H, et al.: Hypertens Res, 32: 289-298, 2009.
10) Chei CL, et al.: Hypertens Res, 31: 1887-1894, 2008.
11) 門脇 孝：特定健診・保健指導におけるメタボリックシンドロームの診断・管理のエビデンス創出に関する横断・縦断研究．厚生労働科学研究費補助金 循環器疾患等生活習慣病対策総合研究事業, 平成22～26年度 総合研究報告書, 2015.

Ⅱ 健診・保健指導の視点からみた病態の理解

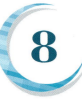

8 高齢者の健診と保健指導
―フレイルを中心として―

鈴木隆雄

Point

- 現在の後期高齢者の保健事業の中核となっている健康診査は基本的に特定健診と同じである．
- 今後の後期高齢者に対しては，とくに「フレイル」に対する総合的対策が重要となる．
- フレイル対策としては，身体的フレイルのみならず，精神・心理的フレイルおよび社会的フレイルにも配慮が必要である．

Keyword
- 高齢者保健事業 　● フレイルの実態 　● フレイルの予防対策

8.1 高齢者における保健事業の現状と課題

　高齢者，とくに後期高齢者の保健事業については，平成26年（2014年）3月31日に「高齢者の医療の確保に関する法律に基づく保健事業の実施等に関する指針」において，つぎのような基本的な考えかたが示された．

> 今後，高齢者の大幅な増加が見込まれる中，加齢により心身機能が低下するとともに，複数の慢性疾患を有すること，治療期間が長期にわたること等により，自立した日常生活を維持することが難しくなる者が多くなると考えられる．
> このため，高齢者ができる限り長く自立した日常生活を送ることができるよう，生活習慣病をはじめとする疾病の発症や重症化の予防及び心身機能の低下を防止するための支援を行うことが必要である．

　後期高齢者においては，長年にわたる生活習慣を変更することの難しさや，生活習慣改善による疾病の予防効果が必ずしも大きくなく，さらに個人差が大きい傾向があり，健康面の不安が生活上の課題となりやすいなどの特徴が知られている．したがって，このような状況から，後期高齢者医療広域連合（以下，広域連合）が実施する後期高齢者への保健事業に関する国の方針として，①後期高齢者は複数の慢性疾患を有し，個人差が大きいこと，②心身機能の低下を防止するための支援が必要であること，すなわち，後期高齢者の健康面の特徴である「フレイル」に着目した保健事業の重要性について指摘がなされているところである．

1 おもな保健事業

現行の後期高齢者医療における保健事業としては，以下のような取組みがなされている．

ⅰ）健康診査

後期高齢者医療制度における被保険者を対象として，広域連合が実施主体となって行われているが，その実施にあたっては，多くが市町村に委託されている．広域連合は都道府県ごとに設置され，圏域内のすべての市町村が参加して構成される特別地方公共団体であり，保健師などの専門職が所属する広域連合は限られており，保健事業の推進体制は十分とはいえない状況にある．そのため，市町村との連携・協力が不可欠な状況にある．受診率については，平成22年（2010年）度は22.7％であったが，その後徐々に増加し，平成25年（2013年）度は25.1％となっている．健康診査の内容は基本的に，腹囲測定を除き特定健診（若年者）と同じ項目について実施している．

ⅱ）健康診査以外の保健事業

健康診査以外の保健事業としては，①歯科健診〔平成26年（2014年）度より17広域連合から開始〕，②重複・頻回受診者などへの訪問指導（37広域連合で実施），さらに，③ジェネリック医薬品使用促進に向けた取組みなどを行っている．

ⅲ）データヘルス計画の策定

保健事業実施指針に基づき，広域連合がレセプトや健診情報などの分析をもとにした効率的・効果的な保健事業を実施するための「保健事業実施計画（データヘルス計画）」の策定が求められており，平成30年（2018年）度には，全広域連合において策定されている．

2 重点的事業と予防課題

現行の取組みのなかで，もっとも大きな事業は健康診査であるが，その内容は特定健診として，中年期を対象とした生活習慣病，とくに循環器疾患予防のための健診（いわゆるメタボ健診）に準じた内容となっており，必ずしも後期高齢者の健康特性に十分な対応を伴っていないとも考えられる．すなわち，生活習慣病予防よりもむしろ心身機能の低下（フレイル frailty）を把握し，適切な対応の機会を増やしていくことが必要と考えられている．実際，平成27年（2015年）5月27日に成立した国民健康保険法等の一部改正においては，保健事業を規定する高齢者の医療の確保に関する法律第125条を見直し，①高齢者の心身の特性に応じた保健指導を行うこと，②介護保険の地域支援事業と連携を図ること，③保健事業の指針について介護保険の基本指針との調和を図ることが新たに規定された．

さらに，平成27年（2015年）5月に開催された第7回経済財政諮問会議では，「中長期的視点に立った社会保障政策の展開」のなかで厚生労働大臣からの説明で「高齢期の疾病予防・介護予防等の推進」として，以下の4つの重点的取組みがあげられている．

①高齢者の虚弱（「フレイル」）に対する総合対策
②「見える化」などによる介護予防などのさらなる促進
③高齢者の肺炎予防の推進
④認知症施策推進総合戦略（新オレンジプラン）の推進

ここで示されている4つの重点的予防課題，すなわち「フレイル」「要介護状態」「肺炎」

「認知症」はいずれも後期高齢者において，もっとも顕在化し，健康寿命の延伸を妨げる最大の障害となっているものである．これらの予防対策は，介護保険における介護予防事業において，当然広く取組まれるべきではあるが，その予防効果の明確さや費用対効果などを勘案すると，とくに後期高齢者において重点的に推進されるべきと考えられる．なかでも「フレイル」はほかの3つの状態，すなわち「要介護状態」「肺炎」「認知症」の基盤ともなる加齢に伴う病的状態像であり，その早期発見や早期対応が科学的根拠に基づいて実施される必要がある．本章では「フレイル」に着目して，その実態や予防方法などを中心に記述する．

フレイルとは

1 フレイルの可逆性

フレイルとは，健康障害につながる心身の脆弱な状態であると同時に，ストレスに対する予備力の低下に起因した状態である．その構成要素には身体組成，身体機能，身体活動，疲労，精神・心理状態，さらには社会的問題などが含まれる[1]．

フレイルの最大の特徴は，適切な介入によって改善（生活機能の回復）が見込まれる点である．これまで，フレイル frailty は日本語訳として「虚弱」「衰弱」「脆弱」などの用語が用いられてきたが，いずれも加齢に伴って不可逆的に老い衰えた状態を想起させた．高齢者（とくに後期高齢者）においては，ストレスに対する抵抗性が確かに衰えており，些細な出来事（minor event）がきっかけとなって，容易に要介護状態となるリスクが高まった状態である．適切な時期に適切な介入をすることにより「健常な状態」に戻る可能性，すなわち，生活機能の改善に関する可逆性が存在することが，日本語の「虚弱」などと異なり，フレイルをとらえるうえで重要なポイントとなる．

2 フレイルを構成するサルコペニア，ロコモティブシンドローム，軽度認知障害（MCI）

フレイルは，高齢期において出現する広範な状態像であるが，なかでも身体的フレイルにおけるフェノタイプ（表現型）の中核は「サルコペニア（加齢性筋肉量減少症）」であり，運動器全体の機能低下となる「ロコモティブシンドローム」であるといえる．また，精神・心理的フレイルにはうつ，そして，軽度認知障害（MCI）が代表的な状態像であり，さらに社会的フレイルとして閉じこもりや独居（孤立化や孤食化）などが出現する（図8-1）．

今後，著しく増加が見込まれる75歳以上の後期高齢者では，とくにフレイルの状態に対する知識の普及と予防対策が急務であり，平成27年（2015年）度厚生労働科学研究特別研究「後期高齢者の保健事業のあり方に関する研究」においても，「特にフレイル，認知機能低下，筋肉や骨という運動器機能低下，さらには低栄養や口腔機能低下（オーラルフレイル）といった面での後期高齢者の特性に応じた適切な対策がより重要となる」と報告されている[2]．

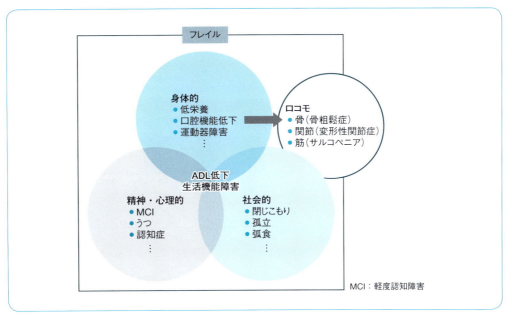

図8-1 フレイルの概念

高齢者のフレイルの実態

1 Friedによる定義

　フレイルの実態を把握するためには，測定可能な変数によって操作的に定義される必要がある．もっとも有名な定義は L.P. Fried[3]らによるものであり，その特徴として，①shrinking（体重減少），②exhaustion（疲労），③low activity（身体活動の低下），④slowness（歩行速度の低下），⑤weakness（筋力低下）の5項目をあげ，それぞれカットオフ値を設定してフレイルを定義した．3つ以上の症状を有する場合を「フレイル」と判定し，生活機能の低下や死亡率が上昇することを明らかにしている[3]．

　わが国においてもフレイルの実態を把握するため，65歳以上の地域在宅高齢者を対象とした研究が実施されている[4]．65歳以上の地域在宅高齢者4,745人（平均年齢72.1±5.6歳，女性2,459人，男性2,286人）に対し，Fried らの5項目の各基準について，体重減少は「この2年間で体重が5％以上減少したか」に「はい」，疲労感は「自分は活力が満ちあふれていると感じるか」に「いいえ」，身体活動の低下は「軽い運動・体操」および「定期的な運動・スポーツ」を「していない」と回答し，さらに歩行速度の低下は男女とも1.0 m/秒未満，握力低下は男性26 kg 未満，女性17 kg 未満として，これらの3つ以上に該当する者を「フレイル」と定義して調査し，その結果，538人（11.3％）が該当していた（図8-2）．各項目の該当者数については，疲労感や身体活動低下に該当する対象者が多く認められた．また，フレイルの有症率は年代，性，教育歴などで有意差を認め，65～69歳では5.6％であるのに対し，80歳以上の高齢者では34.9％が該当し，男性が10.3％であるのに対して，女性は12.3％となっていた．教育歴では，13年以上の高齢者は7.7％であるのに対して，9年以下では16.4％となっていた．

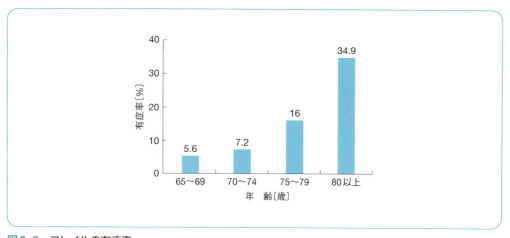

図8-2　フレイルの有症率
フレイルの有症率は65歳以上の高齢者全体では11.3％（予備群32.8％）であった．加齢に伴い有症率の増加が認められた．

[Shimada H, et al.: J Am Med Dir Assoc, 14: 518-524, 2013 を一部改変]

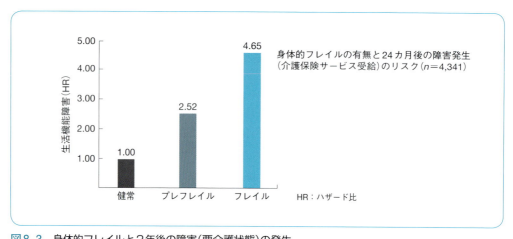

図8-3　身体的フレイルと2年後の障害（要介護状態）の発生

[Makizako H, et al.: BMJ Open, 5: e008462, 2015 を一部改変]

2　フレイル予防における歩行速度の重要性

　さらに，同一対象者を平均29.5カ月追跡し，生活機能障害の発生を調査した前向きコホート研究により，フレイルと要介護状態の発生率についても明らかにしている[5]．それによると，ベースライン参加高齢者の追跡期間中に198人（4.9％）の要介護認定の発生を確認した．さらに，非フレイル（健常）高齢者に対するリスク別の発症ハザード比（HR）を推計したところ，フレイルでは4.65（95％信頼区間2.63-8.22），プレフレイルでは2.52（95％信頼区間1.56-4.07）といずれも有意にリスクは上昇し（図8-3），さらに，フレイルのなかでもとくに「歩行速度低下」者においては4.68（95％信頼区間2.72-8.05）ともっとも高いリスクが算出されている[6]．本研究からはフレイル高齢者，なかでも歩行速度の低下した高齢者

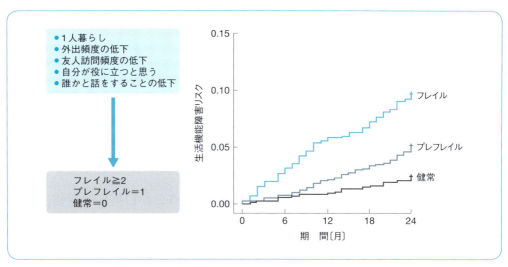

図8-4　社会的フレイルと障害の発生

[Makizako H, et al.: J Am Med Dir Assoc, 16: 1003. e7-e11, 2015を一部改変]

における要介護状態の発生リスクが増大することが明らかとなり，今後のフレイル予防，要介護状態の発症予防に対する効果的な方策を示唆している．

3　社会的フレイルのリスク

　社会的フレイルに関しても生活機能障害が発生することが明らかになっている．この研究は65歳以上の地域在宅高齢者4,304人に対して初回調査時に「1人暮らし」「外出頻度の低下」「友人への訪問頻度の低下」「家族や知人に支援的であるか」，そして「毎日誰かと話しているか」の5項目を調べ，2項目以上に該当する場合を「社会的フレイル」，1項目に該当する場合を「社会的プレフレイル」と規定した．その後，対象者を2年間追跡し，追跡期間中に144人の高齢者が介護保険での要介護認定を受けたことが確認され，要介護認定，すなわち生活機能障害に対する「社会的フレイル」のハザード比は（多くの交絡要因を調整しても）1.66（95％信頼区間1.00-2.74），「社会的プレフレイル」では1.53（95％信頼区間1.02-2.53）となり，「社会的フレイル」や「社会的プレフレイル」のなかった高齢者に比して有意に生活機能障害のリスクが増大していることが明らかにされている[7]（図8-4）．

フレイルに対する身体活動（運動）や栄養の効果

1　フレイルに対する運動の効果

　高齢者に対する運動の効果は多くの研究によって証明されているが，フレイルや転倒による傷害を減少させるために全米での多施設共同介入研究である FICSIT（Frailty and Injuries：Cooperative Studies of Intervention Techniques）trial が有名である．これは米国の8つの地域において異なる運動介入方法で，無作為化比較試験を行った大規模なプロジェクト研究であるが[8]，本研究から筋力増強練習やバランス練習などを含んだ複合的な運動介入，およびバランス練習を行った者において転倒予防効果やフレイル改善効果が

認められ，とくに太極拳を施行した群において，もっとも大きい転倒予防効果が認められていると報告されている．

最近，わが国でもフレイル，あるいはサルコペニアや MCI の高齢者に対する運動や栄養による無作為化比較試験を中心とする介入試験が実施されるようになってきた．たとえば，サルコペニアを有する後期高齢女性には運動と必須アミノ酸（とくにロイシン高配合）サプリメントの投与は筋量・筋力の増加に有効であり[9]，MCI の高齢者に対しては「コグニサイズ」とよばれる多重課題をもつ運動により，認知機能の低下抑制や脳萎縮の抑制などが確認されている[10]．

2 フレイル予防におけるタンパク質とビタミン D 摂取の重要性

フレイルをもたらす要因の1つとして低栄養が重要である．高齢期の健康の維持にはあらゆる栄養素（水分，タンパク質，炭水化物，脂質，ビタミン，ミネラル）が必要であるが，とくにフレイルとなりやすい後期高齢者においては，タンパク質およびビタミン D の不足に注意する必要がある．「日本人の食事摂取基準（2015年版）」における70歳以上の高齢者におけるタンパク質摂取推奨量〔母集団のほとんど（97～98％）が充足している量〕は男女とも 1.06 g/kg 体重/日であり，いわゆる成人推奨量 0.9 g/kg 体重/日よりも多い値が設定されている．つまり，後期高齢者にあっても十分なタンパク質摂取の保持が必要となる．

さらに高齢者においては，ビタミン D の不足状態が深刻であることにほとんど関心がはらわれていない．わが国の地域在宅高齢者を対象とした疫学研究から，高齢者（とくに高齢女性）においては，血中25-ヒドロキシコレカルシフェロール〔$25(OH)D_3$〕が 20 ng/mL 以下の不十分の状態にあるものが約18％に及んでいることが明らかにされた[11]．

このような高齢女性に対して，1年間，転倒発生をアウトカムイベントとした追跡研究（縦断研究）を行った．すなわち，血清$25(OH)D_3$のベースラインにおける三分位で分割した場合，高値群（25 ng/mL 以上）に対する中間値群（20 ng/mL 以上，25 ng/mL 未満）および低値群（20 ng/mL 未満）の追跡1年間の転倒リスクを，多重ロジスティックモデル（年齢調整）で解析したものである．その結果，転倒を1回以上発生するリスクは，$25(OH)D_3$が低くなるほど有意に高くなり，低値群は高値群に対して1.56倍（95％信頼区間1.14-2.14，$p = 0.005$）と，有意にリスクが高かった．さらに，転倒を2回以上発生するリスクは，$25(OH)D_3$が低くなるほど有意に高くなり，低値群は高値群に対して1.75倍（95％信頼区間1.15-2.68，$p = 0.010$）と有意にリスクが高かった（図8-5）．また，追跡1年間の転倒発生に関する関連要因についても，同様に多重ロジスティックモデルを用いた回帰分析を行ったが，その結果，血中$25(OH)D_3$濃度は，ほかの要因を調整してもなお，有意で独立した転倒の予防因子（相対危険度0.98，$p = 0.023$）であることが明らかにされた[12]．

またフレイル高齢女性に対しては，運動および乳脂肪球皮膜 milk fat globule membrane (MFGM)を用いた介入試験（RTC）により，「運動＋MFGM」群ではフレイルの改善が認められ，効果の持続の高いことが明らかにされている[13]．このように，フレイルの予防に対するタンパク質やビタミン D，さらには乳脂肪球皮膜などの栄養面からの対策は運動介入と同様，着実にエビデンスの積み重ねが進んでいる．

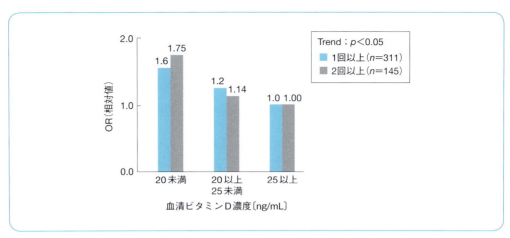

図8-5 地域高齢者を対象として追跡研究（縦断研究）における血清ビタミン D 濃度と転倒発生リスク
[Shimizu Y, et al.: Osteoporosis Int, 26: 2185-2192, 2015 を一部改変]

おわりに

　わが国では，高齢期のフレイルとそれに伴う生活機能障害に対する総合的予防対策として「介護予防」が国の施策として実施され，そのスクリーニングとして用いられている「基本チェックリスト」は，フレイルの3要素，すなわち，身体的，精神・心理的，社会的ドメインのスクリーニングをすべて含み，その信頼性，妥当性などについても確立され，科学的根拠としての有効性が確認されている[14]．

　今後，わが国では後期高齢者の著しい増加が見込まれるなか，運動や栄養改善を中心としたフレイル対策は必須のものとなるが，これまでの積み重ねが多く，自治体などでも慣れ親しんでいる基本チェックリストの活用と科学的根拠に基づく適切な介入によって，フレイル予防に効果が上がることが期待される．

文献

1) Xue QL, et al.: J Gerontol A Biol Sci Med Sci, 63: 984-990, 2008.
2) 厚生労働科学研究費補助金 厚生労働科学特別研究事業「後期高齢者の保健事業のあり方に関する研究」平成27年度総括，分担研究報告書, p.183, 2016.
3) Fried LP, et al.: J Gerontol A Biol Sci Med Sci, 56: M146-M156, 2001.
4) Shimada H, et al.: J Am Med Dir Assoc, 14: 518-524, 2013.
5) Shimada H, et al.: J Am Med Dir Assoc, 16: 690-696, 2015.
6) Makizako H, et al.: BMJ Open, 5: e008462, 2015.
7) Makizako H, et al.: J Am Med Dir Assoc, 16: 1003. e7-e11, 2015.
8) Province MA, et al.: JAMA, 273: 1341-1347, 1995.
9) Kim HK, et al.: J Am Geriatr Soc, 60: 16-23, 2012.
10) Suzuki T, et al.: PLoS One, 8: e61483, 2013.
11) Suzuki T, et al.: J Bone Miner Res, 23: 1309-1317, 2008.
12) Shimizu Y, et al.: Osteoporosis Int, 26: 2185-2192, 2015.
13) Kim H, et al.: PLoS One, 10: e0116256, 2015.
14) 遠又靖丈 ほか: 日本公衆衛生雑誌, 58: 3-13, 2011.

II 健診・保健指導の視点からみた病態の理解

9 糖尿病の病態・管理目標値
―若年者，高齢者―

鈴木 亮　門脇 孝

Point
- 糖尿病がもたらす代謝異常は軽度であればほぼ無症状であるが，長期に持続すると慢性合併症をきたす．
- 糖尿病の診断には，基本的に慢性の高血糖状態を確認することが不可欠である．
- 糖尿病未発症者の発症予防と糖尿病と診断された糖尿病患者の重症化予防，合併症発症予防は分けて考える．

Keyword
- インスリン抵抗性
- HbA1c
- 経口ブドウ糖負荷試験（OGTT）

9.1 糖尿病の病態

1 糖尿病とはどんな疾患か

　糖尿病は，インスリン作用の不足に基づく慢性高血糖を主徴とし，種々の特徴的な代謝異常を伴う疾患群である．この疾患群に共通の特徴であるインスリン作用の不足は，糖，脂質，タンパク質を含む広範な代謝系の異常をきたす[1]．本章では，日本人の糖尿病患者の9割以上を占め，健診や保健指導の重要性が相対的に高い2型糖尿病を中心に述べる．

　糖尿病の原因は多様であり，その発症には，遺伝因子と環境因子がともに関与する（図9-1）．インスリン作用が不足する機序には，インスリンの供給不全（絶対的ないし相対的）と，インスリンが作用する臓器（細胞）におけるインスリン感受性の低下（インスリン抵抗性）とがある．すなわち，膵β細胞からの内因性インスリン分泌の低下，または肝臓や骨格筋に到達したインスリンの作用減弱，あるいはそれらが同時に起こることで，必要なインスリンのはたらきが十分に発揮されなくなる．

　糖尿病がもたらす代謝異常は，軽度であればほとんど症状をきたさない．自覚症状が乏しく，長期間放置されることもまれではない．一方で，高血糖が著しい場合は，口渇，多飲，多尿，体重減少などの症状がみられる．きわめて重症の場合，ケトアシドーシスや高浸透圧高血糖状態をきたし，ときに意識障害や昏睡に陥り，適切な治療が行われなければ死に至ることもある．

　代謝障害が軽度であっても長期に持続する場合，糖尿病に特徴的な慢性合併症をきたすリスクが上昇する．代表的な慢性合併症は，網膜，腎臓，神経など細い血管の異常に由来するもので，進展すれば視力障害や失明，腎不全，足壊疽など重大な障害に至るため，注

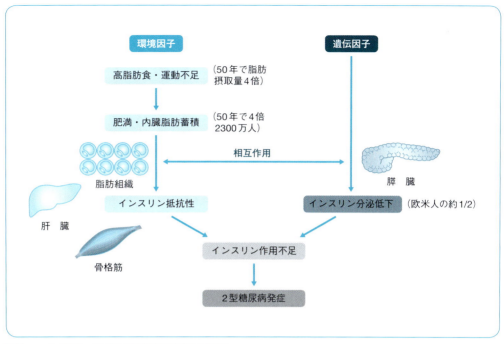

図9-1 わが国における2型糖尿病増加の要因

意が必要である．さらに，糖尿病は全身の動脈硬化症を促進し，心筋梗塞，脳卒中，末梢動脈疾患の原因となる．

2 インスリン抵抗性とインスリン分泌低下

インスリンは膵臓のβ細胞でつくられ，血糖値に応じて分泌されるホルモンである．インスリン抵抗性とはインスリンの血糖降下作用が十分に発揮されない状態であり，肥満・過栄養や運動不足があると骨格筋や肝臓に脂肪が蓄積し，インスリン作用の障害が生じる．また，肥満に伴い肥大した脂肪細胞は，アディポネクチンの分泌低下などさまざまなホルモン・サイトカインの変化や炎症を介して，肝臓や骨格筋のインスリン作用を抑制する．

インスリン抵抗性が高まると，インスリン需要を満たそうとして膵β細胞はインスリン分泌量を増加させ，初期には膵β細胞の容積が増大し，血糖値は正常に保たれる．しかし，将来，糖尿病を発症する人では，何らかの遺伝的な影響で膵β細胞の容積増大を維持できず，やがて必要なインスリン分泌を保てなくなり，空腹時の血糖値は正常でも食後に高血糖を示すようになる．さらに膵β細胞の障害が進むと，空腹時血糖値も高くなる．

糖尿病患者数の推移

わが国における糖尿病の有病者数の推移は，厚生労働省が実施する国民健康・栄養調査の結果が広く知られている[2]．国民健康・栄養調査は国民生活基礎調査から無作為抽出により全国民の健康を推計するもので，20歳以上のHbA1c 6.5％以上の者，または質問票

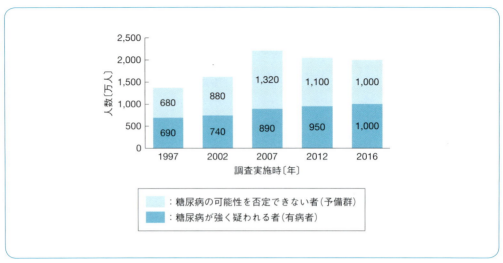

図9-2　わが国における「糖尿病が強く疑われる者」と「糖尿病の可能性を否定できない者」の人数の推移
［平成28年（2016年）国民健康・栄養調査（厚生労働省）をもとに作成］

で「現在糖尿病の治療を受けている」と答えた者を「糖尿病が強く疑われる者」，HbA1c 6.0％以上，6.5％未満で「糖尿病が強く疑われる者」以外の者を「糖尿病の可能性を否定できない者」と定義している（§9-3で述べる糖尿病の診断基準に基づくものではない）．

最近の約20年間におけるこれらの推移をみると，「糖尿病が強く疑われる者」は690万人から1,000万人に増加しつづけている（図9-2）．糖尿病の有病者数を反映すると考えられる「糖尿病が強く疑われる者」の増加は，高齢者の増加が寄与していると考えられている．一方，「糖尿病の可能性を否定できない者」は，1997年の680万人から2007年の1,320万人に10年間でほぼ倍増したが，その後は減少し，2016年には1,000万人であった．いわゆる「糖尿病予備群」とされる「糖尿病の可能性を否定できない者」が近年減少している原因は不明であるが，1990年以降，20歳代男性の肥満増加に歯止めがかかっていること[3]，2008年に特定健診や特定保健指導が開始されたことなど，社会のヘルスリテラシー向上が影響している可能性がある．

糖尿病の診断

糖尿病の診断には，特殊な場合を除いて，基本的に慢性の高血糖状態を確認することが不可欠である．口渇，多飲，多尿，体重減少などの症状を呈する場合には，糖尿病を疑って検査を進める必要がある．このような症状がなくても，網膜症などの合併症のために医療機関を受診した場合や，健康診断や他疾患の治療に際してのスクリーニングで糖尿病が疑われる場合，日本糖尿病学会の診断基準[1]に則って，手順に従い検査を進める（p.107，図12-3参照）．

高血糖の証明には血糖検査が必須であるが，1回の血糖高値だけでは慢性の高血糖とは断定できないので，基準値を超えた場合に糖尿病型とよび，これだけでは糖尿病の診断に

は至らず，別の日に行った検査で再び糖尿病型を示せば糖尿病と診断することができる．一方，HbA1cは過去1〜2カ月の血糖値の平均を反映するもので，この数値が高値であれば，慢性的な高血糖状態が強く示唆される．2010年の診断基準改訂では，血糖検査とHbA1c測定をなるべく同時に行い，いずれも糖尿病型であれば，1回の検査だけでも糖尿病と診断できることになった．健診では空腹時血糖とHbA1cをともに測定することが望ましい．とくに糖尿病を課題としている医療保険者にあっては，HbA1cの測定を必須検査項目とすることが望ましい．

実際の診断においては，①空腹時血糖値126 mg/dL以上，②75 g経口ブドウ糖負荷試験oral glucose tolerance test（OGTT）2時間値200 mg/dL以上，③随時血糖値200 mg/dL以上，④HbA1c 6.5％以上のいずれかを示した場合に糖尿病型と判定する．すでに述べたように，同日検査で①〜③のいずれかを認め，かつ④であった場合には糖尿病と診断する．また，別の日に行った検査で①〜④の糖尿病型を2回とも認めれば糖尿病と診断する．ただし，2回とも④のHbA1cのみが糖尿病型であった場合には，慢性鉄欠乏状態などによる見かけ上高値のことがあるため，糖尿病とは診断しない[4]．また，①〜③のいずれかを認め，口渇，多飲，多尿，体重減少などの糖尿病の典型的な症状を認める場合，あるいは確実な糖尿病網膜症が存在する場合には，1回の検査でも糖尿病と診断できる．

4 若年者と高齢者における糖尿病の特徴の違いと指導の留意点

特定健診の対象年齢は40〜74歳と幅広く，若年者の糖尿病と高齢者の糖尿病はその特徴が異なる．特徴をふまえた指導と対策が望ましい．

1　若年者：肥満に注意，早期介入のメリット，受診障壁

60歳未満ではBMI（body mass index）と糖尿病発症リスクの関連が強く，現在のBMIが高いほど糖尿病発症リスクが上昇する[5]．また，15件のコホート研究を集積したメタアナリシスにおいて，18〜24歳時点と比較してコホート登録時にBMIが5増加していると，その後の糖尿病発症リスクは3.07倍上昇し，コホート登録後にBMIが5増加した場合（糖尿病発症リスクは2.12倍）よりも有意に高かったことから，現在の体重だけでなく，体重の経時的変化も大きく影響し，とくに若年時の肥満予防が重要であることが示唆される[6]．

診断後間もない若年糖尿病患者に対して，早期に厳格な血糖管理や生活習慣改善を行えば，長期にわたって合併症予防におけるメリットを期待できる（遺産効果）．このことは複数のエビデンスに裏づけられており，健診で高血糖を発見された若年者は，早期から積極的に介入すべき対象といえる．

しかしながら，若年糖尿病患者（とくに男性）の抱える大きな問題として，本来必要な指導や加療に辿り着く割合が際立って低い現状がある．特定健診の受診率は40〜50歳代が最も高く約55％であるが，一方で，特定保健指導の実施率は40歳代前半で15％に達していない．平成28年（2016年）の国民健康・栄養調査でも，「糖尿病が強く疑われる者」のうち50歳以上の男性は8割近くが治療を受けているのに対し，40〜49歳の男性は約半数が治療を受けていない[2]．多忙やストレスなど，壮年期に特有の障壁を乗り越えられるよう

に，職場や家庭の状況を把握し，生活改善や受診の動機付けを促すようはたらきかける必要がある．

● 2　高齢者：食後の高血糖に注意，フレイル・サルコペニア予防

　糖尿病の有病率は加齢とともに上昇する．厚生労働省の2014年 患者調査では，医療施設を受診した糖尿病患者のうち68％が65歳以上であり，高齢者が占める割合は社会の高齢化を反映して増加の一途を辿っている．特定健診の対象となる前期高齢者(65～74歳)はその約半数にあたる32％で，糖尿病患者のなかで大きなボリュームを占める世代といえる[7]．

　高齢者の糖尿病の特徴として，空腹時の血糖値は必ずしも高くなく，食後高血糖をきたすことが多い点があげられる．加齢に伴い食後早期のインスリン分泌が低下し，筋肉量が減るためブドウ糖の骨格筋への取込みが減ることなどが背景にある．すなわち，健診で空腹時血糖値しか測定していない場合は，一見正常であっても糖尿病が見逃されることがあるため，注意が必要となる．一方，空腹時血糖値の(軽度)上昇は，糖尿病の発症予測に有用である．なお，高齢者であっても糖尿病の診断基準や診断の手順は若年者と変わらない[8]．

　高齢者の糖尿病では，基本的ADL(歩行や食事，排泄の自立など)だけでなく，手段的ADL(家事，薬の管理など)が有意に低下しやすい．転倒・骨折のリスクが高く，筋肉量や筋力が落ちやすいため，フレイル(加齢と疾患の影響で心身が脆弱になっている状態)やサルコペニアに注意し，十分なタンパク質の摂取と有酸素運動およびレジスタンス運動の併用が推奨されている．

5　管理目標値の考えかた

　糖尿病未発症のハイリスク者を対象とした糖尿病の発症予防と，すでに糖尿病と診断された患者を対象とした重症化予防，合併症発症予防は対象ならびに目的が異なるため，分けて考える必要がある．

　特定健診において，測定した腹囲(ウエスト周囲長)やBMIの結果，内臓脂肪蓄積や肥満を認める場合は，血糖・脂質・血圧の追加リスクの多少と喫煙歴の有無により，「動機付け支援」と「積極的支援」の対象者が異なる．空腹時血糖が126 mg/dL以上またはHbA1cが6.5％以上の「糖尿病型」で，受診勧奨判定値に相当する場合は，糖尿病が強く疑われるので，直ちに医療機関を受診させる．この数字は腹囲とBMIが基準を超えない場合であっても共通している(表9-1)．

　受診勧奨判定値までには至らなくても，保健指導判定値とされる空腹時血糖が100 mg/dL以上またはHbA1cが5.6％以上の場合，腹囲やBMIが大きければ，年齢やリスクの大きさに見合った保健指導レベルの設定を行う．注意すべき点として，腹囲とBMIが基準を超えない場合でも，空腹時血糖が110～125 mg/dLまたはHbA1cが6.0～6.4％の場合は，すでに正常な糖代謝状態とはいえない．できるだけOGTTを行い，境界型であれば追跡あるいは生活習慣指導を実施し，糖尿病型であれば医療機関を受診させる．空腹時血糖が100～109 mg/dLまたはHbA1cが5.6～5.9％の場合は，境界型とはいえないものの，それ未満の場合に比べて将来の糖尿病発症リスクが高いため，「正常高値」として扱

表9-1 糖尿病の予防の立場からの血糖検査値の取扱い方

Step-1	Step-2		Step-3, Step-4
腹囲・BMI	空腹時血糖	HbA1c	取り扱い方
男性＜85cm 女性＜90cm BMI＜25	受診勧奨判定値に該当 空腹時血糖 ≧126 mg/dL または HbA1c ≧6.5%		糖尿病が強く疑われるので，直ちに医療機関を受診させる
	空腹時血糖 110〜125 mg/dL または HbA1c 6.0〜6.4%		できるだけブドウ糖負荷試験を行う．その結果，境界型であれば追跡あるいは生活習慣指導を行い，糖尿病型であれば医療機関を受診させる
	空腹時血糖 100〜109 mg/dL または HbA1c 5.6〜5.9%		境界型とはいえないものの，それ未満の場合に比べ将来の糖尿病発症や動脈硬化発症リスクが高いと考えられるので，「正常高値」として，ほかのリスク（家族歴，肥満，高血圧，脂質異常症など）も勘案して，情報提供，追跡あるいはブドウ糖負荷試験を行う

[日本糖尿病学会 編・著：糖尿病治療ガイド2018-2019, p.111, 文光堂, 2018を一部改変]

目標	血糖正常化を目指す際の目標注1)	合併症予防のための目標注2)	治療強化が困難な際の目標注3)
	コントロール目標値注4)		
HbA1c（%）	6.0未満	7.0未満	8.0未満

治療目標は年齢，罹病期間，臓器障害，低血糖の危険性，サポート体制などを考慮して個別に設定する．

注1) 適切な食事療法や運動療法だけで達成可能な場合，または薬物療法中でも低血糖などの副作用なく達成可能な場合の目標とする．
注2) 合併症予防の観点からHbA1cの目標値を7%未満とする．対応する血糖値としては，空腹時血糖値130 mg/dL未満，食後2時間血糖値180 mg/dL未満をおおよその目安とする．
注3) 低血糖などの副作用，その他の理由で治療の強化が難しい場合の目標とする．
注4) いずれも成人に対しての目標値であり，また妊娠例は除くものとする．

図9-3 糖尿病の血糖コントロール目標〔65歳以上の高齢者については「高齢者糖尿病の血糖コントロール目標」（図9-4)を参照〕
[日本糖尿病学会 編・著：糖尿病治療ガイド2018-2019, p.29, 文光堂, 2018]

う．この集団は糖尿病への移行やOGTT時の耐糖能障害の程度からみて多様な集団であるため，本来はOGTTを行うことが勧められる．ほかのリスクも勘案して情報提供，追跡あるいはOGTT実施などの方針を決定する（表9-1）．

患者の特徴・健康状態[注1]			カテゴリーⅠ	カテゴリーⅡ	カテゴリーⅢ
			①認知機能正常 かつ ②ADL自立	①軽度認知障害〜軽度認知症 または ②手段的ADL低下，基本的ADL自立	①中等度以上の認知症 または ②基本的ADL低下 または ③多くの併存疾患や機能障害
重症低血糖が危惧される薬剤（インスリン製剤，SU薬，グリニド薬など）の使用	なし[注2]		7.0％未満	7.0％未満	8.0％未満
	あり[注3]	65歳以上75歳未満	75歳以上	8.0％未満（下限7.0％）	8.5％未満（下限7.5％）
		7.5％未満（下限6.5％）	8.0％未満（下限7.0％）		

治療目標は，年齢，罹病期間，低血糖の危険性，サポート体制などに加え，高齢者では認知機能や基本的ADL，手段的ADL，併存疾患なども考慮して個別に設定する．ただし，加齢に伴って重症低血糖の危険性が高くなることに十分注意する．

注1） 認知機能や基本的ADL（着衣，移動，入浴，トイレの使用など），手段的ADL（IADL：買い物，食事の準備，服薬管理，金銭管理など）の評価に関しては，日本老年医学会のホームページ（http://www.jpn-geriat-soc.or.jp/）を参照する．エンドオブライフの状態では，著しい高血糖を防止し，それに伴う脱水や急性合併症を予防する治療を優先する．

注2） 高齢者糖尿病においても，合併症予防のための目標は7.0％未満である．ただし，適切な食事療法や運動療法だけで達成可能な場合，または薬物療法の副作用なく達成可能な場合の目標を6.0％未満，治療の強化が難しい場合の目標を8.0％未満とする．下限を設けない．カテゴリーⅢに該当する状態で，多剤併用による有害作用が懸念される場合や，重篤な併存疾患を有し，社会的サポートが乏しい場合などには，8.5％未満を目標とすることも許容される．

注3） 糖尿病罹病期間も考慮し，合併症発症・進展阻止が優先される場合には，重症低血糖を予防する対策を講じつつ，個々の高齢者ごとに個別の目標や下限を設定してもよい．65歳未満からこれらの薬剤を用いて治療中であり，かつ血糖コントロール状態が図の目標や下限を下回る場合には，基本的に現状を維持するが，重症低血糖に十分注意する．グリニド薬は，種類・使用量・血糖値等を勘案し，重症低血糖が危惧されない薬剤に分類される場合もある．

【重要な注意事項】 糖尿病治療薬の使用にあたっては，日本老年医学会編「高齢者の安全な薬物療法ガイドライン」を参照すること．薬剤使用時には多剤併用を避け，副作用の出現に十分に注意する．

図9-4 高齢者糖尿病の血糖コントロール目標（HbA1c値）
［日本老年医学会・日本糖尿病学会 編・著：高齢者糖尿病診療ガイドライン2017, p.46, 南江堂, 2017］

　すでに糖尿病と診断されている場合は，投薬の有無にかかわらず，医療機関の定期的な受診が必要である．治療が開始された状況においては，「糖尿病の発症予防」ではなく，「合併症の発症を予防し，進展を阻止すること」に目標が移行する．糖尿病治療中の患者の「管理目標値」は，年齢や罹病期間など患者の状況に応じて個別に設定される．合併症予防のためのコントロール目標値は，通常，HbA1c 7.0％未満とする．適切な食事療法や運動療法だけで達成可能であればHbA1c 6.0％未満，低血糖など投薬の副作用で治療強化が困難な場合はHbA1c 8.0％未満を目標とする（図9-3）．65歳以上の高齢者においては，認知機能ならびに基本的ADLや手段的ADLを評価し，カテゴリー分類して目標を設定する．インスリンやスルホニル尿素（SU）薬などを使用している場合は重症低血糖のリスクが高まるため，HbA1c目標値に下限が設けられている（図9-4）．

文献

1) 清野 裕 ほか：糖尿病, 55: 485-504, 2012.
2) 厚生労働省：平成28年 国民健康・栄養調査報告, 2017. https://www.mhlw.go.jp/bunya/kenkou/eiyou/dl/h28-houkoku.pdf（2018年7月現在）.
3) 日本肥満学会 編：肥満症診療ガイドライン2016, p.29, ライフサイエンス出版, 2016.
4) 日本糖尿病学会 編・著：糖尿病専門医研修ガイドブック 改訂第7版, p.55, 診断と治療社, 2017.
5) Asia Pacific Cohort Studies Collaboration, et al.: Asia Pac J Clin Nutr, 15: 127-133, 2006.
6) Kodama S, et al.: Obes Rev, 15: 202-214, 2014.
7) 厚生労働省：平成26年 患者調査, 2015. https://www.mhlw.go.jp/toukei/saikin/hw/kanja/14/index.html（2018年7月現在）.
8) 日本老年医学会・日本糖尿病学会 編・著：高齢者糖尿病診療ガイドライン2017, p.46, 南江堂, 2017.

II 健診・保健指導の視点からみた病態の理解

10 慢性腎臓病（CKD）の病態と治療

佐藤 大　加藤秀樹　南学正臣

> **Point**
> - 慢性腎臓病（CKD）は，生活習慣病と密接な関係がある疾患である．
> - 血清クレアチニン値と尿蛋白量により，慢性腎臓病の重症度が決まる．
> - 早期介入が重要で，適切な時期に専門医への紹介を検討することが望ましい．

> **Keyword**
> - 血清クレアチニン値
> - 推算糸球体濾過量（eGFR）

はじめに

古くより腎機能障害が慢性に進行して，腎機能が落ちてしまった状態を「慢性腎不全」とよんだ．慢性腎不全はやがて末期腎不全へと移行し，血液透析などの腎代替療法が必要となる．すでに腎不全が完成してしまった段階では，治療介入をしても病状が進行し，末期腎不全に至り，透析導入をまぬがれないことが多かった．

このような状況を打破すべく，より早期に介入し腎機能障害の進行を防ごうと，2002年に米国腎臓財団（The National Kidney Foundation）が慢性腎臓病 chronic kidney disease（CKD）という概念をあらためて提唱した．そして，慢性腎臓病は慢性腎不全に至る前より，腎機能の軽度の低下や尿所見の異常などから慢性腎不全，ひいては透析導入へと移行しやすい人々を特定し，治療介入することを目的とした．また，慢性腎臓病はさまざまな疾患のハイリスク因子であり，とくに心血管系疾患を高率に合併することがわかり，慢性腎臓病を予防することにより，心血管イベントの抑制も大きな目的となった．これらを念頭に，腎臓専門医以外でもわかりやすい概念とすべく設立された．

平成30年（2018年）度からの第三期 特定健診・特定保健指導（以下，特定健診・保健指導）から，血清クレアチニン値（以下，クレアチニン）が詳細な健診項目として採用となり，血圧または血糖の検査が保健指導判定値以上の者のうち，医師が必要と認める者に対し，クレアチニンを測定することとなった．これによりクレアチニンから計算される推算糸球体濾過量 estimated glomerular filtration rate（eGFR）により腎機能を評価するようになったため，慢性腎臓病の有無の確認が容易となると期待される．

本章では慢性腎臓病の定義ならびに分類，また，特定健診に関係する腎機能検査，慢性腎臓病への介入について述べる．

腎臓のはたらき

　腎臓は背側に位置する臓器であり，おおよそ握りこぶし大の大きさをしている．腎臓には心臓より拍出された血液のうち，およそ20％が運ばれており，1分間におよそ500 mLの血液が運ばれる．腎臓に運ばれた血液は腎臓のなかの糸球体という極小の濾過器に到達する．腎臓において，この糸球体は左右に100万個ずつあるといわれており，おのおので血液を濾し取り，濾し取られたものは「原尿」とよばれる．原尿は尿細管を通るあいだに必要な物質が再吸収され，不要物を排泄することで身体恒常性のバランスを保つ．具体的には，水分の吸収・排泄，ミネラル成分の調整，尿毒症物質や酸性物質の排泄を行っている．およそ1分あたり120 mLの原尿が産生されており，1日で150 L前後になるが，一方で1日あたりの尿量は1.5 L前後であり，いかに再吸収されているかがわかる．

　腎臓はまた，尿の生成以外にもホルモン産生という重要なはたらきをしている．赤血球をつくるのに必要な造血ホルモンであるエリスロポエチンの産生，骨量や骨の質を維持するのに重要なビタミンDの活性化，血圧に重要なレニンの産生を行っている．

慢性腎臓病（CKD）の重要性

　わが国における透析患者に関する統計に目を向けると，患者数の増加は近年ゆるやかになりつつあるものの，増えつづけており，大きな課題となっている（図10-1）[1]．慢性腎臓

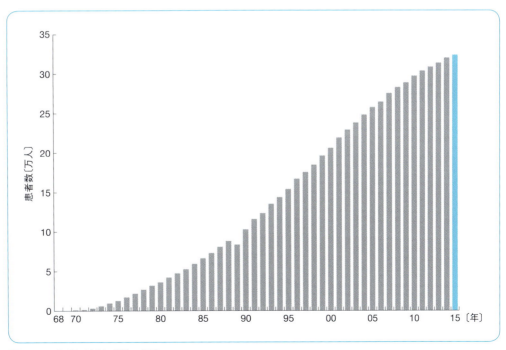

図10-1　慢性透析患者数の推移
　　　　［日本透析医学会 統計調査委員会：図説 わが国の慢性透析療法の現況（2015年12月31日現在），日本透析医学会，2016を一部改変］

病が進行すると末期腎不全となり，血液透析などの腎代替療法が必要となるため，慢性腎臓病への介入が透析患者数の抑制に大きな役割をもつ．透析患者の原疾患は，糖尿病腎症が38.4％でもっとも多くを占め，慢性糸球体腎炎，腎硬化症がつづいており，この3疾患で8割近い患者を占める（図10-2）[1]．糖尿病に関する腎障害については，患者数は莫大であるものの，近年，多量の尿蛋白を特徴とする典型的な糖尿病腎症だけでなく，尿蛋白の増加を認めず，高血圧性腎硬化症などの影響も重なって，腎機能が低下する症例も目だつようになり，これらを包括する概念として糖尿病性腎臓病 diabetic kidney disease（DKD）

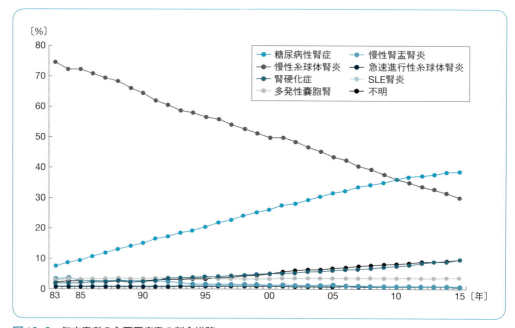

図10-2　年末患者の主要原疾患の割合推移
〔日本透析医学会 統計調査委員会：図説 わが国の慢性透析療法の現況（2015年12月31日現在），日本透析医学会，2016を一部改変〕

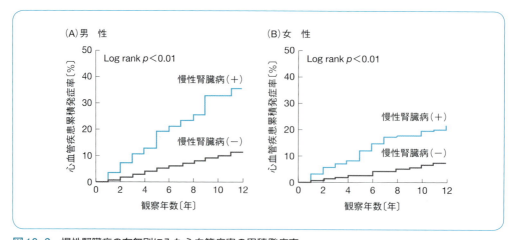

図10-3　慢性腎臓病の有無別にみた心血管疾患の累積発症率
久山町第3集団，男1,100人，女1,524人のデータ（1988～2000年）．
〔二宮利治 ほか：日本透析医学会雑誌，39: 94-96, 2006を一部改変〕

として再定義する動きもある[2]．これらのことから糖尿病腎症や腎硬化症といった生活習慣が大きくかかわる病気による患者が増加傾向にあることは注目すべきことであり，健診により適切に介入することが重要であることが示唆される．

慢性腎臓病は末期腎不全のハイリスクであると同時に，心血管イベントのハイリスクであることも知られている．わが国での調査報告では，図10-3に示すように，慢性腎臓病を合併した患者は，合併していない患者より有意に心血管疾患を併発しており[3]，これらの疾患の予防という観点からも慢性腎臓病は重要である．

10.3 慢性腎臓病（CKD）の診断基準と重症度分類

1 慢性腎臓病の診断基準

慢性腎臓病の定義は，①糸球体濾過量 glomerular filtration rate（GFR）が60 mL/分/1.73 m^{2}未満の腎機能低下，もしくは②血液検査，尿検査（蛋白尿，血尿），画像検査により腎障害を示唆，のいずれか，あるいは両方が3カ月以上持続するものと定義されている（表10-1）[4]．これはいいかえると，腎臓の機能自体がある程度落ちてしまっている者，もしくは蛋白尿など腎障害を示唆する検査所見が慢性的につづく者が慢性腎臓病であるということであり，自覚症状の有無は関係ない．

2 慢性腎臓病の重症度分類

2012年の「CKD 診療ガイド2012」より慢性腎臓病の重症度は，原因（C：cause），腎機能（G：GFR），蛋白尿（A：albuminuria）の頭文字から CGA に基づいて表されることとなった（表10-2）．

従来，慢性腎臓病は GFR で G1〜G5の5段階に分類されていたが，その後その時点での腎機能だけではなく，蛋白尿の有無も腎機能の低下に大きく関与することが数多く報告されたため，2012年の「CKD 診療ガイド2012」より GFR と蛋白尿量で慢性腎臓病の病期を決めることとなった．GFR は全体として6段階で分類され，以前 G3に分類されていた患者を GFR 45 mL/分/1.73 m^{2}で G3a/3b に2分割し，蛋白尿量は3段階に分類されている．

以上をもとにマトリックスで重症度を分類し，ヒートマップとして使われている．表10-2のように，同じ GFR でも蛋白尿が多いほど，死亡，末期腎不全，心血管疾患の発症リスクが高いことがわかる．

表10-1 慢性腎臓病（CKD）の定義

1. 腎機能低下
   糸球体濾過量（GFR）が 60 mL/分/1.73 m^{2}未満
2. 腎障害がみられる場合
   腎障害：血液検査，尿検査，画像診断で異常がみられるすべての場合．腎機能は問わない

上記のいずれか，あるいは両方が3カ月以上つづく

出典：日本腎臓学会 編：CKD 診療ガイド2012, 東京医学社, 2012.

表10-2 慢性腎臓病（CKD）の重症度分類ならびに腎臓専門医紹介基準

原疾患	蛋白尿区分			A1	A2	A3
糖尿病	尿アルブミン定量〔mg/日〕 尿アルブミン/Cr 比〔mg/gCr〕			正　常 30未満	微量アルブミン尿 30〜299	顕性アルブミン尿 300以上
高血圧 腎炎 多発性嚢胞腎 その他	尿蛋白定量〔g/日〕 尿蛋白/Cr 比〔g/gCr〕			正　常 0.15未満	軽度蛋白尿 0.15〜0.49	高度蛋白尿 0.50以上
GFR区分 （mL/分/ 1.73 m²）	G1	正常または高値	≧90	経過観察	紹介を検討*2	紹介
	G2	正常または軽度低下	60〜89	経過観察	紹介を検討*2	紹介
	G3a	軽度〜中等度低下	45〜59	紹介を検討*1	紹介	紹介
	G3b	中等度〜高度低下	30〜44	紹介	紹介	紹介
	G4	高度低下	15〜29	紹介	紹介	紹介
	G5	末期腎不全（ESKD）	＜15	紹介	紹介	紹介

重症度は原疾患・GFR区分・蛋白尿区分を合わせたステージにより評価する．CKDの重症度は死亡，末期腎不全，心血管死亡発症のリスクを，□のステージを基準に，□，□，□の順にステージが上昇するほどリスクは上昇する．

【腎臓専門医紹介基準】
・CKDの重症度分類によって判断する．
・一見，煩雑だが，腎機能低下症例，蛋白尿陽性症例は紹介するという認識でよい（「紹介」とされている時点では専門医受診が望ましいが，「経過観察」とされている時点では専門医紹介はしない）．
＊1　40歳未満の症例のみ，紹介が望ましい．
＊2　血尿陽性例は紹介が望ましい．
表中の紹介基準を参考に，腎不全精査，腎不全進行抑制，保存期腎不全管理・腎代替療法の要否について専門医と適切な時期に相談しつつ，診療にあたることが望まれる．上記以外に3カ月以内に30％以上の腎機能の悪化を認める場合はすみやかに紹介．

［日本腎臓学会 編：CKD診療ガイド2012, p.3, 東京医学社，2012；日本腎臓学会腎臓病対策委員会 腎健診対策小委員会：日本腎臓学会誌，59: 38-42, 2017 をもとに作成］

4 腎機能にかかわる検査

1 血清クレアチニン値と推算糸球体濾過量（eGFR）

　腎臓の機能は糸球体濾過量（GFR）で決まる．GFRとは，単位時間あたりにどれくらいの血液を濾過し，尿をつくることができるかを示す値である．血液がどれくらい腎臓を通り濾過されるかを直接測定することは困難であるため，血清クレアチニン値（クレアチニン）と年齢と性別をもとに計算された推算糸球体濾過量（eGFR）を用いる．

　クレアチニンは，おもに筋肉より日々一定量排泄される物質である．腎臓から排泄され，尿細管では再吸収も分泌もほとんどされないため，濾過量を推定するのに用いられる．糸球体での濾過量が減少すると血液中のクレアチニン濃度が上昇するため，これを利用してeGFRを計算する．

　また，クレアチニンとeGFRは比例関係にはないため，初期の腎機能障害ではクレアチニンの変化は軽微となることが多い．ゆえに，クレアチニンが軽度上昇した際には，単に少し異常値を超えただけと安心せず，eGFRを計算し評価することが重要である．

2 尿蛋白

　特定健診において尿蛋白は試験紙法で計測し，−，±，1＋，2＋，3＋などで評価する．2＋以上で専門医の受診が推奨されており，自覚症状がなくとも精密検査を行ったほうが

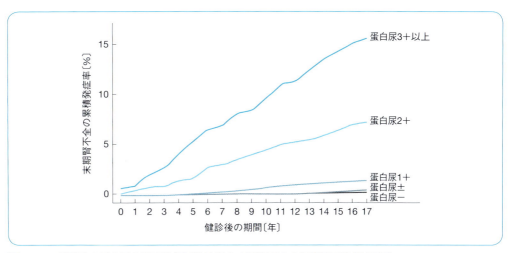

図10-4　健診時の蛋白尿の程度（試験紙法）別の末期腎不全の累積発症率（沖縄県）
[Iseki K, et al.: Kidney Int, 63: 1468-1474, 2003 を一部改変]

よい．また，2+より末期腎不全の累積発症率の著明な上昇を認めるが，1+のみでも末期腎不全へ至るリスクとなることがわかっており，状況に応じて介入が必要である（図10-4）[5]．

このような定性的評価に加えて，さらに尿中の蛋白濃度ならびに尿中クレアチニン濃度を測定し，実際の1日あたりの蛋白尿量を測定するとともに，蛋白尿の原因となる背景疾患の精査を行う．

「CKD 診療ガイド2012」では，表10-2で示す場合に専門医への受診をすすめており，最終的には，おのおのの医療機関による判断となるが参考としてほしい．

慢性腎臓病（CKD）の症状

　慢性腎臓病の初期はほとんどが無症状である．一般的に，特定健康診断で初期の慢性腎臓病の指摘を受けた際は，腎機能が低下していたとしても残った腎臓の機能で補えてしまう．そのため，無症状の人がほとんどと思われる．しかし，すでに腎機能障害は始まっており，今後の腎機能低下や，ほかの合併症への配慮が必要な時期である．

　また，慢性腎臓病が進行すると，水分，ミネラル，酸の調節や尿毒症物質の蓄積，ホルモン不足が起こるようになる．それぞれ，足のむくみや息苦しさ，食思不振，易疲労感などの症状を起こすことがあるが，このような症状を自覚するようになると腎機能障害はかなり進行していることになるため，医療機関で適切な加療を受けるとともに，状況に応じて腎代替療法を検討する必要がある．

慢性腎臓病（CKD）の治療

1　慢性腎臓病とほかの生活習慣病

　慢性腎臓病に対し，現状では腎機能を回復させる治療法はない．ゆえに，腎機能低下を

いかに防ぐか，また，いかに合併症の出現を防ぐか，といった観点で治療を行うこととなる．

腎機能障害の原因は多岐にわたるが，障害がある程度進行すると一定の速度で進行することが報告されており，final common pathway という共通病態があると考えられ，慢性腎臓病においては原因疾患にかかわらず，共通した治療が有効であることが知られている[6]．

慢性腎臓病はほかの生活習慣病とも密接に関係しており，おのおのの治療が重要である．高血圧に関しては，慢性腎臓病患者は130/80 mmHg が降圧目標とされており，通常の高血圧患者の140/90 mmHg より厳密なコントロールが必要とされている．薬剤は糸球体での過剰濾過を是正すべく，レニン-アンジオテンシン系阻害薬が第1選択である．なお，尿蛋白が少量で糖尿病を合併していない場合は降圧薬の種類は問わない．また，薬物治療だけでなく高血圧と同様に食事療法も重要である．高血圧患者と同様に，塩分は1日6g未満に抑えることが重要である．

2　慢性腎臓病における脂質異常症の管理

脂質異常症に関しては，LDL コレステロール（LDL-C）値を120 mg/dL 未満にすることが目標とされている．これも食事内容に気をつけつつ，必要に応じて薬剤を服用することとなるが，腎機能低下患者において使用できる薬剤は限られるため，服用開始には注意が必要である．また，心筋梗塞の治療後などの他疾患で，さらに厳格な管理目標が定められる場合もあり，その場合はもっとも厳格な基準に従う．

3　慢性腎臓病における禁煙の重要性

禁煙も肝要である．喫煙は心疾患，脳卒中のリスクであるとともに，腎機能低下のリスク因子でもある．心血管疾患の予防の観点からも，腎臓の観点からも禁煙は不可欠である．

4　慢性腎臓病における糖尿病の管理

糖尿病患者は血糖のコントロールも重要であり，血糖値の改善に伴い腎機能障害の低下の報告もある．また，SGLT2阻害薬という新規薬剤は腎機能低下を抑制する可能性が示唆されており，今後，治療の要となる可能性がある．

5　慢性腎臓病における体液管理と食事療法

慢性腎臓病の病勢が進行し，腎機能が低下してくると，体内が酸性に傾き，骨，筋肉，心臓などに悪影響を及ぼす．これを是正するために炭酸水素ナトリウムを摂取することが励行され，腎機能低下の抑制が期待される．なお，炭酸水素ナトリウムの摂取は心機能が低下している際は塩分負荷となり心不全を誘発する可能性もあるため，専門医と相談のうえ，分量を調整することが望ましい．

腎機能低下に伴い，腎でのエリスロポエチン産生の低下により貧血となることが知られており，この際は注射で補う必要がある．ただし，腎機能低下や加齢に伴い，ほかの疾患の合併の可能性も高まるため，ほかの貧血をきたすような疾患，消化管出血やビタミン欠乏などを除外することが必要である．

さらに，ほかの食事療法としてタンパク質制限があり，腎不全患者は低タンパク質が望

ましいとされるが，慢性腎臓病の重症度や原因疾患，とくに糖尿病の有無で目標とする栄養内容が異なるため，専門医や栄養士との相談のうえ，個々に決めることが望ましい．

6　慢性腎臓病における薬物療法

　腎機能低下に伴い，一部の造影剤を使う検査や腎機能障害を起こす薬剤の使用を控える必要があるため，ほかの医療機関を受診する際は必ず慢性腎臓病の治療中であることを伝えるよう患者に説明する．とくに鎮痛薬の一部は腎臓へ大きな障害を与える可能性があり，使用前に必ず確認が必要である．薬物療法も必要であるが，同様に食事や嗜好品，日々の生活でも気をつけることが多々あり，薬物療法において，医療従事者の治療介入のみならず，患者自身の努力が必要であることを再認識してもらうことが肝要である．

7　慢性腎臓病における腎代替療法

　すでに述べたような多岐にわたる集学的治療を行っていても，腎機能低下の進行が抑えられなかった場合は，腎代替療法が必要となる．腎代替療法とは，腎臓のはたらきの代わりとなるような治療をすることであり，具体的には血液透析，腹膜透析，腎移植がある．いずれも適切な準備が必要な治療法であり，腎障害が進行した際は専門医と相談のうえ，治療法の選択を行う必要がある．

おわりに

　これまで述べてきたように，慢性腎臓病はさまざまな疾患を合併し，末期腎不全へのハイリスク因子であるが，早期より適切な介入をすることにより，発症を予防できる面も多々ある．診断がつけられた際には，定期的に医療機関を受診することが重要であるとともに，日々の生活への介入も必要であり，規則正しい生活を送るなど生活習慣の改善が重要である．

文献

1) 日本透析医学会 統計調査委員会：図説 わが国の慢性透析療法の現況（2015年12月31日現在），日本透析医学会，2016. http://docs.jsdt.or.jp/overview/index2016.html（2018年7月現在）
2) Tuttle KR, et al.: Am J Kidney Dis, 64: 510-533, 2014.
3) 二宮利治 ほか：日本透析医学会雑誌, 39: 94-96, 2006.
4) 日本腎臓学会 編：CKD診療ガイド2012, 東京医学社, 2012.
5) Iseki K, et al.: Kidney Int, 63: 1468-1474, 2003.
6) 南学正臣：日本小児腎臓病学会雑誌, 25: 132-136, 2012.

III 健診結果の読みかた，説明の方法

11 血圧値

三浦克之

> **Point**
> - 高血圧は，わが国の循環器疾患（脳卒中および心臓病）の最大のリスク因子（危険因子）であり，血圧を正常に保つ対策はきわめて重要である．
> - 健診での血圧値は診察室血圧と考えて判定する．家庭血圧や24時間自由行動下血圧の基準は別に設定されている．
> - 血圧値以外のリスク因子や臓器障害の有無を考慮してリスク層別化を行い，治療方針を決定する．
> - 血圧低下のためには，エビデンスの確立した生活習慣改善項目を指導する．正常血圧者を含むすべての人において生活習慣改善は必要である．

Keyword
- 血圧分類
- リスク層別化
- 生活習慣改善

11-1 血圧と循環器疾患リスク

　高血圧は，わが国の循環器疾患（脳卒中および心臓病）の最大のリスク因子（危険因子）であり，循環器疾患の予防対策においては，血圧を正常に保つことがもっとも重要といっても過言ではない．

　血圧値と将来の循環器疾患リスクとの関連は，段階的かつ連続的である．わが国のコホート研究のメタ解析である EPOCH-JAPAN (Evidence for Cardiovascular Prevention from Observational Cohorts in Japan) における，血圧レベルと循環器疾患による死亡リスクとの関連を，図11-1に示す．血圧レベルと循環器疾患による死亡リスクとの関連は，ほぼ対数直線的であり，傾きは年齢が若いほど強く，また，至適血圧のリスクがもっとも低い[1]．この関連は，循環器疾患による死亡だけでなく，全脳卒中，脳梗塞，脳出血，冠動脈疾患を個別にみても同様であり，脳出血との関連がもっとも強い．血圧レベルと循環器疾患の発症リスクについても，循環器疾患による死亡リスクと同様である．

　血圧と循環器疾患との関連に閾値はなく，たとえば収縮期血圧が140 mmHg を超えると，急にリスクが上昇するわけではない．140 mmHg 未満の範囲でも血圧が上昇すると循環器疾患のリスクは徐々に上昇する．一般成人では可能なかぎり至適血圧（120/80 mmHg 未満）を維持することが大切である．フィードバック文例集では，至適血圧の者と比べた脳卒中および心臓病の相対リスクが EPOCH-JAPAN，NIPPON DATA，吹田研究などの疫学研究の結果から示されている[1〜3]．

　EPOCH-JAPAN の試算では，全心血管疾患による死亡の50 %，脳卒中による死亡の52 %，

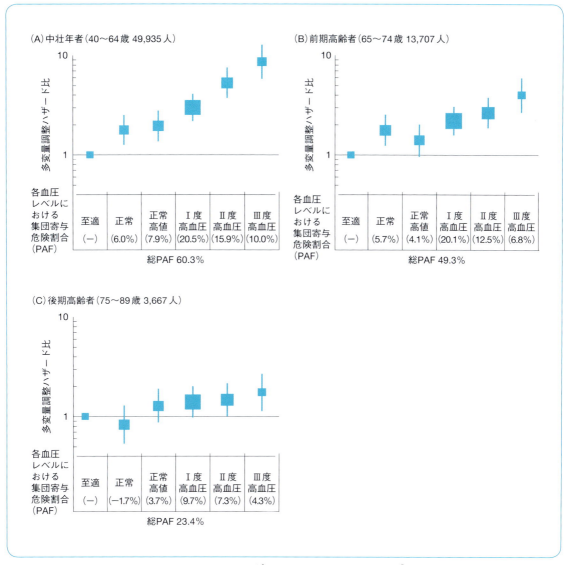

図11-1 血圧レベル別の循環器疾患死亡ハザード比[*1]と集団寄与危険割合(PAF)[*2]
[*1] ハザード比は年齢，性，コホート，BMI，総コレステロール値，喫煙，飲酒にて調整．
[*2] 集団寄与危険割合(PAF)は集団すべてが至適血圧だった場合に予防できたと推定される死亡者の割合を示す．
EPOCH-JAPAN．国内10コホート(男女計7万人)のメタ解析．年齢階級別．

[Fujiyoshi A, et al.: Hypertens Res, 35: 947-953, 2012 をもとに作成]

　冠動脈疾患による死亡の59％が，至適血圧を超える血圧高値に起因する死亡と評価された[1]．重症高血圧者の減少により，循環器疾患発症の中心は重症高血圧者から軽症高血圧者に移りつつあり，正常高値やⅠ度高血圧における生活習慣の改善や，正常域血圧における高血圧の発症予防の対策が，さらに重要になってきている．

　高血圧は，将来の循環器疾患の発症ならびに死亡のほか，末期腎障害，認知症，要介護状態のリスク，総死亡リスクも上昇させる．高血圧は，喫煙に次いで，わが国の重要な死亡リスク因子であり，年間約10万人が高血圧により死亡していると推計されている[4]．

表11-1 成人における血圧値の分類

分類		収縮期血圧 (mmHg)		拡張期血圧 (mmHg)
正常域血圧	至適血圧	<120	かつ	<80
	正常血圧	120〜129	かつ/または	80〜84
	正常高値血圧	130〜139	かつ/または	85〜89
高血圧	Ⅰ度高血圧	140〜159	かつ/または	90〜99
	Ⅱ度高血圧	160〜179	かつ/または	100〜109
	Ⅲ度高血圧	≧180	かつ/または	≧110
	(孤立性)収縮期高血圧	≧140	かつ	<90

出典：日本高血圧学会 高血圧治療ガイドライン作成委員会 編：高血圧治療ガイドライン2014, 日本高血圧学会, 2014.

表11-2 異なる測定法における高血圧基準

分類	収縮期血圧 (mmHg)		拡張期血圧 (mmHg)
診察室血圧	≧140	かつ/または	≧90
家庭血圧	≧135	かつ/または	≧85
自由行動下血圧 　24時間 　昼　間 　夜　間	≧130 ≧135 ≧120	かつ/または かつ/または かつ/または	≧80 ≧85 ≧70

出典：日本高血圧学会 高血圧治療ガイドライン作成委員会 編：高血圧治療ガイドライン2014, 日本高血圧学会, 2014.

血圧の測定方法と血圧分類

　血圧と循環器疾患に関する膨大なエビデンスは，診察室血圧が基本となっている．健診現場における血圧値も診察室血圧に該当する．正しい診察室血圧の測定によって，高血圧の診断，循環器疾患リスク評価ならびに管理を行う必要がある．診察室血圧の測定には測定機器，測定条件，測定法，測定回数，判定などが重要である[4]．

　血圧値の評価は，診察室血圧および家庭血圧に基づいて行われ，両測定法での値に較差がある場合は家庭血圧測定値を優先することとしているが，健診では診察室血圧の分類に基づいて評価することになる．

　わが国を含めた世界の多くのガイドラインでは，診察室血圧140/90 mmHg 以上を「高血圧」と定義している．わが国の「高血圧治療ガイドライン2014」では血圧値を「正常域血圧」と「高血圧」に大きく分類し，さらに，「正常域血圧」は「至適血圧」「正常血圧」「正常高値血圧」の3区分，「高血圧」は「Ⅰ度高血圧」「Ⅱ度高血圧」「Ⅲ度高血圧」に分類している（表11-1）[4]．フィードバック文例集では「至適血圧」および「正常血圧」を基準範囲内としている．

　なお，家庭血圧および24時間自由行動下血圧測定 ambulatory blood pressure monitoring（ABPM）の高血圧基準値を表11-2に示す．ここでは家庭血圧においては135/85 mmHg 以上を高血圧としている[4]．また，診察室血圧が高血圧でも家庭血圧が正常域である場合を「白衣高血圧」，診察室血圧が正常域でも家庭血圧が高血圧の場合を「仮面高血圧」という（図11-2）．

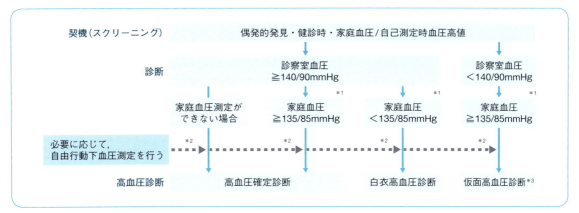

図11-2　血圧測定と高血圧診断手順
＊1　診察室血圧と家庭血圧の診断が異なる場合は家庭血圧の診断を優先する．自己測定血圧とは，公共の施設にある自動血圧計や職域，薬局などにある自動血圧計で，自己測定された血圧を指す．
＊2　自由行動下血圧の高血圧基準は，24時間平均130/80 mmHg以上，昼間平均135/85 mmHg以上，夜間平均120/70 mmHg以上である．自由行動下血圧測定が実施可能であった場合，自由行動下血圧基準のいずれかが以上を示した場合，高血圧あるいは仮面高血圧と判定される．またすべてが未満を示した場合は正常あるいは白衣高血圧と判定される．
＊3　この診断手順は未治療高血圧対象にあてはまる手順であるが，仮面高血圧は治療中高血圧にも存在することに注意する必要がある．
　　　［日本高血圧学会 高血圧治療ガイドライン作成委員会 編：高血圧治療ガイドライン2014, 日本高血圧学会, 2014を一部改変］

血圧によるリスク層別化と治療方針

1 高血圧におけるリスク層別化

　「高血圧治療ガイドライン2014」では，高血圧の者を血圧レベルと主要な心血管疾患のリスク因子（糖尿病およびその他のリスク因子），高血圧性臓器障害，心血管疾患（循環器疾患）の有無により「低リスク」「中等リスク」「高リスク」の3群に層別化することとしている（表11-3）．表11-4に示すように，血圧レベル以外の心血管疾患のリスク因子には，喫煙，糖尿病，脂質異常症，肥満，メタボリックシンドローム，高齢などが含まれる．糖尿病は強いリスク因子であるため，ほかのリスク因子より強い要因として，リスク層別化に用いられる（表11-3）．慢性腎臓病 chronic kidney disease（CKD），蛋白尿，心電図異常，眼底の高血圧性変化などは，臓器障害の指標としてリスク層別化に用いられる．

2 高血圧における生活習慣の改善

　医師が高血圧の者を診察した場合，図11-3に沿って治療計画を作成することが「高血圧治療ガイドライン2014」において推奨されている．すなわち，全体像としての心血管疾患の発症リスクを評価してリスクの層別化を行うとともに，すべての患者に生活習慣の改善を指導する．Ⅰ度高血圧で低リスクと判定した場合は，生活習慣の改善を指導し，一定期間内（3カ月以内）に血圧を再度測定する．低リスク患者であっても，生活習慣の改善指導により血圧が正常化しない場合は，降圧薬による治療を検討する．初診時の血圧がⅠ度高血圧であっても，血圧以外のリスク因子の数や臓器障害の有無により中等リスクあるいは高リスクと評価された場合には，より早期から降圧薬による治療の開始を検討する．初診

表11-3　診察室血圧に基づいた心血管疾患リスク層別化

リスク層 (血圧以外の予後影響因子)	血圧分類	I度高血圧 (140〜159/ 90〜99 mmHg)	II度高血圧 (160〜179/ 100〜109 mmHg)	III度高血圧 (≧180/ ≧110 mmHg)
リスク第一層 (予後影響因子がない)		低リスク	中等リスク	高リスク
リスク第二層 (糖尿病以外の1〜2個の危険因子, 3項目を満たすMetSのいずれかがある)		中等リスク	高リスク	高リスク
リスク第三層 (糖尿病, CKD, 臓器障害/心血管病, 4項目を満たすMetS, 3個以上の危険因子のいずれかがある)		高リスク	高リスク	高リスク

出典：日本高血圧学会 高血圧治療ガイドライン作成委員会 編：高血圧治療ガイドライン2014, 日本高血圧学会, 2014.
MetS：メタボリックシンドローム, CKD：慢性腎臓病.

表11-4　高血圧管理計画のためのリスク層別化に用いる予後影響因子

A. 心血管病の血圧値以外の危険因子		B. 臓器障害/心血管病	
高齢(65歳以上)		脳	脳出血・脳梗塞 無症候性脳血管障害 一過性脳虚血発作
喫煙			
脂質異常症[*1]	低HDLコレステロール血症 (<40 mg/dL) 高LDLコレステロール血症 (≧140 mg/dL) 高トリグリセライド血症 (≧150 mg/dL)	心臓	左室肥大(心電図, 心エコー) 狭心症, 心筋梗塞, 冠動脈再建術後 心不全
肥満(BMI≧25, とくに内臓脂肪型肥満)	あり	腎臓	蛋白尿・アルブミン尿 低いeGFR[*2](<60 mL/分/1.73 m^2) 慢性腎臓病(CKD), 確立された腎疾患 (糖尿病性腎症, 腎不全など)
メタボリックシンドローム	あり		
若年(50歳未満)発症の心血管病の家族歴	あり	血管	動脈硬化性プラーク 頸動脈内膜中膜複合体厚≧1.1 mm 大血管疾患 末梢動脈疾患(足関節上腕血圧比低値：ABI≦0.9)
糖尿病	空腹時血糖≧126 mg/dL 負荷後血糖2時間値≧200 mg/dL 随時血糖≧200 mg/dL HbA1c≧6.5%(NGSP)	眼底	高血圧性網膜症

[*1] 空腹時採血によりLDLコレステロールはFriedwaldの式(TC−HDL-C−TG/5)で計算する. TG 400 mg/dL以上や食後採血の場合にはnon-HDL-C(TC−HDL-C)を使用し, その基準はLDL-C+30 mg/dLとする
[*2] eGFR(推算糸球体濾過量)は下記の血清クレアチニンを用いた推算式(eGFR$_{creat}$)で算出するが, 筋肉量が極端に少ない場合は, 血清シスタチンを用いた推算式(eGFR$_{cys}$)がより適切である.
eGFR$_{creat}$ (mL/分/1.73 m^2) = 194×Cr$^{-1.094}$×年齢$^{-0.287}$ (女性は×0.739)
eGFR$_{cys}$ (mL/分/1.73 m^2) = [104×Cys$^{-1.019}$×0.996^{年齢} (女性は×0.929)]−8

出典：日本高血圧学会 高血圧治療ガイドライン作成委員会 編：高血圧治療ガイドライン2014, 日本高血圧学会, 2014.

時の血圧が180/110 mmHg以上のIII度高血圧では, 原則として, 直ちに降圧薬による治療を開始する. ただし, これらの対応は個々の患者の病態や年齢に応じて, 最終的には医師が判断して行う.

一方, 正常高値血圧の者でも, 循環器疾患の発症リスク軽減のため, 生活習慣の改善によって至適血圧を目標に降圧し, 高血圧への進展を抑制すべきである. フィードバック文

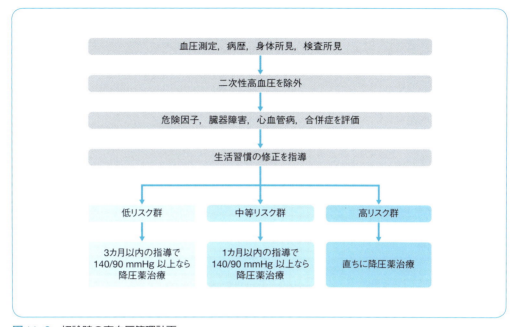

図11-3 初診時の高血圧管理計画
〔日本高血圧学会 高血圧治療ガイドライン作成委員会 編：高血圧治療ガイドライン2014,
日本高血圧学会, 2014を一部改変〕

例集における健診後の対応の勧奨内容は, 原則として, 本ガイドラインとの整合性を考慮して作成されている.

4 血圧を低下させるための生活習慣の改善項目

　個人および集団の血圧レベルは, 広い意味での栄養指標の1つであり, 血圧レベルは遺伝要因よりも生活習慣など環境要因により大きく決定される. 血圧の上昇に影響する生活習慣については, 多くの項目が明らかになっており, さらに, これらの生活習慣を改善することにより, 血圧が低下することも多くの無作為化比較試験で証明されている. わが国の「高血圧治療ガイドライン2014」が推奨する生活習慣の改善項目を表11-5に示す[4]. 項目1から項目5は改善により血圧が低下することが証明されており, 項目6の禁煙については, 血圧低下ではなく, 動脈硬化進展予防のための改善項目である.

　まず, 項目1の6g/日未満への減塩は, 国際的にみると高めの目標であるが, 日本人における現実的なラインとして定められている. さらに, 項目2は, 国際的にはDASH (dietary approaches to stop hypertension) 食事パターンに該当するものである.

　原則として, すべての高血圧者に対して生活習慣の改善指導を行うとともに, 高血圧の発症予防の観点から, 正常域血圧の者に対しても適正な生活習慣の指導を行う必要がある. 幼小児期からの適切な生活習慣の確立（減塩, 適切な野菜摂取など）も重要である. フィードバック文例集においては, これら確立した項目についてのアドバイスが記載されている.

表 11-5　生活習慣の修正項目[*1]

1. 減塩	6 g/日未満
2a. 野菜・果物	野菜・果物の積極的摂取[*2]
2b. 脂質	コレステロールや飽和脂肪酸の摂取を控える．魚（魚油）の積極的摂取
3. 減量	BMI（体重[kg]÷[身長[m]]²）が25未満
4. 運動	心血管病のない高血圧患者が対象で，有酸素運動を中心に定期的に（毎日30分以上を目標に）運動を行う
5. 節酒	エタノールで男性20〜30 mL/日以下，女性10〜20 mL/日以下
6. 禁煙	（受動喫煙の防止も含む）

[*1] 生活習慣の複合的な修正はより効果的である．
[*2] 重篤な腎障害を伴う患者では高カリウム血症をきたすリスクがあるので，野菜・果物の積極的摂取は推奨しない．糖分の多い果物の過剰な摂取は，肥満者や糖尿病などのエネルギー制限が必要な患者では勧められない．
出典：日本高血圧学会 高血圧治療ガイドライン作成委員会 編：高血圧治療ガイドライン2014, 日本高血圧学会，2014.

表 11-6　降圧目標[*]

	診察室血圧	家庭血圧
若年，中年，前期高齢者患者	140/90 mmHg 未満	135/85 mmHg 未満
後期高齢者患者	150/90 mmHg 未満 （忍容性があれば140/90 mmHg 未満）	145/85 mmHg 未満（目安） （忍容性があれば135/85 mmHg 未満）
糖尿病患者	130/80 mmHg 未満	125/75 mmHg 未満
CKD 患者（蛋白尿陽性）	130/80 mmHg 未満	125/75 mmHg 未満（目安）
脳血管障害患者 冠動脈疾患患者	140/90 mmHg 未満	135/85 mmHg 未満（目安）

[*] 目安で示す診察室血圧と家庭血圧の目標値の差は，診察室血圧 140/90 mmHg, 家庭血圧 135/85 mmHg が，高血圧の診断基準であることから，この二者の差をあてはめたものである．
出典：日本高血圧学会 高血圧治療ガイドライン作成委員会 編：高血圧治療ガイドライン2014, 日本高血圧学会，2014.

11-5　降圧目標と薬物治療の基本

「高血圧治療ガイドライン2014」における降圧目標を，表11-6に示す[4]．一般的な降圧目標は140/90 mmHg 未満であり，糖尿病を合併する患者においては130/80 mmHg 未満などとされている．75歳以上の後期高齢者では，150/90 mmHg 未満（忍容性があれば140/90 mmHg 未満）を降圧目標としている．家庭血圧の降圧目標値としては，一般高血圧では135/85 mmHg 未満としている．これらの降圧目標よりも，さらに大きく血圧を下げるべきかどうかについては，現在までのところエビデンスが十分ではない．

高血圧の治療は，生活習慣の改善と薬物治療の適切な組み合わせが重要である．血圧値が高値になるほど，生活習慣の改善のみでは降圧目標に到達することは困難であり，降圧薬の併用が必要となる．大規模臨床試験のメタ解析などから，降圧薬による血圧降下作用により循環器疾患の発症を予防できること，また，この効果は降圧薬の種類によらず降圧の大きさに比例することが示されている．降圧薬の種類による効果について結果は一致していないが，合併する病態に適した降圧薬を選択することが重要である．

「高血圧治療ガイドライン2014」では，第1選択薬として，カルシウム拮抗薬，アンジオテンシンII受容体拮抗薬（ARB），アンジオテンシン変換酵素（ACE）阻害薬，利尿薬の4種

類をあげている．これら第1選択薬の4種類に，β遮断薬を加えた5種類は主要降圧薬とされている[4]．

健診で測定された血圧値に対するフィードバック文例集

　特定健診を含む成人対象の健診における血圧測定値に関するフィードバック文例集が，厚生労働省健康局による「標準的な健診・保健指導プログラム【平成30年度版】」に掲載されている（巻末付録1 表1）．本フィードバック文例集は，日本高血圧学会による「高血圧治療ガイドライン2014」との整合性を考慮したうえで作成され，すでに述べたように，「高血圧治療ガイドライン2014」で示されている血圧分類，リスク層別化，生活習慣改善項目に準拠して，健診受診者へのアドバイスが記載されている．

おわりに

　すでに述べたように循環器疾患発症の半分以上が至適血圧を維持することによって予防可能であり，日本人において血圧対策の効果は非常に大きい．正常血圧者，服薬前の血圧高値者，服薬中の高血圧者のいずれにおいても生活習慣の改善が必要であり，血圧低下の効果がある．また，降圧薬による治療効果も大きく，服薬が必要な段階の者にはしっかりと服用してもらい，降圧する必要がある．

文献

1) Fujiyoshi A, et al.: Hypertens Res, 35: 947-953, 2012.
2) Okayama A, et al.: J Hypertens, 24: 459-462, 2006.
3) Kokubo Y, et al.: Hypertension, 52: 652-659, 2008.
4) 日本高血圧学会 高血圧治療ガイドライン作成委員会 編: 高血圧治療ガイドライン2014, 日本高血圧学会, 2014.

III 健診結果の読みかた，説明の方法

12 血糖値
（空腹時血糖，随時血糖，HbA1c）

高本偉碩

Point

- 糖尿病の早期診断のためにも，絶食10時間以上の空腹時血糖とHbA1c検査の両者を実施することが望ましい．
- 平成30年度の特定健診から，やむをえず空腹時以外に採血を行い，かつHbA1cを測定しない場合は，食後3.5時間以上の随時血糖をもって血糖検査を行うことが可能となった．
- 空腹時血糖に準じて，食後3.5時間以上の随時血糖に関する保健指導判定値は100 mg/dL，受診勧奨判定値は126 mg/dLに設定された．

Keyword

- 空腹時血糖
- HbA1c（NGSP）
- 随時血糖

糖代謝異常・糖尿病の疫学と血糖関連検査

1 国民健康・栄養調査のデータから

　糖尿病はインスリン作用の不足による慢性高血糖を主徴とし，さまざまな特徴をもつ代謝異常を伴う疾患群である．インスリン作用の不足は，インスリン分泌不全とインスリン抵抗性の2つの要素からなる．糖尿病には1型糖尿病と2型糖尿病があるが，多くは2型糖尿病が占め，インスリン分泌能低下という日本人の遺伝的素因に，高脂肪食，運動不足，肥満といったインスリン抵抗性増大をきたす環境因子が加わって発症するものと考えられる．特定保健指導における生活習慣の改善指導により，運動量を増加させ内臓脂肪量を減少させることは，インスリン抵抗性の改善を通じて糖代謝異常や糖尿病の発症予防・抑制につながることが期待される．

　平成28年（2016年）国民健康・栄養調査によれば，20歳以上で「糖尿病が強く疑われる者」ならびに「糖尿病の可能性を否定できない者」は，それぞれ約1,000万人いると推定されている[1]．「糖尿病が強く疑われる者」は平成9年（1997年）以降，増加する一方で，「糖尿病の可能性を否定できない者」は平成19年（2007年）以降，減少している（図12-1）．わが国における高齢化の進行に加えて，平成20年（2008年）から実施されている特定健診・特定保健指導（以下，特定健診・保健指導）が，このような推移に影響している可能性がある．

2 国民健康・栄養調査とHbA1c

　国民健康・栄養調査，また，平成9年（1997年），平成14年（2002年）に実施されていた糖

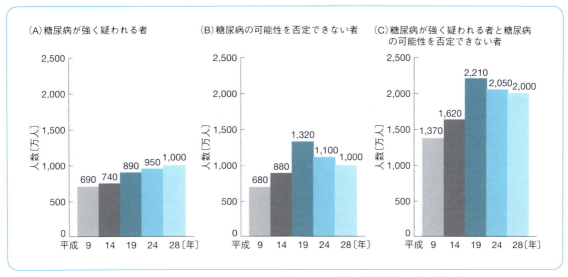

図12-1 「糖尿病が強く疑われる者」「糖尿病の可能性を否定できない者」の推計人数の年次推移（20歳以上，男女計）
［平成28年（2016年）国民健康・栄養調査（厚生労働省）をもとに作成］

尿病実態調査における「糖尿病が強く疑われる者」「糖尿病の可能性を否定できない者」の判定基準をのちに述べる．血糖関連検査としては，空腹時血糖ではなく HbA1c が採用されていることがポイントである．

- 「糖尿病が強く疑われる者」：HbA1c の測定値がある者のうち，HbA1c（NGSP）値が6.5％以上〔平成19年までは HbA1c（JDS）値が6.1％以上〕，または「糖尿病治療の有無」に「有」と回答した者．
- 「糖尿病の可能性を否定できない者」：HbA1c の測定値がある者のうち，HbA1c（NGSP）値が6.0％以上，6.5％未満〔平成19年までは HbA1c（JDS）値が5.6％以上，6.1％未満〕で，「糖尿病が強く疑われる者」以外の者．

平成22年（2010年）7月から，わが国における HbA1c の国際標準化プロセスがスタートし，平成24年（2012年）の調査からは NGSP（national glycohemoglobin standardization program）値で表記された HbA1c が使用されているが，以下に述べる HbA1c（JDS）と HbA1c（NGSP）の換算式の関係をふまえれば，これらの調査で判定基準における HbA1c の取扱いは，一貫していることが理解できよう．

3 HbA1cの国際標準化と特定健診[2]

HbA1c は慢性の高血糖状態を反映する検査項目であり，治療上の指標として世界的に汎用されている．また，わが国においては，治療のみならず糖尿病実態調査や国民健康・栄養調査などの疫学調査，さらには平成20年（2008年）から実施されている特定健診・保健指導においても長らく活用されてきた．しかし，わが国でこれまで使用されてきた JDS（Japan Diabetes Society）値で表記された HbA1c（JDS）は，世界に先駆けて精度管理や国内での標準化が進んでいたものの，わが国以外のほとんどの国で使用されている NGSP

値で表記されたHbA1c(NGSP)と比較して約0.4%低値であるという「ずれ」が存在することが明らかとなった．

　糖尿病の診断において，HbA1cが国際的に用いられるようになり，その基準値がわが国では6.1%（JDS値）で，国際的には6.5%（NGSP値）という，数値の「ずれ」を放置しつづけることは「日本だけが厳しい診断基準を採用している」といった誤解を招きかねず，将来にわたってより大きな混乱をきたすことが懸念された．糖尿病の知識の啓発，診断，治療法に関する国際共同キャンペーンや国際共同研究を推進するためにも，可及的にすみやかなHbA1cの国際標準化が必要であると考えられた．

　そこで，まず学術的な場面（英文誌の原著論文や国際学会の発表など）においては，JDS値で表記されたHbA1cに一律に0.4%を加えた，NGSP値に相当する「国際標準値」を，2010年7月より暫定的に用いることとした．一方，日常臨床や特定健診などでは，当面のあいだJDS値を使用しつづけることとした．その後，2011年10月にJDS値とNGSP値の換算式として「NGSP値(%) = 1.02 × JDS値(%) + 0.25%」が関係団体間で正式に認証され，JDS値とNGSP値の対応が確定した．これによって，JDS値に補正を加えた数値を「国際標準値」ではなく，正式なNGSP値として呼称してよいようになった．

　そして，2012年4月より日常臨床において，NGSP値で表記されたHbA1cの使用が開始された．NGSP値はJDS値に一律に0.4%を加えたものではないが，特定健診や臨床的に重要なHbA1cの範囲は，以下で示す5.0〜9.9%（②）であることがほとんどであり，結果として「+0.4%シフトすること」がポイントとなる．

［HbA1cの国際標準化：JDS値とNGSP値の対応］
　①JDS値で4.9%以下　　：NGSP値(%) = JDS値(%) + 0.3%
　②JDS値で5.0〜9.9%　　：NGSP値(%) = JDS値(%) + 0.4%
　③JDS値で10.0〜14.9%　：NGSP値(%) = JDS値(%) + 0.5%

　日常臨床において，2013年4月からはNGSP値の単独表記ならびに使用が推進され，2014年4月以降はNGSP値に完全移行した（この時点からJDS値の併記は行わない）．他方，特定健診においてはシステム変更や保健指導上の問題を避けるため，2013年3月まではJDS値を使用していたが，2013年4月以降は一斉にNGSP値に移行した．特定健診において過去のHbA1cのデータを時系列で評価する際には，平成25年（2013年）度からの第二期特定健診・保健指導では，おおむね0.4%高値となっている点に留意する必要がある．

　なお，現在では特定健診や日常臨床においてHbA1cはすべてNGSP値で表記されているので，通常はわざわざHbA1c(NGSP)と記載する必要はない．しかし，本章では特定健診におけるHbA1cの国際標準化の経緯を正確に理解するために，必要に応じてHbA1c(NGSP)とHbA1c(JDS)を明記している．

血糖関連検査の対応関係と読みかたと説明

1　空腹時血糖の基準値とHbA1cとの対応関係

　特定健診での糖代謝異常の判定においては，第一期では空腹時血糖とHbA1c(JDS)が，

表12-1 血糖関連検査の保健指導判定値および受診勧奨判定値

使用時期	項　目	単　位	保健指導判定値	受診勧奨判定値
平成20年度～現在	空腹時血糖[*1]	mg/dL	100	126
平成20年度～24年度まで	HbA1c（JDS）	%	5.2	6.1
平成25年度～現在	HbA1c（NGSP）	%	5.6	6.5
平成30年度～現在	随時血糖[*2]	mg/dL	100	126

[*1] 空腹時：絶食10時間以上．
[*2] 随時：食後3.5時間以上．

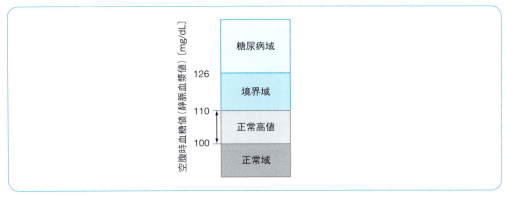

図12-2　空腹時血糖の区分

［門脇 孝 ほか：糖尿病，51：281-283，2008を一部改変］

　第二期では空腹時血糖と HbA1c（NGSP）が用いられてきたが，第三期では空腹時血糖，HbA1c（NGSP）に加えて，随時血糖（ただし，食事開始時から3.5時間以上）が初めて導入される点が重要な変更点となる（表12-1）．

　一般的に「空腹時血糖」とは，前夜から10時間以上絶食し（飲水はかまわない），朝食前に測定したものをいう．わが国においては，空腹時血糖の正常域の上限は109 mg/dL であるが，空腹時血糖100～109 mg/dL は経口ブドウ糖負荷試験 oral glucose tolerance test（OGTT）によって境界型や糖尿病型が少なからずみられることから，正常域であるものの「正常高値」として取扱っている（図12-2）[3]．

　従来は，保健指導判定値として空腹時血糖の基準値は100 mg/dL に設定されているが，これは正常高値の下限と対応しており，国民健康・栄養調査における「糖尿病の可能性を否定できない者」を含めた糖代謝異常を早期に拾い上げることを意図している．また，空腹時血糖110～125 mg/dL の領域を「境界域」，空腹時血糖126 mg/dL 以上を「糖尿病域」とよぶ．特定健診における受診勧奨判定値として，空腹時血糖の基準値が126 mg/dL に設定されているが，これは糖尿病域の下限と対応している．

　おのおのの空腹時血糖に対応する HbA1c に関しては，さまざまな疫学的検討から，以下のようにまとめることができる．ばらつきがあるため個々の症例においては完全に一致しないものの，集団として解析すると空腹時血糖と HbA1c はよく相関しており，空腹時血糖100 mg/dL に対応する HbA1c（NGSP）は5.6％である．また，健診受診者における空腹時血糖100 mg/dL 以上の者の割合と HbA1c（NGSP）5.6％以上の者の割合はほぼ同

数であることからも，保健指導対象者を選定するうえでの判定値は，HbA1c（NGSP）の下限値として，5.6％を採用することが適当であると判断された[4]．同様に，疫学的検討から，空腹時血糖126 mg/dL に対応する HbA1c（NGSP）は6.5％である．なお，75 g OGTT 2時間値200 mg/dL は空腹時血糖126 mg/dL，HbA1c（NGSP）は6.5％に対応する基準値であることも知られている[2]．

［空腹時血糖に対応する HbA1c］
　①空腹時血糖100 mg/dL（正常高値下限）：
　　HbA1c（NGSP）5.6％［HbA1c（JDS）5.2％］
　　● 特定健診における保健指導判定値の基準値
　②空腹時血糖110 mg/dL（境界域下限）：
　　HbA1c（NGSP）6.0％［HbA1c（JDS）5.6％］
　　● わが国のメタボリックシンドロームの診断基準における糖代謝異常の基準値
　　● 国民健康・栄養調査ならびに糖尿病実態調査における「糖尿病の可能性を否定できない者」の基準値
　③空腹時血糖126 mg/dL（糖尿病域下限）：
　　HbA1c（NGSP）6.5％［HbA1c（JDS）6.1％］
　　● 特定健診における受診勧奨判定値の基準値
　　● 国民健康・栄養調査ならびに糖尿病実態調査における「糖尿病が強く疑われる者」の基準値

空腹時血糖が正常高値や境界域にある者に対しては，75 g OGTT を行うことにより，正常型，境界型あるいは糖尿病型のいずれに属するかを判定することが望ましい．また，空腹時血糖が糖尿病域にある者に対しては，糖尿病が強く疑われるので，直ちに医療機関を受診させることが必要である．

2 糖尿病の診断における随時血糖の基準値の考えかた

随時血糖では，食事と採血時間との時間関係を問わない．糖尿病の診断基準において，①空腹時血糖126 mg/dL 以上，②75 g OGTT 2時間値200 mg/dL 以上，③随時血糖200 mg/dL 以上，④HbA1c（NGSP）6.5％以上の4つが「糖尿病型」と判定されるが（図12-3）[5]，疫学的検討から対応関係があるものとして取扱われているのは，すでに述べたように①，②，④である．③の「随時血糖200 mg/dL 以上」は，古くから糖尿病の診断基準で採用されているが，実は，これらと対応関係にはないことがポイントである．このことは，わが国で1982年に策定された糖尿病の診断基準の骨子をみれば明らかであろう[6]．

［糖尿病の診断基準（1982年）の骨子］
　①糖尿病の症状のある場合は，任意の時刻に測定した静脈血漿，静脈全血または毛細血管全血グルコース濃度≧200 mg/dL であれば，糖尿病と診断してよい．
　②糖尿病の症状があっても上記の基準を満たさない場合，および糖尿病の症状がなくとも糖尿病が疑われる場合は75 g OGTT を施行し，判定する．

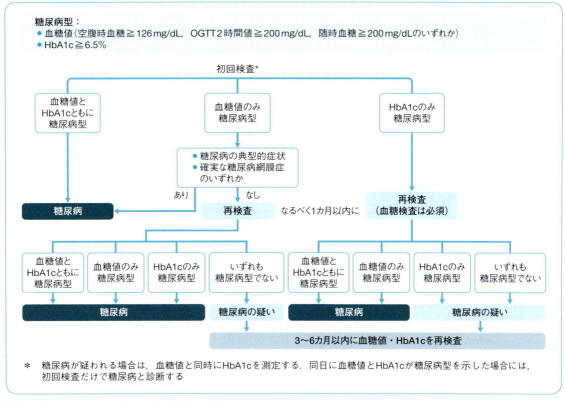

図12-3　糖尿病の臨床診断のフローチャート
[日本糖尿病学会「糖尿病の分類と診断基準に関する委員会報告（国際標準化対応版）」：糖尿病 55（7）：494, 2012を一部改変]

　　③明確な糖尿病性細小血管症（通常は網膜症）の存在を確認した場合は，糖尿病と診断してよい．

　すなわち，口渇，多飲，多尿，体重減少といった糖尿病の典型的な症状があることを前提として随時血糖を確認し，200 mg/dL 以上であれば糖尿病と診断してよい，という考えに基づいて随時血糖の基準を定めているのである．したがって，空腹時血糖126 mg/dLや75 g OGTT 2時間値200 mg/dL に対応した随時血糖が200 mg/dL ということで定められたものではない．その後，わが国の糖尿病の診断基準は1999年に改訂され，随時血糖200 mg/dL 以上も「糖尿病型」の判定に加えられた[7]．その経緯については，以下のように述べられている．

> 随時血糖値≧200 mg/dL も「糖尿病型」の判定に加えた．食後1.5～3時間目に測定した血糖値が200 mg/dL 以上というのは，75 g OGTT による糖尿病型の基準値よりも，著しい糖代謝異常をふつうは反映しており，OGTT で糖尿病型を示しても随時血糖値が200 mg/dL 以下の場合は多い．しかし，随時採血では食事から採血までの時間や食事の量に幅があるので，明らかに異常な高めの値を選んだ．

　現在の糖尿病の診断基準においても，随時血糖の取扱いに関しては同様の記載が踏襲されている点に留意されたい[5]．また，空腹時血糖や75 g OGTT 2時間値によって，耐糖能

は正常高値，正常型（域），境界型（域），糖尿病型（域）に分類されているが，各カテゴリーにおける随時血糖について，疫学的に検討してみると分布の重なりが大きく，空腹時血糖 126 mg/dL ないしは 75 g OGTT 2 時間血糖値 200 mg/dL に対応する随時血糖を算出したとしても，その解釈には慎重であるべきと考える．

3 特定保健指導における随時血糖の基準値の読みかたと説明

第三期の「標準的な健診・保健指導プログラム【平成30年度版】」において，「特定健診の基本的な項目」の血糖検査としては「**空腹時血糖，または HbA1c 検査，やむを得ない場合には随時血糖**」の3つがあげられており，以下に示す注釈が付されている[8]．この注釈は，特定保健指導で血糖関連検査の説明を行うにあたり重要な事項を含んでいる．

> 血糖検査については，HbA1c 検査は，過去1〜2カ月の血糖値を反映した血糖値のコントロールの指標であるため，健診受診者の状態を評価するという点で，保健指導を行う上で有効である．ただし保健指導後の評価指標として用いる際には，当日の状態ではなく，1カ月以上前の状態を反映していることに留意すべきである．また，絶食による健診受診を事前に通知していたとしても，対象者が食事を摂取した上で健診を受診する場合があり，必ずしも空腹時における採血が行えないことがあるため，空腹時血糖とHbA1c 検査の両者を実施することが望ましい．特に，糖尿病が課題となっている保険者にあっては，HbA1c を必ず行うことが望ましい．なお，空腹時血糖と HbA1c の両方を測定している場合は，空腹時血糖の結果を用いて，階層化を行う．
> やむを得ず空腹時以外に採血を行い，HbA1c を測定しない場合は，食直後を除き随時血糖により血糖検査を行うことを可とする．なお，空腹時とは絶食10時間以上，食直後とは食事開始時から3.5時間未満とする．

まず，糖尿病の早期診断のためにも，空腹時血糖と HbA1c 検査の両者を実施することが望ましい．たとえば，特定健診で空腹時血糖 130 mg/dL，HbA1c（NGSP）7.0％であれば，図12-3に示すように直ちに糖尿病と診断でき，要受診の判定となる．なお，

> 空腹時血糖と HbA1c の両方を測定している場合は，空腹時血糖の結果を用いて，階層化を行う

とされているが，空腹時血糖 126 mg/dL 未満でも HbA1c（NGSP）6.5％以上であれば，糖尿病が強く疑われるので，「血糖高値に関するフィードバック文例集」の健診判定と対応の分類（巻末付録1 表3）のカテゴリー②に示されているように，定期的に医療機関を受診していなければ，すぐに医療機関を受診するように指導する．また，

> やむを得ず空腹時以外に採血を行い，HbA1c を測定しない場合は，食直後を除き随時血糖により血糖検査を行うことを可とする

とともに，

> 空腹時とは絶食10時間以上，食直後とは食事開始時から3.5時間未満とする

とされている．

これは，正常耐糖能者の随時血糖の推移を分析すると，血糖は食事開始時から0.5〜1時間でピークとなり，3.5時間以上経過するとほぼ空腹時血糖の水準に戻るという内外のエビデンスに基づき[9, 10]，やむをえず随時血糖検査のみが施行可能な場合で，検査結果をより有効に活用することを目指した改訂である．ただし，そのような場合であってもより正確な糖代謝異常の判定のためには，「血糖高値に関するフィードバック文例集」の随時血糖値での判定の場合の注意点にも以下の形で記載されているように，

> 今回は食後採血時の血糖値に基づく判定です．正確には10時間以上絶食ののちに採血する「空腹時血糖」もしくは「HbA1c」に基づいて判定する必要があります．正常域を超えている場合には医療機関において正確な測定をしていただくことを推奨します．

といった説明を行うことが重要である．

おわりに

　本章では国民健康・栄養調査，特定健診・保健指導，ならびに糖尿病の診断基準における血糖関連検査（空腹時血糖，HbA1c，随時血糖）の基準値やその読みかたに関して，歴史的な経緯をふまえて概説した．特定健診・保健指導において，空腹時血糖の基準値は第一期から不変であるが，HbA1cの基準値は第二期からNGSP値に移行したため0.4％高値となっている．さらに，随時血糖は第三期から血糖検査としての基準値が設定された．随時血糖検査のみが施行可能な場合において，検査結果をより有効に活用することを目指した改訂であることがポイントである．

文献

1) 厚生労働省: 平成28年国民健康・栄養調査結果の概要, 2017. http://www.mhlw.go.jp/stf/houdou/0000177189.html（2018年7月現在）
2) 高本偉碩: 診断と治療, 104: 2-9, 2016.
3) 門脇 孝 ほか: 糖尿病, 51: 281-283, 2008.
4) 「メタボリックシンドローム予備群」検討のためのワーキンググループ報告, 2007. http://www.mhlw.go.jp/shingi/2007/02/s0219-4e.html（2018年7月現在）
5) 清野 裕 ほか: 糖尿病, 55: 485-504, 2012.
6) 小坂樹徳 ほか: 糖尿病, 25: 859-866, 1982.
7) 葛谷 健 ほか: 糖尿病, 42: 385-404, 1999.
8) 厚生労働省健康局: 標準的な健診・保健指導プログラム【平成30年度版】, 2018. http://www.mhlw.go.jp/file/06-Seisakujouhou-10900000-Kenkoukyoku/00_3.pdf（2018年7月現在）
9) 厚生労働省健康局: 第9回 特定健康診査・特定保健指導の在り方に関する検討会 資料1, 2016. http://www.mhlw.go.jp/file/05-Shingikai-10901000-Kenkoukyoku-Soumuka/0000111245_8.pdf（2018年7月現在）
10) Polonsky KS, et al.: J Clin Invest, 81: 442-448, 1988.

13 脂質検査値
（non-HDL，LDL，HDL，TG）

寺本民生

> **Point**
> - 特定健診・特定保健指導の真の目的は，脳・心血管病の予防にある．
> - 脳・心血管病のリスク因子として LDL-C や喫煙は確立されているが，さらにメタボリックシンドロームが加えられたのが特定健診である．
> - 平成 30 年度からの特定健診・特定保健指導には LDL-C とほぼ同等の脳・心血管病の予測因子である non-HDL が加えられた．

Keyword　● 脳・心血管病　● メタボリックシンドローム　● LDL-C の測定法　● non-HDL

はじめに

　特定健診の主たる目的は肥満に深く関連した動脈硬化性疾患を予防することにある．したがって，特定健診の検査値については動脈硬化との関連でみていく必要がある．しかし，総合的な健康ということを考えるとき，高齢者におけるサルコペニアやフレイルというロコモティブシンドロームの問題も考慮する必要がある．平成 30 年（2018 年）度からの特定健診・特定保健指導（以下，特定健診・保健指導）においては，この点も盛り込まれたことにも留意すべきである．すなわち，40 歳代以降の働き盛りの世代における食事や運動指導をそのまま高齢者にあてはめると，むしろサルコペニアや骨粗鬆症の保健指導にはそぐわない可能性もあるということも念頭に置いて保健指導していく必要がある．また，今回の改定では，40 歳未満のメタボリックシンドローム予備群のことも念頭に置くべきであるというメッセージも重要である．

　本章においては，これら高齢者の問題が別にあることを念頭に置きつつ，主として 40～65 歳までの壮年期に焦点を当てて保健指導などについて概説する．

脂質検査項目

　平成 30 年（2018 年）度からの特定健診では non-HDL が検査対象となり，評価項目の 1 つとして取込まれることとなった．このいきさつについてふれておきたい．

　これまでの特定健診では，トリグリセライド（TG），HDL コレステロール（HDL-C）以外には LDL コレステロール（LDL-C）がメタボリックシンドロームの診断基準項目以外の検査値として取込まれていた．これはとりもなおさず動脈硬化性疾患をターゲットとするとき，もっとも確立されたリスク因子としての LDL-C は喫煙と同様に動脈硬化性疾患の予

防に主眼をおいた健診項目として，また評価項目として外すことはできないからである．この点は今回も同様ではあるが，平成20年（2008年）度から始まった特定健診ではLDL-Cの測定法として，いわゆる直接法（homogeneous assay）が推奨されていた．これは受診者が必ずしも空腹で受診するとは限らないことと，TGが400 mg/dL以上という高値の場合には計算式（Friedewald式，F式）で求めることができないというのが理由であった．当時，日本動脈硬化学会の「動脈硬化性疾患予防ガイドライン2007年版」でも直接法を容認していたからでもある．

1　LDL-C直接測定法の問題点

LDL-Cについては，世界的にも，それまでのわが国でもF式（総コレステロール－HDL-C－TG/5）で計算することとなっていた．しかし，これは空腹時であることとTGが400 mg/dL未満であることという付帯条件があった．しかしながら，多くの住民健診では，空腹時ではないことが多くあるためF式が使えないという問題点があった．この問題をクリアするという意味で，いわゆる直接測定法がわが国で開発された．当初の測定キットを用いると，確かにほぼF式と一致し，食事の影響もないことが示された．その後，いくつかの異なった原理に基づく測定キットが開発され，わが国ではおおよそ7つのキットが発売され，使用されるようになっていた．そこで，国家的プロジェクトである特定健診では，これらの直接法を用いるにはその精度管理が必要であることも議論されたが，平成20年（2008年）4月の段階では十分な精度管理ができないまま開始された．

ところが，平成22年（2010年）になって，米国のW.G. MillerらによりLDL-C測定キットを国際標準法であるβ沈降超遠心法（BQ法）と比較した論文[1]が発表され，多くの測定

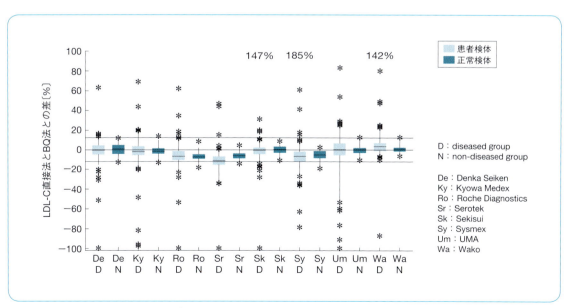

図13-1　MillerらによるLDL-C直接法とBQ法の比較

[Miller WG, et al.: Clin Chem, 56: 977-986, 2010を一部改変]

キットの値が米国のガイドラインの定める検定許容範囲を超えるものである（図13-1）という報告がなされた．これはきわめて憂慮すべき問題で，直ちにわが国でも再検討すべきであるということになり，厚生労働科学研究の援助も受けて，研究班を組織して再検討することとなった．その結果，わが国の詳細な検討においても一部の測定キットは検定許容範囲を大幅に超えるものがみられた（図13-2）[2]．この結果をもとに測定キットの製造元に

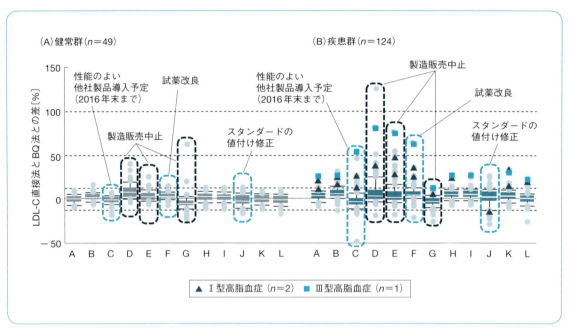

図13-2　LDL-C 直接法と LDL-C 基準法（BQ 法）との差（改善前）

[Miida T, et al.: Atherosclerosis, 225: 208-215, 2012 を一部改変]

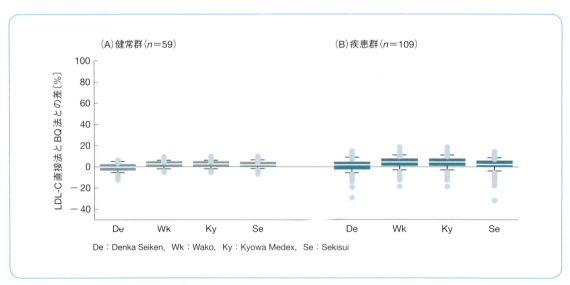

図13-3　LDL-C 直接法と LDL-C 基準法（BQ 法）との差（改善後）

[Miida T, et al.: J Atheroscler Thromb, 24: 583-599, 2017 を一部改変]

改善を促したところ，3キットは市場から撤退し，一部のキットについては改善され，現在では市場にある測定キットはほぼ許容範囲内に収まることが確認された（図13-3）[3]．このような経過で，平成30年（2018年）度からの特定健診にはF式によるLDL-Cとともに直接法を用いることも許容されるようになった．しかし，直接法にはTGが高くなるとその値には一定のブレが生じてくることや，Ⅲ型高脂血症やⅠ型高脂血症では，その測定値は正確ではないことは念頭に置く必要がある．

2 non-HDLが採用された経緯

すでに述べたようなLDL-C測定法の問題点があるとしたら，それに代わるものが必要になる．そこで，厚生労働科学研究の研究班ではnon-HDLの有用性についても検討することとした．non-HDLは単純に，

$$\text{non-HDL} = 総コレステロール（TC） - \text{HDL-C}$$

で計算される．これは両測定値とも食事の影響は受けないことが理由の1つである．

しかし，LDL-Cと比較してnon-HDLが動脈硬化性疾患の予測能が十分か否かの問題があり，わが国を含めて世界中の論文のシステマティックレビューを行うこととした．その結果，35論文が検討対象に該当した．このうちnon-HDLの予測能がLDL-Cを凌駕するという文献が21件（日本人集団の論文は1件），両者の予測能に差はないという文献が14件（日本人集団の論文は3件）であり，LDL-Cの予測能がnon-HDLを凌駕するという論文はなかった．したがって，non-HDLを用いることはきわめて理にかなっていることが第1の利点と考えられる．第2に，海外の多くの試験においてもLDL-C（F式）とともにnon-HDLを用いて評価していること，第3に世界との比較やわが国の長年にわたる調査でもTCが用いられてきており，non-HDLを求めるにはTCを測定する必要が出てくるため，わが国におけるTCの測定値が毎年得られるという利点がある．

脂質検査値の判断基準

LDL-C，TG，HDL-Cの判断基準値は以前と変わりはないため，ここではnon-HDLの判断基準値の設定についてふれておく．

先にふれた研究班では，わが国におけるnon-HDLの脳・心血管疾患発症ならびに死亡イベントに対する予測能を，国内4箇所の地域住民のコホート研究の結果からメタ解析で比較検討した．その結果，non-HDLの増加（39 mg/dL）に対するリスク，日本動脈硬化学会ガイドラインの基準に基づくリスク，米国のガイドラインであるATP Ⅲ（Adult Treatment Panel Ⅲ）基準に基づくリスク，いずれの場合もエンドポイントと有意な関連を示した．non-HDLのカットオフ値は，図13-4に示すように190 mg/dL以上をカットオフ値とした場合，相対危険度1.77（95％信頼区間1.20-2.63）であり，統計学的にもっとも確実なカットオフ値と考えられた[4]．また，わが国の住民健診によれば，LDL-Cとnon-HDLの差は約25 mg/dLであり[5]，脂質異常症の場合は欧米と同様に30 mg/dLの差がある[6]ことが判明している．LDL-Cの判断基準値が140 mg/dLであるということも念頭に置いて，総合

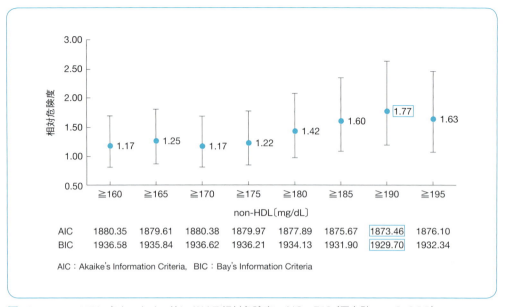

図13-4 non-HDL 各カットオフ値における相対危険度・AIC・BIC（男女計 *n*＝3,822）
　　　　［寺本民生：non-HDL等血中脂質評価指針及び脂質標準化システムの構築と基盤整備に関する研究，
　　　　平成25年度〜27年度 総合研究報告書，厚生労働科学研究費補助金 循環器疾患・糖尿病等
　　　　生活習慣病対策総合研究事業, p.1-24, 2016を一部改変］

的に判断すると non-HDL の判断基準値を170 mg/dL とするのが混乱もなく，科学的にも妥当と考えられた．

3 保健指導の要点

　平成30年（2018年）度の特定健診・保健指導の改定では，高齢者の問題，40歳以前の問題，非肥満者の取扱いが変更になった．

　高齢者（特定健診の対象者では65歳以上74歳以下）については，ロコモティブシンドローム，口腔機能低下や認知機能低下，フレイルなどの予防に対する留意事項が付加された．高齢社会を迎えた現代において，壮年期の栄養指導を高齢者にも同じように行うのではなく，ライフステージに合わせた栄養指導，運動指導をすることがすすめられている．具体的には，サルコペニア予防のためのタンパク質摂取などに留意すべきである．

　一方，40歳以前の場合は，表13-1に示すように，すでに男性では40歳代で肥満者が増加し，経年的にメタボリックシンドロームの各因子が増加してくることを考えると，それ以前の対策も重要である．そこで，今回の保健指導においても，30歳，35歳の節目健診を行い，生活習慣の改善が必要と考えられる場合には，保健指導を行うことをすすめている．

　また，これまでの保健指導については，主として肥満者に重点を置いていたことから，非肥満者に対する保健指導が十分でなかった点が反省点としてあげられ，巻末付録1 表2に示すように，非肥満者の脂質異常症についても，十分な生活習慣の改善指導を推奨している．

　以下では主として，40〜64歳までの肥満者の脂質異常の保健指導についてふれておく．

表13-1　日本人のメタボリックシンドロームのリスク因子の頻度

年齢〔歳〕	40〜44	45〜49	50〜54	55〜59	60〜64	65〜69	70〜74	75〜79
男性における頻度（％）								
腹部肥満	49.1	56.4	54.0	57.1	55.1	61.2	48.4	43.3
高TG	33.7	43.6	31.2	28.8	33.1	25.4	25.8	13.3
低HDL-C	11.3	14.2	12.3	13.1	12.5	9.0	9.7	13.3
血圧高値	16.2	20.8	28.7	27.2	49.3	41.8	43.5	40.0
高血糖	11.3	15.6	19.5	23.6	22.8	22.4	25.8	16.7
女性における頻度（％）								
腹部肥満	5.3	11.4	16.8	16.7	11.7	16.1	14.7	17.1
高TG	6.4	7.3	15.1	22.2	20.7	20.4	18.7	14.6
低HDL-C	1.8	4.1	2.2	2.8	2.8	6.5	2.7	4.9
血圧高値	8.8	8.9	17.8	19.4	49.7	49.5	40.0	43.9
高血糖	1.8	4.9	3.8	10.2	9.7	15.1	16.0	14.6

出典：Arai H, et al.: J Clin Geront Geriat, 1: 42-47, 2010.

1　LDL-C，non-HDL

non-HDL については LDL-C とほぼ同様の保健指導が行われることから，ここでは同一項目で扱う．単に non-HDL = LDL-C + 30 mg/dL と理解していただきたい．

i）LDL-C ≧ 180 mg/dL（non-HDL-C ≧ 210 mg/dL）

これまでは LDL-C が 140 mg/dL 以上であれば，直ちに受診勧奨であったが，今回より2段階に分けられ，180 mg/dL 以上であれば，直ちに医療機関を受診することとなり，140〜179 mg/dL であれば，3〜6カ月保健指導を受けたのち，医療機関で再検査を受けることを勧奨している．これは，LDL-C が 180 mg/dL 以上であれば，家族性高コレステロール血症 familial hypercholesterolemia（FH）も考慮すべき[7]であり，FH の診断がつけば，厳格な薬物療法が必要になるからである．また，二次性高コレステロール血症も否定できず，原因疾患の同定も必要になってくる．

ii）LDL-C 140〜179 mg/dL（non-HDL-C 170〜209 mg/dL）

以前は LDL-C が 140 mg/dL 以上の場合，直ちに医療機関の受診となっていたが，現実には，医療機関においてもほかのリスク因子〔糖尿病や慢性腎臓病 chronic kidney disease（CKD）など〕がないかぎり，食事療法や運動療法などで，数カ月間観察し改善がみられない場合に初めて薬物療法も考慮するという手順であったことより，まずは生活習慣の改善指導を試みたのちに医療機関で再検査すべきという手順になった．この際の生活習慣の改善指導については，のちに述べる．

iii）LDL-C 120〜139 mg/dL（non-HDL-C 150〜169 mg/dL）

このレベルでも肥満者の場合は積極的な保健指導を行うことが望ましい．特定健診の真の目的は，メタボリックシンドロームや関連疾患に移行することと重症化を予防することにあるからであり，このレベルで積極的な介入をすることにより，重症化予防を可能にし，医療費削減にもつながることが期待される．また，非肥満者においても，これ以上の値にならないように生活習慣の改善を促すことが重要である．

2　TG

ⅰ）TG≧500 mg/dL

この場合は，これまで述べたように，急性膵炎を発症するリスクが高くなるので，早急に医療機関を受診することがすすめられる．また，場合によっては飲酒に起因する可能性もあるので，節酒して医療機関を受診することも原因の究明には役立つ可能性がある．

ⅱ）TG 300～499 mg/dL

たとえ食後であっても，このレベルの TG 値であると，冠動脈疾患 coronary artery disease（CAD）発症リスクが高くなることが知られているので，注意が必要である．しかし，このレベルの TG 値であると生活習慣の改善がきわめて有効であることから，食事や運動療法を3～6カ月行った後，医療機関において再検査をすることがすすめられる．

ⅲ）TG 150～299 mg/dL

これまでの住民健診などのデータからみると，このレベルで冠動脈疾患（CAD）の発症は有意に上昇する[8]．したがって，もっとも頻度が高い集団であることから，とくに積極的な指導が求められる．また，このレベルであると，薬物療法を考慮するより生活習慣の改善が有効であることから，生活習慣の改善を第一義的に考慮すべきである．

3　HDL-C

HDL-C については検査値による階層分けはなく，40 mg/dL の低値では，それだけで保健指導対象となる．低 HDL-C 血症については，動脈硬化発症予防に関する有効な薬物療法が確立されておらず，生活習慣の改善，とくに運動療法がもっとも重視される状態といえる．とくに，TG が高くて，HDL-C が低い場合は，きわめて心血管疾患 cardiovascular disease（CVD）発症率が高くなるので，十分な指導が必要である．

4　具体的な生活習慣の改善指導

1　体重のコントロール

肥満者の場合は，体重のコントロールだけで，ほかのリスク因子を改善できることをきちんと指導することが重要である．過去の特定健診の結果からも現体重の3％の減量で，ほかのリスク因子が改善することが報告されている[9]．必ずしも適正体重を目指すのではなくても減量効果があることを指導する必要がある．

2　食事療法

わが国の冠動脈疾患の死亡率はほかの先進諸国と比べてきわめて低く推移し，その要因に食事の影響がある．多くの疫学調査において，わが国の食材を用いた伝統的な日本食は冠動脈疾患の発症予防に有効である[7]．伝統的な日本食では，肉類や卵類よりも魚類と大豆製品を多めに摂取し，脂肪酸を動脈硬化予防に適したバランスで摂取している．また，雑穀類や大麦と精白度の低い米類，果物類，野菜類，海藻類，緑茶を摂取することをとおして食物繊維やビタミン，ミネラル類を充足している．

ここでは，とくに摂取することが動脈硬化性疾患の予防につながるということが証明さ

れているものについて，ふれておく．

i）n-3系多価不飽和脂肪酸

わが国の疫学調査で，魚類や n-3系多価不飽和脂肪酸の摂取量と冠動脈疾患による死亡率のあいだに負の相関が認められている[10]．魚油に多く含まれる n-3系多価不飽和脂肪酸の血清 TG 値の低下作用，血圧の低下作用，血小板凝集の抑制作用，内皮機能の改善などを介した効果と考えられている．

ii）食物繊維

食物繊維の摂取は，腸管での脂肪吸収の抑制に伴う LDL-C 低下作用がある[11]．食物繊維を充足するためのものとして，未精製穀類（玄米や大麦など），大豆（豆腐，納豆など），野菜類，海藻類，果物類，イモ類などの植物性食品があげられる．

iii）大豆，野菜，果物

植物性食品の大豆，大豆製品やそのおもな成分であるイソフラボンの摂取が冠動脈疾患や脳梗塞の発症抑制と関連することが女性で報告されている[11]．大豆に含まれるイソフラボン，タンパク質，多価不飽和脂肪酸などによる軽度の LDL-C 低下，抗酸化作用，血圧低下作用，エストロゲン様作用などが関与していると考えられている．

また，野菜，果物は低カロリーで，食物繊維，ビタミン，ミネラルが豊富であり，多く摂取することがすすめられる．カリウム，ビタミン C，ビタミン B_6 などの摂取量が冠動脈疾患の発症抑制と関連することが報告されている．

iv）飽和脂肪酸

動物性脂肪に多く含まれる飽和脂肪酸の摂取は，インスリン抵抗性の悪化および LDL-C 値の上昇を招くことが，欧米諸国と同様に，わが国においても示されている[12]．一方，わが国において，飽和脂肪酸の摂取量が極端に少ないと脳出血の発症率が高いことが示されており，総エネルギー比4.5％以上，7％未満の飽和脂肪酸を摂取することがすすめられる．

3　運動療法

運動療法は，肥満や，それに伴う代謝異常についても有効に作用することはよく知られているが，それにとどまらず，究極の目的である心血管疾患の予防に対しても，直接的に効果があることが知られている．また，最近は認知症予防，フレイル予防という観点からも注目されており，従来の有酸素運動に加えて筋力トレーニングや，より軽度な身体活動などもすすめるべき運動療法の1つである．

おわりに

特定健診・保健指導の大きな目的は，肥満を基盤とするメタボリックシンドロームの予防をはじめ脳・心血管疾患を予防することにある．しかし，国民の健康寿命のことを考えると，高齢者のロコモティブシンドロームも重要な課題であり，特定保健指導を受けることによって，ロコモティブシンドロームを誘導されることがあってはならない．また，40歳から始まる特定健診であるが，肥満男性は40歳以前からの健康管理が重要であるということが大きなメッセージといえる．

文献

1）Miller WG, et al.: Clin Chem, 56: 977-986, 2010.
2）Miida T, et al.: Atherosclerosis, 225: 208-215, 2012.
3）Miida T, et al.: J Atheroscler Thromb, 24: 583-599, 2017.
4）寺本民生: non-HDL等血中脂質評価指針及び脂質標準化システムの構築と基盤整備に関する研究, 平成25年度～27年度 総合研究報告書, 厚生労働科学研究費補助金 循環器疾患・糖尿病等生活習慣病対策総合研究事業, p.1-24, 2016.
5）Kuwabara K, et al.: J Atheroscler Thromb, 23: 477-490, 2016.
6）Shimano H, et al.: J Atheroscler Thromb, 15: 116-121, 2008.
7）日本動脈硬化学会 編: 動脈硬化性疾患予防ガイドライン2017年版, 日本動脈硬化学会, 2017.
8）Iso H, et al.: Am J Epidemiol, 153: 490-499, 2001.
9）Muramoto A, et al.: Obes Res Clin Pract, 8: e466-e475, 2014.
10）Iso H, et al.: Circulation, 113: 195-202, 2006.
11）Kokubo Y, et al.: Circulation, 16: 2553-2562, 2007.
12）Yamagishi K, et al.: J Atheroscler Thromb, 22: 435-439, 2015.

Ⅲ 健診結果の読みかた，説明の方法

14 冠動脈疾患（虚血性心疾患）発症予防からみた脂質管理
―動脈硬化性疾患予防ガイドラインと吹田スコア―

岡村智教　宮本恵宏

> **Point**
> - 冠動脈疾患の予防のためには，メタボリックシンドロームだけでなく LDL コレステロール（LDL-C）の管理も重要であり，これらは並立したリスク因子の二本柱である．
> - LDL-C の管理目標値（治療目標値）は，冠動脈疾患の発症リスクが高い者ほど厳格にすべきである．
> - 個人の冠動脈疾患発症リスクの評価には，吹田研究に基づく吹田スコアが用いられ，年齢，性別，喫煙，血圧区分，LDL-C，HDL コレステロール（HDL-C），耐糖能異常，家族歴が計算に使われる．

> **Keyword**
> - LDL コレステロール（LDL-C）
> - 吹田スコア
> - 冠動脈疾患（虚血性心疾患）

14-1 なぜ高 LDL-C 血症はメタボリックシンドロームの構成要素ではないのか

 1　虚血性心疾患の予防と LDL-C の管理

　米国では死因の第1位が心筋梗塞などの虚血性心疾患（冠動脈疾患）だったこともあり，その予防対策が一貫して行われてきた．その嚆矢が，戦後すぐに開始された Framingham 研究であり，当初の研究成果として高コレステロール血症〔当初は総コレステロール（TC）が高い状態を意味し，現在ではとくに LDL コレステロール（LDL-C）が高い場合を示す〕，高血圧，喫煙の三大リスク因子が同定された．なかでも高コレステロール血症はとくに虚血性心疾患との関連が強く，これは遺伝性の家族性高コレステロール血症 familial hypercholesterolemia（FH）のホモ型の患者が未治療で経過すると，そのほとんどは脳卒中など，ほかの心血管疾患ではなく，虚血性心疾患を発症することからも明らかである[1]．そのため，虚血性心疾患の予防対策においては高コレステロール血症の対策が最重要課題であった．その後の長期にわたる動脈硬化の基礎研究，疫学研究，臨床研究により，虚血性心疾患予防のための主要ターゲットが LDL-C であること，LDL-C を下げることにより虚血性心疾患が予防できることが明らかとなった[2]．

2　残余リスクの探索とメタボリックシンドロームの誕生

　現在，特定健診・特定保健指導（以下，特定健診・保健指導）の対象となっているメタボ

リックシンドロームは，そのような流れのなかで，LDL-C を低下させても虚血性心疾患を発症するのはどのような状態かという，いわゆる「残余リスク」探索の過程からクローズアップされてきた疾病概念である．そのため，メタボリックシンドローム対策と同時に LDL-C の管理も行わなければ，虚血性心疾患の予防対策としては不十分であることを忘れてはならない．これは，動脈硬化や脂質異常症の専門家のあいだでは議論するまでもない常識であるが，それゆえに，一般には，くわしく説明されていなかった面もあった．そのため，メタボリックシンドロームの構成因子に LDL-C が含まれていないことの理由として，LDL-C がトリグリセライド(TG)や HDL コレステロール(HDL-C)より重要でない検査項目であると誤解されている場合さえあった．

そこで「標準的な健診・保健指導プログラム【平成30年度版】」からの改定では，

> メタボリックシンドロームは，高 LDL コレステロール血症とは独立したハイリスク状態として登場した

とあわせて，

> 内臓脂肪の蓄積に起因する糖尿病，脂質異常症，高血圧症は，生活習慣の改善により予防可能であり，また，発症してしまった後でも，LDL コレステロールと同時に，血糖，血圧等をコントロールすることにより，心筋梗塞等の虚血性心疾患，脳梗塞等の脳血管疾患，人工透析を必要とする腎不全等への進展や重症化を予防することが可能である

ことが明記された．現在では，TG を低下させたり HDL-C を上昇させたりすることによって，虚血性心疾患の予防を目指した臨床試験においても，標準治療として対照群を含めてスタチン系の薬剤などで LDL-C を低下させた状態で行うことが大前提となっている．

2 「動脈硬化性疾患予防ガイドライン」と絶対リスク

1 動脈硬化性疾患の予防

日本動脈硬化学会では2002年から5年ごとにガイドラインの改訂を行っている．本ガイドラインにおいて，わが国の脂質異常症の診断基準値や管理目標値が示されているが，単に，脂質異常症の治療ではなく動脈硬化性疾患の予防に焦点をあてた「動脈硬化性疾患予防ガイドライン」として発行されている．動脈硬化性疾患とは，血管壁へのコレステロールの蓄積と，それに伴う炎症を背景として動脈の閉塞(梗塞病変)を起こす疾患の総称である．心血管疾患のなかでは，虚血性心疾患と一部の脳梗塞(アテローム血栓性梗塞)がこれに該当する．

2 ガイドラインにおける絶対リスクの導入

「動脈硬化性疾患予防ガイドライン」では，2012年版から脂質管理目標値の設定に「絶対リスク」を用いるようになった．医学研究でよく用いられる相対リスクは，基準グループと調査対象グループ(通常は何らかのリスク因子の曝露したグループ)の発症リスクの比を示すものである．これはわかりやすい指標であり，また，近似値(オッズ比)でよければ症

例・対照研究からも算出可能である．しかし，年間1/1,000の確率で発症する疾患の発症率が，ある曝露要因の影響で3/1,000に増えた場合でも，1/10の発症率が3/10になった場合でも相対危険度は3となり，まったく同じである．しかし，実際の発症率は0.3％と30％と大きく異なるため，当然，発症率30％のほうが予防対策上の優先度が高くなる．ガイドラインにおける絶対リスクの導入により，一人ひとりの将来の動脈硬化性疾患のリスクを予測することが可能となり，リスクが高いほどより厳格な脂質管理基準が設定できる．また，脂質異常症だけで動脈硬化性疾患が発症するわけではないので，このような予測には，ほかの主要なリスク因子も含めた予測ツールが必要とされ，その開発のためにはコホート研究が必須である．たとえば，米国心臓病学会／米国心臓協会 ACC/AHA 2013 のガイドラインでは new pooled equation という予測式を用いている[3]．

日本動脈硬化学会の2012年版では，10年以内の虚血性心疾患による死亡を予測する NIPPON DATA80 リスクチャートが用いられたが[4]，2017年版のガイドラインからは虚血性心疾患の発症を予測する吹田スコアが用いられている[5]．

14.3 吹田スコアを用いた将来の虚血性心疾患発症リスクの予測

1 吹田スコアと吹田研究

吹田スコアは，都市住民のコホート研究である吹田研究に基づいて開発された．吹田研究は，大阪府吹田市の市民から無作為抽出された集団を長期的に追跡しており，健診所見や生活習慣と心血管疾患との関連を明らかにして日本人の健康維持および増進のための基礎資料を得ることを目的としている．わが国の循環器疾患の疫学研究は，非都市部の住民を対象としたものが多いが，わが国の人口のうち約66％は都市部に住んでいるとされ，都市部の一般住民での検証も必要であった．

2 吹田スコアの成り立ち

国立循環器病センター集団検診部（当時）によって吹田研究が開始されたのは，平成元年（1989年）であり，現在までに，この年に抽出された1次コホートの追跡調査から多くの研究成果が出ている（ほかに2次コホートとボランティアコホートがある）．日本人は欧米人に比べて脳卒中が多く虚血性心疾患が少ないことで知られるが，吹田研究は国内のコホート研究としては虚血性心疾患の発症率が高く，心血管疾患の病型の欧米化が進んでいる地域と考えられている．

吹田スコアは，吹田研究の1次コホートにおいて，登録時に30～79歳で虚血性心疾患と脳卒中の既往のない5,521人（男性2,796人，女性2,725人）を2007年末まで追跡し，その間の虚血性心疾患の発症を登録することによって開発することができた（平均追跡期間は11.8年）．吹田スコアによる虚血性心疾患の発症リスク評価は，検査（健診）時点から10年間の心筋梗塞・心疾患による突然死・冠血行再建術を要する冠動脈疾患の発症の複合エンドポイントに対して行われ，オリジナルのスコアでは，性別，年齢，喫煙の有無，高血圧の有無，LDL-C，HDL-C，糖尿病の有無，推算糸球体濾過量（eGFR）が60，30～59，30 mL/分/1.73 m² 未満の3区分にあたる慢性腎臓病 chronic kidney disease（CKD）がリ

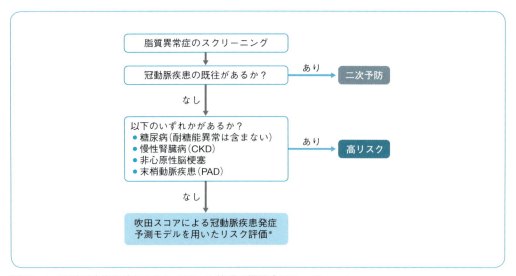

図 14-1　冠動脈疾患予防からみた LDL-C 管理目標設定フローチャート
*　吹田スコアは表 14-1 参照．
［日本動脈硬化学会 編：動脈硬化性疾患予防ガイドライン 2017 年版，日本動脈硬化学会，p.52，2017 を一部改変］

スク因子として予測に用いられている．

3　「動脈硬化性疾患予防ガイドライン2017年版」における吹田スコアの活用

　「動脈硬化性疾患予防ガイドライン2017年版」（以下，「ガイドライン2017年版」）[6]における冠動脈疾患予防からみた LDL-C 管理目標設定フローチャートを示す（図14-1）．「ガイドライン2017年版」における虚血性心疾患のリスク評価は，最終的に対象者を「二次予防」「高リスク」「中リスク」「低リスク」のいずれかに分類することになる．まず虚血性心疾患（冠動脈疾患）の既往歴がある者は再発予防の対象である「二次予防」に分類される．次いで糖尿病，慢性腎臓病，非心原性脳梗塞，末梢動脈疾患 peripheral arterial disease（PAD）がある者は，自動的に「高リスク」となる．そして，このいずれにも該当しなかった者のリスク評価を吹田スコアで行う．

　さらに，「ガイドライン2017年版」における各リスク因子の吹田スコアによる各リスク因子の得点を示す（表14-1）．「ガイドライン2017年版」で用いられている吹田スコアは，オリジナルの論文のものとはやや異なる．オリジナル論文の吹田スコアでは，糖尿病と慢性腎臓病も得点化されているが，すでに述べたように，糖尿病と慢性腎臓病があれば自動的に「高リスク」と判定されるため「ガイドライン2017年版」では，これらの得点は使用しない．また，耐糖能異常と早発性冠動脈疾患の家族歴はオリジナル論文の吹田スコアにはないため，「ガイドライン2017年版」では喫煙に相当する5点として追加されている．そして，個人の健診所見などに基づいて，表14-1の①〜⑧の合計点数を求める．家族歴などが不明な場合は「なし」として計算する．

　なお，スコアの計算にはメタボリックシンドロームが入っていない．メタボリックシンドロームは内臓脂肪の蓄積を共通基盤としてリスク因子（高血圧，糖尿病，脂質異常症）を伴った状態と定義されるが，冠動脈疾患や脳卒中の発症に直接関与するのはリスク因子で

表14-1 「動脈硬化性疾患予防ガイドライン2017年版」における吹田スコア

	各リスク因子の範囲	点 数	点 数
①年齢	35〜44	30	
	45〜54	38	
	55〜64	45	
	65〜69	51	
	70〜	53	
②性別	男性	0	
	女性	−7	
③喫煙[*1]	あり	5	
④血圧[*2] (mmHg)	至適血圧　SBP＜120 かつ DBP＜80	−7	
	正常血圧　SBP 120〜129 かつ/または　DBP 80〜84	0	
	正常高値血圧　SBP 130〜139 かつ/または　DBP 85〜89	0	
	Ⅰ度高血圧　SBP 140〜159 かつ/または　DBP 90〜99	4	
	Ⅱ度高血圧以上　SBP≧160 かつ/または　DBP≧100	6	
⑤HDL-C (mg/dL)	＜40	0	
	40〜59	−5	
	≧60	−6	
⑥LDL-C (mg/dL)	＜100	0	
	100〜139	5	
	140〜159	7	
	160〜179	10	
	≧180	11	
⑦耐糖能異常	あり	5	
⑧家族歴[*3]	早発性冠動脈疾患 家族歴あり	5	
		①〜⑧の点数を合計	点

*1　禁煙後は非喫煙として扱う．
*2　治療中の場合，現在の血圧値で考える．
*3　家族歴は，第1度近親者（親子，兄弟姉妹）かつ発症時の年齢が男性55歳未満，女性65歳未満．
出典：日本動脈硬化学会 編：動脈硬化性疾患予防ガイドライン2017年版，日本動脈硬化学会，p.53，2017．

ある．冠動脈疾患や脳卒中の発症者のうち少なくとも半分程度は通常の意味での肥満を伴っておらず，リスク因子の数やレベルが同じであれば肥満の有無によって発症率に差はない．

また，リスク因子を伴わない肥満のみの場合，よほど高度な肥満でない限り冠動脈疾患や脳卒中の発症危険性を上昇させない．そのため発症リスクの予測に際して，肥満と非肥満の区別をする必要がないため，吹田スコアにはメタボリックシンドロームが含まれていない．メタボリックシンドロームと判定された者は，内臓脂肪を減らせばリスク因子が改善する可能性をもっていると考えればよく，保健指導が奏功すればリスク因子の改善を通じて発症リスクの低下が期待できる．

表14-2 吹田スコアで予測される冠動脈疾患(虚血性心疾患)の今後10年以内の発症確率

表14-1の ①〜⑧の 合計点	10年以内の 虚血性心疾患の 発症率(%)〈オリジナル論文の記載〉	発症確率(%)〈発症確率の詳細〉			リスク分類
		最小値	最大値	中央値	
35以下	<1		1.0	0.5	低リスク (2%未満)
36〜40	1	1.3	1.9	1.6	
41〜45	2	2.1	3.1	2.6	中リスク (2〜9%)
46〜50	3	3.4	5.0	4.2	
51〜55	5	5.0	8.1	6.6	
56〜60	9	8.9	13.0	11.0	高リスク (9%以上)
61〜65	14	14.0	20.6	17.3	
66〜70	22	22.4	26.7	24.6	
≧71	>28	28.1		≧28.1	

→ 管理目標値(表14-3)へ

出典:日本動脈硬化学会 編:動脈硬化性疾患予防ガイドライン2017年版,日本動脈硬化学会,p.53,2017.

表14-3 リスク区分別管理目標値

治療方針の原則	管理区分	脂質管理目標値(mg/dL)			
		LDL-C	non-HDL-C	TG	HDL-C
一次予防 まず生活習慣の改善を行ったのち,薬物療法の適応を考慮する	低リスク	<160	<190	<150	≧40
	中リスク	<140	<170		
	高リスク	<120	<150		
二次予防 生活習慣の是正と薬物治療を考慮する	冠動脈疾患の既往	<100 (<70)*	<130 (<100)*		

* 家族性高コレステロール血症,急性冠症候群のときに考慮する.糖尿病でも,ほかの高リスク病態(非心原性脳梗塞,末梢動脈疾患(PAD),慢性腎臓病(CKD),メタボリックシンドローム,主要リスク因子の重複,喫煙)を合併するときはこれに準ずる.
- 一次予防における管理目標達成の手段は非薬物療法が基本であるが,低リスクにおいてもLDL-C値が180 mg/dL以上の場合は薬物治療を考慮するとともに,家族性高コレステロール血症の可能性を念頭においておくこと(「ガイドライン2017年版」第5章参照).
- まずLDL-Cの管理目標値の達成を目指し,その後non-HDL-Cの管理目標値の達成を目指す.
- これらの値はあくまで到達努力目標値であり,一次予防においてはLDL-C低下率20〜30%,二次予防においてはLDL-C低下率50%以上も目標値となりうる.
- 高齢者(75歳以上)については「ガイドライン2017年版」第7章を参照.

出典:日本動脈硬化学会 編:動脈硬化性疾患予防ガイドライン2017年版,日本動脈硬化学会,p.54,2017.

4 吹田スコアによる虚血性心疾患の発症確率の判定と管理目標

ここで,表14-1で求めた合計得点に基づいて,吹田スコアで予測される10年以内の虚血性心疾患の発症確率を示した(表14-2).「ガイドライン2017年版」では10年以内の虚血性心疾患の発症確率が2%未満(スコア40点以下)であれば「低リスク」,9%以上(スコア56点以上)であれば「高リスク」,このあいだ(2〜9%,スコア41〜55点)であれば「中リスク」と判定される.そして,それぞれの段階に応じた脂質管理目標値は表14-3のようになる.リスクの大きさによってLDL-Cの管理目標値は異なり,低リスクだと160 mg/dL未満,中リスクだと140 mg/dL未満,高リスクだと120 mg/dL未満となる.non-HDL-C(=TC−HDL-C)もリスク別の目標値となっているが,まずLDL-Cの管理目標値の達成

を目指し，それを達成したら non-HDL-C の管理目標値の達成を目指すこととされている．（これら一連の計算は煩雑にみえるが，「ガイドライン2017年版」の発刊と同時に「冠動脈疾患発症予測・脂質管理目標値設定アプリ」[7]が公開され，日本動脈硬化学会の公式サイトから簡単にダウンロードできる．これを使えば1分程度で絶対リスクと管理目標値を求めることが可能である．）

なお，表14-3の注釈には，「低リスクにおいても LDL-C 値が180 mg/dL 以上の場合は薬物治療を考慮する」という記載がある．「標準的な健診・保健指導プログラム」の平成25年（2013年）度の【改訂版】から導入されたフィードバック文例集において，LDL-C が180 mg/dL 以上の場合には「至急かかりつけの医療機関を受診してください」という記載があり，【平成30年度版】でも踏襲されているのはそのためである．

逆にいうと，「ガイドライン2017年版」にも記載されているように，脂質異常症の診断基準である LDL-C 140 mg/dL 以上（これは特定健診の受診勧奨判定値でもある）は，あくまでもスクリーニング基準であり，薬物治療の開始基準ではないことに留意すべきである．また，75歳以上の高齢者については個別に対応すべきであり，吹田スコアなどを用いた管理目標値の設定は行わないことも記載されている．これは，絶対リスクは年齢の影響が大きいこと，高齢者では合併症の有無や個人差が大きいためである．すなわち，吹田スコアを用いる対象者の年齢の上限は，特定健診の対象者の上限（74歳）と同じである．

4 LDL-C とその他の脂質の管理

1 脂質の管理目標の優先順位

ⅰ）LDL-C

表14-3において，脂質の各項目の記載順位が，左から LDL-C，non-HDL-C，TG，HDL-C となっているのには理由がある．まず LDL-C については，すでに述べたように病態生理学的に動脈硬化性疾患の根本原因と考えられること（動脈硬化巣には必ずコレステロールが蓄積している），LDL-C 値を低下させることによって虚血性心疾患を予防できたという臨床試験が数多く公表されていることから最優先となっている．

ⅱ）TG と HDL-C

次いで non-HDL-C となるが，これも，すでに述べたように LDL-C の管理目標値が達成されたあとの二次目標値とされているためである．LDL-C 値を下げてもなお，non-HDL-C 値が高い場合は，基本的に TG 値が高いか HDL-C 値が低い（もしくはこの両方を有する）場合であり，この場合，必然的に TG と HDL-C の管理目標値も同時に考えることになる．そして，これはメタボリックシンドロームの管理が有効手段となることにほかならないため，肥満を伴えば，その対策が重要となる．一方，肥満を伴わない場合や減量しても効果が乏しい場合は，薬物治療の対象となるが，その際は HDL-C ではなく TG が優先的なターゲットになる．これは，フィブラート系薬剤など TG 値を低下させることができる有効な薬剤がある一方で，HDL-C 値を特異的に上昇させる薬剤はほとんどなく，また，薬剤によって HDL-C 値を上昇させた場合の心血管疾患の予防効果ははっきりしないためである．

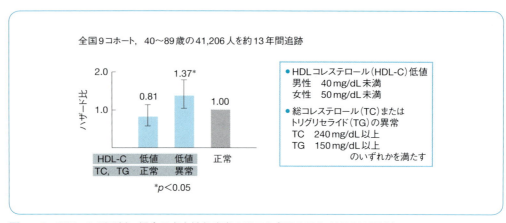

図14-2 HDL-Cだけ低い場合の虚血性心疾患のリスク（EPOCH-JAPAN研究）
性別，年齢，BMI，収縮期血圧，喫煙歴，飲酒歴で調整，コホートで層別化．
[Hirata T, et al.: Eur J Epidemiol, 32: 547-555, 2017を参考に作成]

iii) HDL-Cのみが低い場合

実際に，HDL-Cの低値しか異常がない場合は，虚血性心疾患の死亡リスクが上昇しないことが，わが国の大規模コホート統合研究のEPOCH-JAPAN (Evidence for Cardiovascular Prevention from Observational Cohorts in Japan)研究で示されている．図14-2に，その結果を示すが，単にHDL-Cが低いだけで，総コレステロール（TC）値が240 mg/dL未満（LDL-Cだと160 mg/dL未満相当），TGが150 mg/dL未満の場合は，虚血性心疾患のリスクは上昇していない．一方，これらの脂質異常を伴う低HDL-C血症では，虚血性心疾患の死亡リスクはHDL-Cが正常の場合に比べて1.37倍有意に高かった[8]．

LDL-CもTGも低く，HDL-Cだけが保健指導判定値や受診勧奨判定値を下まわる場合も散見されるが，これをどう取扱うかについては専門家のあいだでも意見が分かれる．基本的には対処不要であるが，もし喫煙者なら禁煙を，運動不足気味であれば適度な運動をすすめるのが現実的な対処法と考えられる．そのため「標準的な健診・保健指導プログラム」のフィードバック文例集〔平成25年（2013年）度の【改訂版】以降，【平成30年度版】も同様〕でも，HDL-Cの異常値による医療機関への受診を推奨しておらず，生活習慣の改善のみが推奨されている．

おわりに

心血管疾患の予防には，複数のリスク因子の適切な管理が重要である．「ガイドライン2017年版」では，脂質管理目標の設定には吹田スコアで求めた10年以内の虚血性心疾患の発症率を予測することを求めている．しかし，10年という期間だと，若い人や非糖尿病の女性では発症リスクが小さく計算されてしまうという問題点がある．そのため，提示された絶対リスクが生活習慣の改善や治療への動機付けにつながりにくいという懸念もある．これを解決するには10年リスクと同時に生涯リスク[9]を示すスコアなどが必要であり，今後の開発が待たれる．

文献

1) Mabuchi H: J Atheroscler Thromb, 24: 189-207, 2017.
2) Expert Panel on Detection, Evaluation, and Treatment of High Blood Cholesterol in Adults: JAMA, 285: 2486-2497, 2001.
3) Goff DC Jr, et al.: J Am Coll Cardiol, 63: 2935-2959, 2014.
4) NIPPON DATA80 Research Group: Circ J, 70: 1249-1255, 2006.
5) Nishimura K, et al: J Atheroscler Thromb, 21: 784-798, 2014.
6) 日本動脈硬化学会 編: 動脈硬化性疾患予防ガイドライン2017年版, 日本動脈硬化学会, p.49-57, 2017.
7) 冠動脈疾患発症予測・脂質管理目標値設定アプリのご案内（日本動脈硬化学会）. http://www.j-athero.org/publications/gl2017_app.html（2018年7月現在）
8) Hirata T, et al.: Eur J Epidemiol, 32: 547-555, 2017.
9) Turin TC, et al.: J Hypertens, 34: 116-122, 2016.

III 健診結果の読みかた，説明の方法

15 腎機能
（血清クレアチニン値，eGFR）

中川詩織　　安田宜成　　和田隆志

Point

- 慢性腎臓病（CKD）は糖尿病，高血圧などの生活習慣病や，メタボリックシンドロームがその発症および進展に大きく関与している．そのため，特定健診にて早期発見を行うことは重要である．
- 慢性腎臓病は初期の段階では自覚症状が乏しい．そのため，特定健診における保健指導は，対象者の生活習慣の改善や，医療機関の受診の意識づけに重要な役割を担っている．
- 第三期 特定健診・特定保健指導制度から，血圧や血糖の基準に該当し，医師が必要と認める者については，「詳細な健診の項目」として尿蛋白の評価に加えて血清クレアチニン値，推算糸球体濾過量（eGFR）の評価が追加された．

Keyword

- 慢性腎臓病（CKD）
- 尿蛋白
- 血清クレアチニン値
- 推算糸球体濾過量（eGFR）

はじめに

　慢性腎臓病 chronic kidney disease（CKD）患者数は国内で1,330万人，成人の8人に1人に達しており，慢性腎臓病は国民病といえるほどに頻度の高い疾患である．慢性腎臓病は，糖尿病，高血圧などの生活習慣病や，メタボリックシンドロームが発症および進展に関与していることが多く，さらには末期腎不全への進展，心血管疾患 cardiovascular disease（CVD）発症のリスク因子である．そのため，特定健診において慢性腎臓病の早期発見を行うことは重要であるといえる．

　本章では，慢性腎臓病の概要ならびに2017年に日本腎臓学会腎臓病対策委員会 腎健診対策小委員会より発表された「腎健診受診者に対する保健指導，医療機関紹介基準に関する提言」について述べる．さらに，第三期 特定健診・特定保健指導（以下，特定健診・保健指導）における健診項目とその評価法，および対象者への具体的な説明の方法について，厚生労働省健康局から発表された「標準的な健診・保健指導プログラム【平成30年度版】」のフィードバック文例集を用いて説明する．

15-1 慢性腎臓病（CKD）の概要と特定保健指導の役割

　慢性腎臓病とは，①画像診断，血液，病理，尿で腎障害の存在を示す所見（とくに蛋白尿が重要），②糸球体濾過量 glomerular filtration rate（GFR）＜60 mL/分/1.73 m^{2}のい

表15-1 慢性腎臓病(CKD)の発症および進展の予防に有効な生活指導，生活習慣病の目標値

生活指導	食塩摂取制限　3 g/日以上6 g/日未満 禁煙 適正な飲酒量 　男性20〜30 mL/日（日本酒1合以下） 　女性10〜20 mL/日 肥満の是正　BMI＜25 適度な運動
高血圧＊	糖尿病を有する場合 　蛋白尿の有無にかかわらず130/80 mmHg 未満 糖尿病を有しない場合 　蛋白尿陽性であれば130/80 mmHg 未満 　蛋白尿陰性であれば140/90 mmHg 未満
糖尿病	早期腎症の血糖コントロールの目標値 　HbA1c（NGSP）7.0％未満
脂質異常症	LDL コレステロール（LDL-C） 　120 mg/dL 未満（可能であれば100 mg/dL 未満）

＊　高齢の場合は過度の降圧を避ける．
出典：日本高血圧学会高血圧治療ガイドライン作成委員会 編：高血圧治療ガイドライン2014, p.34-35, 2014；日本腎臓学会 編：CKD診療ガイド2012, p.61-70, 73-78, 東京医学社, 2012.

ずれか，または両方が3カ月以上持続する状態と定義される．慢性腎臓病の重症度は原因（cause：C），腎機能（GFR：G），蛋白尿（アルブミン尿 albuminuria：A）による CGA 分類で評価され，腎機能障害の区分（G1〜G5）と蛋白尿区分（A1〜A3）の組み合わせで分類される．慢性腎臓病の重症度分類はステージを色分けしてリスクを示している．リスクの低い順に灰色から青色へ色が変化し，リスクが高いほど死亡，心血管疾患，末期腎不全のリスクが高くなる[1]（p.88, 表10-2参照）．

慢性腎臓病は，透析や移植を必要とする末期腎不全の予備群である点，心血管疾患のリスク因子である点において早期発見・早期介入が重要となる．蛋白尿およびアルブミン尿は腎機能低下や末期腎不全のリスク因子であり，その排泄量が増すごとにリスクが高くなる[2]（p.89, 図10-4参照）．また，慢性腎臓病では心筋梗塞や脳卒中の発症および死亡率が高いことが知られており，GFR の低下と尿蛋白排泄量の増加はそれぞれ心血管疾患の独立したリスク因子である[3]．さらに，高血圧や糖尿病を有する慢性腎臓病では腎炎を有する慢性腎臓病よりも心血管疾患発症のリスクが高いとされている[4]．

生活習慣病やメタボリックシンドロームは，慢性腎臓病の発症ならびに進展に大きく関与している．慢性腎臓病発症のリスク因子としては糖尿病，高血圧，肥満，脂質異常症，喫煙，高尿酸血症などがある．そのため，慢性腎臓病のハイリスクとなる生活習慣病の治療，および生活習慣を是正するための保健指導が有効であるといえる．慢性腎臓病の発症および進展の予防に有効な生活指導，および慢性腎臓病に合併した生活習慣病の目標値について表15-1に示す．

腎健診受診者に対する保健指導，医療機関紹介基準に関する提言

2017年に日本腎臓学会腎臓病対策委員会 腎健診対策小委員会より「腎健診受診者に対す

る保健指導，医療機関紹介基準に関する提言」が発表された[5]．提言の概要としては以下のとおりである．

> ①尿検査受診者で尿蛋白±の者は，保健指導の対象とする
> ②腎健診受診者の eGFR による医療機関受診勧奨は，eGFR45未満（CKD ステージ G3b）以降とする
> ③CKD の発症は生活習慣病重症化の指標である

1　尿蛋白（±）は保健指導の対象

これまで，わが国の特定健診の尿蛋白定性試験での尿蛋白陰性（－）と尿蛋白弱陽性（±）は，翌年までの経過観察とされ，同一カテゴリーとして対処されてきた．しかし，わが国の検討において，尿蛋白（－）の約10％，尿蛋白（±）の約60％が微量アルブミン尿（A2）相当以上の蛋白尿を認めることが明らかとなった．特定健診においては，生活習慣病に起因する慢性腎臓病の頻度が高く，早期発見，重症化予防の観点から定性尿蛋白（±）を，尿蛋白（－）と同等にするのではなく，微量アルブミン尿陽性（＋）と同等とみなすことを提言した．具体的には，尿蛋白（±）の対象者には生活習慣の改善をすすめ，翌年の特定健診で2年連続尿蛋白（±）の場合には医療機関の受診を勧奨している（図15-1）．

2　eGFR45未満（CKDステージG3b）は受診勧奨

わが国の慢性腎臓病対策において，かかりつけ医から腎臓専門医の紹介基準は，尿蛋白（－）の場合には推算糸球体濾過量 estimated glomerular filtration rate（eGFR）＜50 mL/分/1.73 m^{2}からとされてきた．一方で「CKD 診療ガイド2012」では CKD 重症度分類において，eGFR 45 mL/分/1.73 m^2 前後で G3a と G3b に分けられた．そのため，「CKD 診療ガイド2012」で定められた腎臓専門医への紹介基準は，CKD 重症度分類に加えて eGFR＜50 mL/分/1.73 m^2 があわせて踏襲され，さらに年齢別の腎予後の違いをも勘案したものであった．

この基準は，詳細な判断を可能にする反面，煩雑な印象を与えるために，紹介時の利用率としての低さが問題であった．そのため，心血管疾患や末期腎不全の発症リスクを勘案し，CKD ステージ G3aA1では生活習慣の改善を図り，状況に応じて保健指導，若年者では医療機関受診，CKD ステージ G3b 以降はすべて医療機関を受診することが妥当であると考えられた（p.88, 表10-2参照）．第三期 特定健診・保健指導においても，ステージ G3aA1症例では保健指導，ステージ G3b 以降では医療機関の受診をすすめている．

3　慢性腎臓病（CKD）の発症は生活習慣病重症化の指標

メタボリックシンドロームの診断基準に，アルブミン尿の有無が議論されており，日本人の検討でもメタボリックシンドロームに慢性腎臓病を合併することで，心血管疾患の発症が約14％上昇すると報告されている[6]．

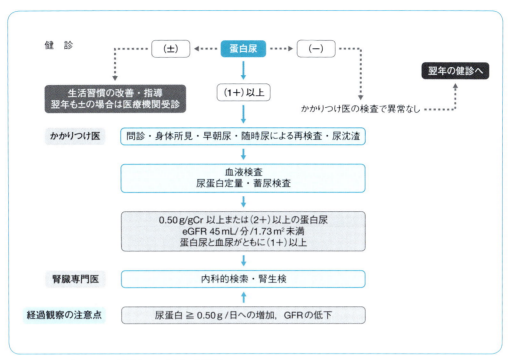

図15-1　蛋白尿および血尿＋蛋白尿の評価法
［日本腎臓学会腎臓病対策委員会 腎健診対策小委員会：腎健診受診者に対する保健指導，医療機関紹介基準に関する提言，日本腎臓学会誌，59: 38-42, 2017を一部改変］

健診項目とその評価法，対象者へのフィードバック

1　健診項目と第三期 特定健診・特定保健指導での変更点

　尿蛋白は，特定健診の検査項目として対象者全員が受ける「基本的な項目」となっている．第三期 特定健診・保健指導から，表15-2で示す判定基準に該当する者のうち，医師が必要と認める者については，「詳細な健診の項目」として尿蛋白の評価に加えて血清クレアチニン値の評価が追加された．厚生労働省健康局から発表された「標準的な健診・保健指導プログラム【平成30年度版】」では，血清クレアチニンの評価は，

> 基準に該当した者全てに対して当該健診を実施することは適当ではなく，受診者の性別・年齢等を踏まえ，医師が個別に判断する必要がある

表15-2　血清クレアチニン値の評価を検討する対象者の基準＊

血　圧	収縮期血圧　130 mmHg 以上 拡張期血圧　85 mmHg 以上
血　糖	空腹時血糖　100 mg/dL 以上 HbA1c　　　5.6%以上 随時血糖　　100 mg/dL 以上

＊　血圧もしくは血糖いずれかの基準を満たしたもの．

とされている．さらに，

> ほかの医療機関において実施された最近の検査結果が明らかで，再度検査を行う必要がないと判断される者，現に糖尿病，高血圧症，脂質異常症，虚血性心疾患，脳血管疾患等の疾患により医療機関において管理されている者については，必ずしも詳細な健診を行う必要はなく，現在の症状等を踏まえ，医師が個別に判断する必要がある．また，健康診査の結果から，直ちに医療機関を受診する必要があると判断された者については，確実な受診勧奨を行い，医療機関において，診療報酬により必要な検査を実施する

としている[7]．

2　保健指導対象

「標準的な健診・保健指導プログラム【平成30年度版】」のフィードバック文例集では，慢性腎臓病についての説明文の一部に，

> 早期発見・早期治療によって治療可能ですが，初期は自覚症状が乏しいため，そのためには健診と地域の医療施設の連携が重要です

と記載があり[7]，保健指導は対象者の生活習慣の改善や，医療機関の受診の意識づけに重要な役割を担っている．慢性腎臓病の進展予防の保健指導は，

> CKDに着目し，その要因となっている生活習慣の改善や適正な治療により，生活習慣病からのCKDの発症・進展を予防すること

が目的である[8]．そのためには，慢性腎臓病該当者と慢性腎臓病ハイリスク群（慢性腎臓病には該当しないが，慢性腎臓病のリスク因子を有し，生活習慣病からの慢性腎臓病発症リスクが高いと考えられる者）を抽出し，それぞれの対象者に応じた保健指導を行うことが重要である（図15-2）．尿蛋白，血清クレアチニン値の判定と，それに応じた説明や対応を示す（巻末付録1　表4）．

3　対象者へのフィードバック

ⅰ）医療機関への受診勧奨が必要な対象者

医療機関への受診勧奨が必要な対象は，以下の条件，

- 尿蛋白（1＋）以上（尿検査のみの場合）
- eGFRが45 mL/分/1.73 m^{2}未満，または尿蛋白（1＋）以上

であり，医療機関を受診していない場合，生活習慣病の有無にかかわらず受診勧奨を行う．過去の健診における尿異常や腎疾患既往などの経過を確認する．一方，すでに医療機関を受診しており，生活習慣病がかかりつけ医において管理されている対象者の場合は，治療中の疾患と慢性腎臓病の関係を理解し，かかりつけ医で慢性腎臓病に関する詳細な検査ができるように支援する．

　医療機関の受診歴の有無にかかわらず，慢性腎臓病の背景に生活習慣病があることを説

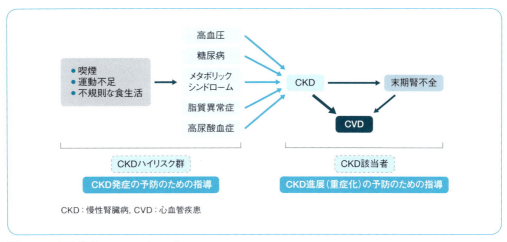

図15-2 保健指導のフローチャート
[「「CKD 進展予防のための保健指導教材」厚生労働科学研究費補助金腎疾患対策研究事業（CKD 進展予防のための特定健診と特定保健指導のあり方に関する研究）, p.12, 2013を参考に作成]

明し，生活習慣の改善（表15-1）を支援する．フィードバック文例[7]を以下に示す．

> 今回の健診の結果，腎臓の働きが低下している，又は尿蛋白が陽性であることが分かりました．腎機能低下と尿蛋白陽性は慢性腎臓病の存在を示す重要なサインです．すぐに医療機関を受診して下さい．
> 慢性腎臓病は，初期の段階では自覚症状が現れず，気づいたときには病気が進行している場合が多くみられることから，早期に発見し，治療することが重要になります．
> 慢性腎臓病の人では，そうでない人に比べて，末期腎不全により透析治療が必要な状況に10倍以上なりやすく，脳卒中・狭心症・心筋梗塞といった心血管疾患の発症やそれによる死亡の危険が2倍以上になることが分かっています．しかし，これらの危険は，適切な治療により軽減することが可能ですので，忙しいからと放置することなく，早い段階で治療を始めることが重要です．

慢性腎臓病の初期の段階では自覚症状に乏しく，医療機関の受診の必要性を実感しにくいことが多い．そのため，フィードバック文例に示すように，末期腎不全や心血管疾患のリスクについて具体的な数値を示し，早期の適切な治療によりこれらのリスクは改善することが可能であると説明すると効果的である．

ⅱ）慢性腎臓病（CKD）進展予防のための指導が必要な対象者

慢性腎臓病の進展予防のために指導が必要な対象者は以下の条件，

- 尿蛋白（±）（尿検査のみの場合）
- eGFR が45 mL/分/1.73 m^2 以上，かつ尿蛋白（±）
- eGFR が45 mL/分/1.73 m^2 以上60 mL/分/1.73 m^2 未満，かつ，尿蛋白（−）

であり，慢性腎臓病の進展予防のために保健指導を行う．過去の健診における尿異常や腎疾患既往などの経過を確認する．慢性腎臓病と生活習慣病の関係を理解させ，表15-1に

示す生活習慣の改善が必要であることを説明する．さらに，適切な生活習慣を自分で選択できるよう支援する．また，高血圧や糖尿病，脂質異常症などのリスク因子があり，尿蛋白（±）がつづく場合は，慢性腎臓病の可能性が高いため医療機関の受診をすすめる．フィードバック文例[7]を以下に示す．

> 今回の健診の結果，尿蛋白が弱陽性であることが分かりました．eGFRが60以上，かつ尿蛋白弱陽性は，確定的ではありませんが，慢性腎臓病の存在を示唆するサインです．また，eGFRが45以上60未満の場合は，腎機能の軽度の低下があり，それだけで軽症の慢性腎臓病の存在を示すサインです．これらの場合，生活習慣の改善が必要です．
> 高血圧や糖尿病，脂質異常症の存在は慢性腎臓病の危険因子です．慢性腎臓病を発症したり，これ以上悪化させないために，生活習慣病（高血圧，糖尿病，脂質異常症等）の適正な管理が重要です．高血圧や糖尿病，脂質異常症等の危険因子があり，尿蛋白±が続く場合は，医療機関で詳しい検査について相談してください．
> また，慢性腎臓病の進行に関係する生活習慣である，食塩の過剰摂取，過度の飲酒，禁煙への取り組みが大切です．メタボリックシンドロームやその予備群，肥満がある場合は，その改善が必要です．日常生活の改善につとめて下さい．

フィードバック文例に示すように，対象者に該当する生活習慣病を具体的に提示したうえで，表15-1に示す生活習慣病の目標値を明確にすることが重要である．

ⅲ）慢性腎臓病（CKD）発症予防のための指導が必要な対象者

慢性腎臓病の発症予防のために指導が必要な対象者は以下の条件，

- 尿蛋白（−）（尿検査のみの場合）
- eGFRが60 mL/分/1.73 m^{2}以上，かつ，尿蛋白（−）

であり，慢性腎臓病のハイリスクとなる生活習慣病および生活習慣を是正するための支援を行い，健診を継続受診することをすすめる．フィードバック文例を以下に示す[7]．

> 今回の健診の結果，腎臓の働きの低下はなく，尿蛋白が陰性であることが分かりました．引き続きご自身の身体の状態を確認するために，これからも健診を受診しましょう．
> ただし，慢性腎臓病の危険因子*を有する場合は，慢性腎臓病の発症予防が必要であると考えられます．
> これらの危険因子は，血管に負担をかけ，動脈硬化を進行させるため，毛細血管が集まっている腎臓も障害されます．
> そのため，生活習慣病（高血圧，糖尿病，脂質異常症等）をしっかり治療することは慢性腎臓病の発症予防に重要です．
> また，慢性腎臓病を発症する危険因子を軽減するために，食生活の改善に取り組み，肥満があれば解消することが必要です．高血圧があれば，減塩に努めましょう．禁煙も大切です．メタボリックシンドロームやその予備群である場合は，その改善が必要です．

> ＊ 慢性腎臓病の危険因子とは肥満，メタボリックシンドローム，喫煙，高血圧，糖尿病，脂質異常症，治療中あるいは治療が必要な高尿酸血症，慢性腎臓病の家族歴，過去の健診での尿異常（尿蛋白陽性），高齢（65歳以上）を指す．

フィードバック文例に示すように，生活習慣病やメタボリックシンドロームを有する対

象者は慢性腎臓病ハイリスク群であり，今回の健診では正常範囲内でも，今後，慢性腎臓病を発症する予備群であることを説明する．そのうえで，対象者に該当する生活習慣病を具体的に提示し，生活習慣病の是正のための対策と継続受診の重要性を説明すると効果的である．

おわりに

特定健診・保健指導における尿蛋白，血清クレアチニン値の評価法，結果のフィードバックの方法について説明した．慢性腎臓病は自覚症状に乏しく，かつ早期診断と介入により改善が見込まれる疾患であるため，特定健診において慢性腎臓病の早期発見を行うことは重要である．尿蛋白，eGFRの対象者を指導するにあたり，本章が一助となれば幸いである．

文献

1) 日本腎臓学会 編：CKD診療ガイド2012, 東京医学社, 2012.
2) Iseki K, et al: Kidney Int, 63: 1468-1474, 2003.
3) Matsushita K, et al: Lancet, 375: 2073-2081, 2010.
4) Nakayama M, et al: Hypertens Res, 34: 1106-1110, 2011.
5) 日本腎臓学会腎臓病対策委員会 腎健診対策小委員会：日本腎臓学会誌, 59: 38-42, 2017.
6) Kunimura A, et al: J Cardiol, 61: 189-195, 2013.
7) 厚生労働省健康局：標準的な健診・保健指導プログラム【平成30年度版】, 2018.
8) 「CKD進展予防のための保健指導教材」厚生労働科学研究費補助金腎疾患対策研究事業（CKD進展予防のための特定健診と特定保健指導のあり方に関する研究）, p.11, 2013.

16 12誘導心電図
―心房細動―

小久保喜弘　宮本惠宏　峰松一夫

Point

- 平成30年（2018年）度から特定健診で，高血圧または不整脈を認める場合には，安静時12誘導心電図検査を実施することとなった．
- 心電図検査の結果，心房細動やその他の不整脈が疑われる場合に，医療機関の受診勧奨を行い，その他の所見が認められる場合には，継続して健診受診をすすめる．
- 心房細動のリスクスコアができ，健診受診すれば自分で10年後の心房細動の予測確率を簡便に求められるようになった．

Keyword

- 心房細動　● 不整脈　● 高血圧

はじめに

　それまで基本健康診査では，安静時12誘導心電図検査を全員に実施していたが，平成20年（2008年）度より特定健診・特定保健指導（以下，特定健診・保健指導）ならびに後期高齢者健診がスタートし，心電図が必須項目から外れ，医師の判断で心電図検査を実施してきた．このため，心電図検査を一定の基準で実施することが難しく，心電図異常のハイリスク者を見落とすおそれがあった．

　今回，平成30年（2018年）度からの第三期 特定健診・保健指導では，心電図異常所見者を一定の基準で安静時12誘導心電図検査を実施できるようになった[1,2]．本章では，特定健診における安静時12誘導心電図の検査対象者およびその検査に関するフィードバック文例集[3]について述べる．

安静時12誘導心電図

　特定健診における安静時12誘導心電図検査の実施該当者は，当該年度の健診結果などの「収縮期血圧140 mmHg 以上または拡張期血圧90 mmHg 以上の者」または「問診などにおいて不整脈が疑われる者」である．すでに述べた判定基準に該当する者のうち，医師が必要と認める者については，安静時12誘導心電図を実施する．しかし，基準該当者すべてに実施することは適当ではなく，医師が個別に判断し，当該健診を必要と判断した理由を保険者へ示すとともに，受診者に説明しなければならない．

　一方，ほかの医療機関で実施された最近の検査結果が明らかで，再度検査を行う必要がないと判断される者，現在，糖尿病，高血圧，脂質異常症，虚血性心疾患，脳血管疾患な

どの疾患により医療機関において管理されている者については，必ずしも行う必要はなく，現在の症状などをふまえ，医師が個別に判断する必要がある．また，健康診査の結果から，直ちに医療機関を受診する必要があると判断された者については，確実な受診勧奨を行い，医療機関の外来で必要な検査を実施する．

心電図検査に関するフィードバック文例集

1　健診判定と対応の分類

心電図検査による判定の種別とそれに対する健診受診者への対応を表16-1にまとめる．

2　対象者への説明文例

ⅰ）心房細動が疑われる場合

> 今回の心電図検査の結果，心房細動という不整脈が疑われました．更に詳しい検査や治療が必要と思われますので，すぐに医療機関を受診してください．この不整脈があると心臓の中に血のかたまりができやすくなり，それがはがれて脳の血管につまると脳梗塞の原因になります．一般的にこの不整脈がある人は，ない人と比べて，脳梗塞になる危険性が約5倍，心臓からとんだ血のかたまりが詰まるタイプの脳梗塞だと10倍以上になることが報告されています．

ⅱ）その他の不整脈等が疑われる場合

> 今回の心電図検査の結果，不整脈が疑われました．医療機関の受診をお勧めします．自覚症状がある場合は早めの受診をお勧めします．

ⅲ）高血圧があり心電図で左室肥大が疑われる場合

> 今回の心電図検査の結果，左室肥大が疑われました．一般的に左室肥大の原因は高血圧と考えられており，左室肥大を伴う高血圧のほうが，伴わない場合よりも循環器疾患（脳梗塞や心筋梗塞）を発症しやすいと考えられています．ただし実際に左室肥大があるかどうかを健診の心電図だけで判定するのは困難です．医療機関を受診して血圧や左室肥大について相談してください．

表16-1　健診判定と対応の分類

	健診判定	対応
異常 ↑↓ 正常	心房細動が疑われる場合	すぐに医療機関を受診させる
	その他の不整脈が疑われる場合	医療機関の受診をすすめる
	高血圧があり，心電図で左室肥大などが疑われる場合	医療機関の受診をすすめる
	上記以外の場合	今後も継続して健診受診をすすめる

出典：厚生労働省健康局：標準的な健診・保健指導プログラム【平成30年度版】，2018．

ⅳ）上記以外の場合

今回の心電図検査の結果では医療機関の受診をお勧めするような異常は見つかりませんでした．引き続きご自身の身体の状態を確認するために，これからも健診を受診しましょう．

3 保険者および健診担当医への補足説明

1 健診対象者の選定

特定健診では，血圧が受診勧奨判定値以上の者，または問診などで不整脈が疑われる者のうち，医師が必要と認める者が詳細な健診項目としての安静時12誘導心電図検査の対象となる．すでに高血圧や不整脈で治療中の場合は医療機関で検査するのが原則であるが，現在の症状などをふまえ，医師が個別に判断する必要がある．詳細な健診項目としての心電図検査の対象者は以下の①，②のいずれかである．

① 収縮期血圧 140 mmHg 以上かつ／または拡張期血圧 90 mmHg 以上
② 健診時に医師の診察（聴診）や問診で不整脈（とくに心房細動）の既往や現病歴が疑われる者

不整脈の既往や現病歴が疑われる者を選び出す際に，医師の判断の補助としての問診例を表16-2に示す．これ以外の問診票でも診察時の口頭確認でもかまわないが，心電図検査の可否についての最終判断は健診担当医が決定する．

2 健診の判定

ⅰ）心房細動が疑われる場合

心房細動が疑われる場合は以下の①，②，③のいずれかである．

① 心電図上，持続的または間欠的な心房細動，心房粗動を認める者
② 期外収縮で心房細動と鑑別がつきにくい者
③ 問診や聴診から心房細動が強く疑われるものの健診時の心電図検査でははっきりとした所見が得られなかった者

表16-2　不整脈に関する問診票（例）

1．今までに心房細動を指摘されたことがありますか
はい　いいえ　わからない →「はい」に○をされた方に質問します． 　何歳ごろ指摘されましたか（＿＿歳ごろ）
2．その他の不整脈を指摘されたことがありますか
はい　いいえ　わからない →「はい」に○をされた方に質問します． 　何歳ごろ指摘されましたか（＿＿歳ごろ）
3．以下の自覚症状があれば☑をつけてください
□動悸（普段は自覚しない心臓の鼓動を不快なものとして感じる） 　□息切れ　□脈のリズムの乱れ　□胸部の不快感　□失神　□めまい

出典：厚生労働省健康局：標準的な健診・保健指導プログラム【平成30年度版】，2018．

Column

心電図検査の意義についての検討

　米国予防医療サービス専門作業部会 the U.S. Preventive Services Task Force (USPSTF) では，安静時12誘導心電図が虚血性心疾患のスクリーニングには適さないと報告されている[4]．しかし，安静時12誘導心電図で，虚血心電図変化を示す ST-T 異常[5]，異常 Q 波[6]などを認める場合は，心筋虚血，肥大型心筋症を含め，慎重に対応する必要がある．安静時心電図 ST-T 異常と血圧高値が脳卒中予測のもっとも優れた指標であり[7]，糖尿病患者では安静時心電図異常が無症候性心筋虚血の指標となる報告がある[8]．また，ブルガダ症候群，QT 延長症候群などは突然死のリスクとなる[9]．

　心電図異常所見のうち，心房細動はその後の脳卒中や循環器病，全死亡と関連があることが日本人[10〜13]，アジア[14]，欧米[15〜18]のコホート研究でみられる(表1)．過去の研究を合わせたメタ解析においても，心房細動を有すると全死亡リスクは男性で1.5倍，女性で1.7倍，脳卒中リスクは男性で1.8倍，女性で4.1倍と危険度が大きい[19]．日本人の心房細動による脳梗塞発症リスクは4〜11倍となっていた[10, 11]．また，循環器病リスクに関連する心電図の異常所見は，心房細動以外に，左室高電位[10, 20]，ST 降下[10]，異常 Q 波[21]，左室高電位と ST-T 異常の組み合わせ[22]，期外収縮頻発[23]がみられる(表2)．期外収縮頻発の頻度が高いと心房細動に移行するリスクが高い[24]．

表1　地域住民を対象としたおもな心房細動の脳卒中などの追跡研究

人種または疾患名	対象者(人)	年齢(歳)	病型	結果	文献
日本人					
久山町研究	1,621	≧40	脳梗塞 心原性脳塞栓	HR=3.7 (90%CI 1.8-7.3) HR=17.8 (90%CI 7.3-43.2)	10
新発田研究	2,302	≧40	脳梗塞	男性 HR=3.9 (90%CI 1.7-9.2), 女性 HR=11.3 (90%CI 4.5-28.5)	11
自治 コホート研究	10,929	≧40	脳卒中	男女 HR=4.1 (90%CI 2.3-7.4), 男性 HR=2.1 (90%CI 0.8-5.8), 女性 HR=10.6 (90%CI 5.0-22.4)	12
岩手県北 コホート研究	23,634	≧40	循環器死亡 脳卒中死亡 急性心臓死	HR=3.9 (90%CI 2.4-6.3) 中年 HR=14.5 (90%CI 4.8-44.3), 高齢 HR=4.9 (90%CI 1.9-12.7) 高齢 HR=3.2 (90%CI 1.4-7.5)	13
中国人					
—	3,560	≧35	脳卒中死亡 全死亡	HR=2.9 (90%CI 1.3-6.6) HR=2.1 (90%CI 1.3-3.3)	14
欧米人					
デンマーク	57,053	50〜64	脳卒中+死亡	HR=1.5 (90%CI 1.2-1.7)	15
スウェーデン	女性1,462	46.8	脳卒中	32年追跡脳卒中発症割合心房細動 (+) 25%, (−) 12%, P<0.001	16
米国 Framingham 研究	5,070 5,209	30〜62 55〜94	脳卒中 全死亡	50代 HR=4.0, 60代 HR=2.6, 70代 HR=3.3, 80代 HR=4.5 男性 OR=1.5 (90%CI 1.2-1.8), 女性 OR=1.9 (90%CI 1.5-2.2)	17
オーストラリア	1,770	>60	脳卒中	男性 HR=2.7 (90%CI 1.1-6.4), 女性 HR=5.6 (90%CI 2.7-11.4)	18
メタ解析	4,371,714		全死亡 脳卒中死亡	男性 RR=1.5 (90%CI 1.3-1.7), 女性 RR=1.7 (90%CI 1.5-1.9) 男性 RR=1.8 (90%CI 1.4-2.2), 女性 RR=4.1 (90%CI 2.5-6.5)	19
認知症					
Rotterdam 研究	6,514	68.7	認知症	HR=1.3 (90%CI 1.0-1.7), <67歳 HR=1.8 (90%CI 1.1-2.9), ≧67歳 HR=1.1 (90%CI 0.9-1.5)	28
メタ解析(8研究)			認知機能障害	RR=1.4 (90%CI 1.1-1.7)	35

HR：ハザード比, 90%CI：90%信頼区間, OR：オッズ比, RR：相対危険度.

心原性によるめまいは，一過性の脳血流低下により起こり，回転性であることは少なく，ふらつき，動悸，冷汗，悪心・嘔吐などの随伴症状を伴うこともある．めまいの直接の原因となる不整脈は，たとえ症状がなかったとしても12誘導心電図を施行して確認すべきである．また，めまい以外では不整脈は認められないため，1回の心電図検査で診断に至ることはあまりなく，引き続き経過観察が必要である．欧州心臓病学会の「失神に関するガイドライン」では，不整脈原性の失神を示唆する所見についてふれており[25]，めまいの診療時にも役立つものと思われる（表3）．とくに，陳旧性心筋梗塞所見，QT延長症候群やブルガダ症候群様の心電図所見などがあれば，不整脈原性のめまいを疑い，精査を行う必要がある．

　心房細動は心原性脳塞栓ばかりではなく，一過性脳虚血発作[26]，心不全[27]，認知症とくに脳血管性認知症[28,29]のリスクでもある．しかし，心房細動の予防，早期発見は臓器不全症の予防にも寄与することが可能である．さらに最近，欧米以外でわが国の地域住民を対象とした心房細動の罹病予測リスクスコアが開発された[30]．リスクスコアに用いられる因子は，年齢，性別，循環器リスク（収縮期高血圧，過体重以上，心房細動以外の不整脈，虚血性心疾患），生活習慣，血清脂質高値〔喫煙，過剰飲酒による non-HDL コレステロール(non-HDL-C)高値〕，心雑音，弁膜症からなる（表4）．non-HDL-C 値は，non-HDL-C＝総コレステロール(TC)値－HDL コレステロール(HDL-C)値から求められ，130〜179 mg/dL が基準となっている．各因子のスコアの合計点から10年後の心房細動の予測確率が求められるので参考になる（表5）．

　また，基礎疾患で睡眠時無呼吸症候群 sleep apnea syndrome (SAS)[31,32]，慢性閉塞性肺疾患 chronic obstructive pulmonary disease (COPD)，甲状腺疾患[33,34]も心房細動のリスクである．診察時に，不整脈，心雑音のほかに，呼吸器症状や甲状腺腫大などの所見も心房細動のリスクとして重要であるため，安静時12誘導心電図検査を行うことが望ましい．

表2　おもな心電図所見と循環器病型別ハザード比

心電図所見	対象者(人)	年齢(歳)	病型	結果	文献
左室高電位	6,688	50.7	全死亡 循環器死亡 心臓死	男性 HR＝1.6 (90% CI 1.2-2.2), 女性 HR＝1.2 (90% CI 0.8-1.9) 男性 HR＝1.7 (90% CI 0.95-3.0), 女性 HR＝2.2 (90% CI 1.1-4.1) 男性 HR＝1.7 (90% CI 0.8-3.5), 女性 HR＝2.6 (90% CI 1.0-6.6)	20
左室高電位	1,621	≧40	脳梗塞	HR＝1.6 (90% CI 1.1-2.4)	10
異常 Q 波	8,339	—	心臓死	HR＝3.0 (90% CI 1.4-6.2)	21
ST 降下	1,621	≧40	脳梗塞 ラクナ梗塞	HR＝2.6 (90% CI 1.3-5.2) HR＝3.7 (90% CI 1.5-9.0)	10
ST-T 異常＋左室高電位(－) ST-T 異常＋左室高電位(＋)	8,572	49	循環器死亡	男性 HR＝2.0 (90% CI 1.3-3.0), 女性 HR＝2.7 (90% CI 1.8-4.0) 男性 HR＝1.6 (90% CI 1.0-2.7), 女性 HR＝1.6 (90% CI 1.2-2.2)	22
期外収縮頻発	7,692	52.5±13.7	全死亡 循環器死亡	HR＝1.6 (90% CI 1.1-2.2) HR＝2.0 (90% CI 1.1-3.7)	23

HR：ハザード比，90% CI：90%信頼区間．

表3　不整脈原性失神を疑う心電図所見

- 2束ブロック
- 心室内伝導障害（QRS 幅＞0.12秒）
- モービッツⅡ型2度房室ブロック
- 無症候性洞徐脈（心拍数＜50/分），洞房ブロックまたは3秒以上の洞停止
- 早期興奮症候群
- QT 延長
- ブルガダ型心電図
- 不整脈源性右室心筋症を示唆する所見
- 心筋梗塞を示唆する Q 波

表4 心房細動の予測因子

因子	スコア	合計
年齢〔歳〕		＿＿点
30〜49	男性：0点　女性：−5点	
50〜59	男性：3点　女性：0点	
60〜69	男性：7点　女性：5点	
70〜79	男性：9点　女性：9点	
循環器リスク		＿＿点
収縮期血圧≧140〔mmHg〕	2点	
BMI ≧25〔kg/m^2〕	2点	
虚血性心疾患	2点	
心房細動以外の不整脈	4点	
生活習慣・血清脂質		＿＿点
飲酒量≧2〔合/日〕	2点	
現在喫煙	1点	
non-HDL コレステロール130〜179〔mg/dL〕	−1点	
心雑音または弁膜症あり		＿＿点
30〜49〔歳〕	8点	
50〜59〔歳〕	6点	
60〜69〔歳〕	2点	
70〜79〔歳〕	0点	
	合計	＿＿点

BMI：body mass index，non-HDL コレステロール＝（総コレステロール）−（HDL コレステロール）．

表5　10年後の心房細動予測率

スコア合計〔点〕	予測率〔％〕	スコア合計〔点〕	予測率〔％〕
≦0	＜0.8	10〜11	9
1〜2	1	12	12
3	2	13	16
4	3	14〜15	20
5〜7	4	≧16	27
8〜9	7		

ⅱ）その他の不整脈等が疑われる場合

その他の不整脈（心房細動と心房粗動以外）などが疑われる場合は以下の①，②，③のいずれかである．

① 心房細動（心房粗動）以外で，医師が再検査が必要と判断した不整脈がある場合
② 症状を伴う期外収縮や上室性調律，原因不明の洞性頻脈などがある場合
③ 不整脈以外でも偶然，再検査などが必要な所見が心電図で見つかった場合

ⅲ）左室肥大が疑われる場合

① ミネソタコード*では，3-1または3-3を示す者

＊ 心電図検査の所見を客観的に統一的につけるために米国Minnesota大学で発案された所見のコード大系で，世界的に広く使われている．

② Sokolow-Lyon 基準で，RV5＋SV1≧35 mm または R1＋S3≧25 mm を示す者など
③ ①または②に ST-T 変化が加わった場合，単独の場合よりも脳・心血管疾患の死亡リスクが高いという報告がある

ミネソタコードは「日循協心電図コード2005（1982版ミネソタコード準拠）」に基づいている．なお，すでに述べた基準はあくまで参考であり，最終的な判断は健診担当医が決定する．

文献

1) 厚生労働省：特定健康診査及び特定保健指導の実施に関する基準等の一部改正について，2017. http://www.mhlw.go.jp/file/06-Seisakujouhou-12400000-Hokenkyoku/0000196585.pdf（2018年7月現在）
2) 厚生労働省健康局：標準的な健診・保健指導プログラム【平成30年度版】，2018. http://www.mhlw.go.jp/file/06-Seisakujouhou-10900000-Kenkoukyoku/00_3.pdf（2018年7月現在）
3) 厚生労働省保険局：特定健康診査・特定保健指導の円滑な実施に向けた手引き（第3版），2018. http://www.mhlw.go.jp/file/06-Seisakujouhou-12400000-Hokenkyoku/0000173545.pdf（2018年7月現在）
4) Moyer VA and U.S. Preventive Services Task Force: Ann Intern Med, 157: 512-518, 2012.
5) Whincup PH, et al.: J Cardiovasc Risk, 2: 533-543, 1995.
6) Ginghina C, et al.: J Med Life, 2: 80-91, 2009.
7) Möller CS, et al.: J Epidemiol Community Health, 61: 704-712, 2007.
8) Scheidt-Nave C, et al.: Circulation, 81: 899-906, 1990.
9) Kaufman ES: Heart Rhythm, 6: S51-S55, 2009.
10) Tanizaki Y, et al.: Stroke, 31: 2616-2622, 2000.
11) Nakayama T, et al.: Stroke, 28: 45-52, 1997.
12) Iwahana H, et al.: J Epidemiol, 21: 95-101, 2011.
13) Ohsawa M, et al.: Int J Cardiol, 184: 692-698, 2015.
14) Chien KL, et al.: Int J Cardiol, 139: 173-180, 2010.
15) Rasmussen LH, et al.: J Thromb Haemost, 9: 1301-1307, 2011.
16) Blomstrand A, et al.: BMJ Open, 4: e005173, 2014.
17) Benjamin EJ, et al.: Circulation, 98: 946-952, 1998.
18) Lake FR, et al.: Aust N Z J Med, 19: 321-326, 1989.
19) Emdin CA, et al.: BMJ, 532: h7013, 2016.
20) Nakamura K, et al.: Hypertens Res, 29: 353-360, 2006.
21) Higashiyama A, et al.: J Atheroscler Thromb, 16: 40-50, 2009.
22) Rumana N, et al.: Am J Cardiol, 107: 1718-1724, 2011.
23) Inohara T, et al.: PLoS One, 8: e80853, 2013.
24) Chong BH, et al.: Europace, 14: 942-947, 2012.
25) Task Force for the Diagnosis and Management of Syncope, et al.: Eur Heart J, 30: 2631-2671, 2009.
26) Otite FO, et al.: Neurology, 87: 2034-2042, 2016.
27) Camm AJ, et al.: Europace, 12: 1360-1420, 2010.
28) de Bruijn RF, et al.: JAMA Neurol, 72: 1288-1294, 2015.
29) Jacobs V, et al.: Trends Cardiovasc Med, 25: 44-51, 2015.
30) Kokubo Y, et al.: Circ J, 81: 1580-1588, 2017.
31) Lin GM, et al.: Am J Epidemiol, 182: 49-57, 2015.
32) Gami AS, et al.: Circulation, 110: 364-367, 2004.
33) Heeringa J, et al.: Arch Intern Med, 168: 2219-2224, 2008.
34) Marrakchi S, et al.: Herz, 40 Suppl 2: 101-109, 2015.
35) Kalantarian S, et al.: Ann Intern Med, 158: 338-346, 2013.

Ⅲ 健診結果の読みかた，説明の方法

17 眼底検査
―高血圧・糖尿病―

川崎 良

Point

- 平成30年（2018年）度からの第三期 特定健診・特定保健指導では眼底検査の対象者の適用範囲が拡大され，血圧が高め，あるいは血糖値が高めのいずれかの基準に該当した者に対して医師の判断のもとに行われる検査と位置づけられた．
- 高血圧に伴う眼底変化は，高血圧の臓器障害として評価されることに加え，「将来の循環器疾患の発症リスク」の層別化としての意義づけが強調されている．
- 糖尿病に伴う糖尿病網膜症は失明の原因としても重要で，特定健診と糖尿病診療が連携することによって早期発見から適時治療へとつながることが期待される．

Keyword

- 眼底検査　● 網膜血管　● 糖尿病網膜症

1 特定健診・特定保健指導における眼底検査

平成30年（2018年）度からの第三期 特定健診・特定保健指導（以下，特定健診・保健指導）では，眼底検査の位置づけについて見直しが図られた．従来は，メタボリックシンドロームの該当者に対して医師の判断のもと行われる詳細検査だったが，平成30年（2018年）度からは対象者の適用範囲が拡大され，「収縮期血圧140 mmHg 以上，拡張期血圧90 mmHg 以上のいずれかの基準に該当した者」と「空腹時血糖126 mg/dL 以上，HbA1c（NGSP）6.5％以上，随時血糖126 mg/dL 以上のいずれかの基準に該当した者」について医師の判断のもとに行われる詳細検査となった．そこで，本章では，高血圧と糖尿病に関する眼底検査とそのフィードバックのポイントを概説する．

2 高血圧

1 高血圧の臓器所見としての眼底変化

高血圧に伴って特徴的な眼底所見が得られることは，1800年代後半には，すでに記述がある[1]．血管を直視下に評価できる網膜血管の形態変化を系統立てて4段階に分け，その重症度で死亡のリスクを層別化することができることを示したのが1939年の Keith-Wagener（-Barker）による分類[2]（表17-1）である．さらに，1953年には高血圧と細動脈変化をそれぞれ評価する Scheie による分類[3]（表17-2）が加わり，現在に至るまでわが国の循環器検診における眼底所見判定の基準として用いられてきた．一方で，高血圧の管理が向上し，重症の高血圧患者が大幅に減少しつつある現在，眼底所見においても重症例は減

表17-1 Keith-Wagener (-Barker)分類(慶大変法)

眼底病名	Keith-Wagener 分類		眼底所見
眼底正常	I 群		(S_0H_0)所見なし
高血圧性眼底			網膜動脈の軽度の狭細および硬化(Scheie 変法I度)
	II 群	a	動脈硬化が明らかとなり(Scheie 変法II度以上)，狭細もI群に比して高度となる
		b	上記に加えて，動脈硬化性網膜症または網膜(中心)静脈(分枝)閉塞がみられる
高血圧性網膜症	III 群		著明な硬化性変化に加えて，血管痙縮性網膜症がある．すなわち網膜浮腫・綿花状白斑・出血がみられ，動脈狭細が著しい
	IV 群		III群の所見に加えて，測定可能の程度以上の乳頭浮腫がある

表17-2 Scheie 分類

程度	高血圧性変化(H)	細動脈硬化性変化(S)
0度	正常	正常
1度	細動脈狭細(+)かつ/または細動脈口径不同(+)	交叉現象(+)かつ/または細動脈反射(+)
2度	細動脈狭細(++)かつ/または細動脈口径不同(++)	交叉現象(++)または銅線状
3度	2度の変化に加えて，出血点，出血斑のみられるもの，ただし網膜中心静脈血栓症を除く	交叉現象(++)および銅線状または銀線状または白線状，交叉現象(+++)または銀線状または白線状
3度＋網膜炎	上記の3度の変化に加えて，綿花状白斑または網膜浮腫のあるもの	
4度	3度＋網膜炎に乳頭浮腫のあるもの	交叉現象(+++)および銀線状または白線状
その他	H 所見が0度または1度で，出血，硬性白斑，軟性白斑，浮腫のいずれかがあるもの	

少している．

　眼底所見の判定の意義を現代の疫学研究であらためて評価し，眼底所見と循環器疾患による死亡だけでなく，眼底所見と発症のリスクとの関連が報告されている．たとえば，ARIC 研究(Atherosclerosis Risks In Communities Study)[4]では，Keith-Wagener 分類IIb 度あるいは Scheie 分類 H3にあたる網膜症の存在が，アテローム血栓性脳梗塞や心原性脳塞栓症の発症と有意に関連していた．また，Keith-Wagener 分類I度またはII度，あるいは Scheie 分類の H1またはS1～S2にあたる比較的，軽症の所見であっても，ラクナ梗塞と関連していた．さらに，MESA (Multi-Ethnic Study of Atherosclerosis)[5]では，網膜細動脈径の狭細が古典的な循環器疾患のリスク因子だけでなく，高感度 C 反応性タンパク質，頸動脈内膜中膜肥厚，冠動脈石灰化など新規バイオマーカーで調整を行ったうえでも脳卒中発症リスクの上昇と関連していた．このような関連は複数の疫学研究が行われ，メタ解析によって網膜細動脈径の狭小は脳卒中[6]および冠動脈性心疾患[7]の発症リスクの上昇と関連することが確認されている．

2 高血圧診療における眼底所見の意義

　このようなエビデンスを受けて「高血圧治療ガイドライン2014」[8]では，「高血圧性網膜

表17-3 高血圧に伴う眼底所見分類の比較

Keith-Wagener 分類 (慶大変法)	Scheie 分類		Wong-Mitchell 分類	眼底所見	全身疾患との関連
0群	H0	S0	所見なし	初見なし	なし
I群	H0	S1	軽度	網膜細動脈のびまん性狭細 網膜細動脈の局所狭細化 動静脈交叉現象 反射亢進・混濁(銅線動脈)	脳卒中 非症候性脳卒中 冠動脈疾患 循環器死亡のリスク上昇 (オッズ比1〜2)
I群	H1	S0〜1	軽度	網膜細動脈のびまん性狭細 網膜細動脈の局所狭細化 動静脈交叉現象 反射亢進・混濁(銅線動脈)	脳卒中 非症候性脳卒中 冠動脈疾患 循環器死亡のリスク上昇 (オッズ比1〜2)
I群	H2	S1	軽度	網膜細動脈のびまん性狭細 網膜細動脈の局所狭細化 動静脈交叉現象 反射亢進・混濁(銅線動脈)	脳卒中 非症候性脳卒中 冠動脈疾患 循環器死亡のリスク上昇 (オッズ比1〜2)
IIa群	H0	S2	軽度	網膜細動脈のびまん性狭細 網膜細動脈の局所狭細化 動静脈交叉現象 反射亢進・混濁(銅線動脈)	脳卒中 非症候性脳卒中 冠動脈疾患 循環器死亡のリスク上昇 (オッズ比1〜2)
IIa群	H1	S1〜2	軽度	網膜細動脈のびまん性狭細 網膜細動脈の局所狭細化 動静脈交叉現象 反射亢進・混濁(銅線動脈)	脳卒中 非症候性脳卒中 冠動脈疾患 循環器死亡のリスク上昇 (オッズ比1〜2)
IIa群	H2	S2〜4	軽度	網膜細動脈のびまん性狭細 網膜細動脈の局所狭細化 動静脈交叉現象 反射亢進・混濁(銅線動脈)	脳卒中 非症候性脳卒中 冠動脈疾患 循環器死亡のリスク上昇 (オッズ比1〜2)
IIb群	H3	S2〜4	中等度	網膜出血(斑状, 点状, 火炎状) 毛細血管瘤, 硬性白斑, 綿花状白斑などの網膜症所見	脳卒中 非症候性脳卒中 認知機能低下 循環器死亡のリスク高い (オッズ比2以上)
III群	H3	S2〜4	中等度	網膜出血(斑状, 点状, 火炎状) 毛細血管瘤, 硬性白斑, 綿花状白斑などの網膜症所見	脳卒中 非症候性脳卒中 認知機能低下 循環器死亡のリスク高い (オッズ比2以上)
IV群	H4	S3〜4	重度	網膜症所見に加えて乳頭浮腫	循環器死亡のリスク高い

出典:川崎 良:循環器病予防ハンドブック第7版(日本循環器病予防学会 編),保健同人社,2014.

症の存在」が「高血圧管理計画のためのリスク層別化に用いる予後影響因子」の臓器障害の1つとしてあげられている.すなわち,眼底に高血圧性網膜症以上の所見があった場合には,血圧に付加されるリスク層別化の重要な所見の1つとしてカウントし,たとえば,正常高値血圧130〜139/85〜89 mmHg であっても高血圧性網膜症が存在すれば,「高リスク」として,生活習慣の改善の指導に加え,直ちに降圧薬治療を行うことが推奨されている.ここで「高血圧性網膜症」とは,火炎状の出血や軟性白斑,毛細血管瘤,硬性白斑を伴う Keith-Wagener 分類IIb 度以上あるいは Scheie 分類 H3以上に相当する(巻頭 図3).

3 特定健診における眼底所見の分類

このように,現代のコホート研究でもあらためて眼底所見と循環器疾患の発症リスクが関連することが示され,循環器疾患の発症リスクの強さの観点で眼底所見を整理したのが Wong-Mitchell 分類[9]である(表17-3).「所見なし」「軽度」「中等度以上」の3段階があり,「軽度」は Keith-Wagener 分類I 度またはII 度,あるいは Scheie 分類 H1〜2または S1〜2に相当し,循環器疾患の発症リスクはオッズ比ならびにリスク比で2倍程度までの上昇を認める場合である(巻頭 図4).「中等度」とは Keith-Wagener 分類IIb 度,あるいは Scheie 分類 H3に相当し,循環器疾患の発症リスクはオッズ比ならびにリスク比で2倍以上,「高血圧治療ガイドライン2014」で高血圧治療を積極的にすすめるレベルである.さらに,Keith-Wagener 分類IV 度,あるいは Scheie 分類 H4にあたる視神経乳頭浮腫があれば循環器疾患による死亡リスクが高くなるとしている.

4 フィードバック文例集のポイント

フィードバック文例集は,現状の眼底所見と循環器疾患の関連の強さと循環器疾患のリスク因子(危険因子)の管理の重要性を含んだものとなっている.たとえば,Wong-Mitchell 分類の中等度以上であれば,

この眼底変化がある人は，ない人に比べて，脳卒中を含む循環器病になる危険が2倍以上高くなることが報告されています．高血圧はもちろん，脂質異常症や糖尿病等の循環器病危険因子をしっかりと予防又は管理することが重要です．また，喫煙習慣がある人はできるだけ早く禁煙することが必要です．

と関連の強さを明示し，眼底検査が高血圧や動脈硬化に伴う眼底変化を評価し，循環器病リスク因子の管理の重要性を強調する内容となっている．従来の Keith-Wagener 分類や Scheie 分類では判定はしたものの具体的な指導の内容が明確ではなかったことを受け，このように，具体的なエビデンスと関連づけ，明確なメッセージをフィードバックの場で提供することが高血圧の管理，さらには受診勧奨に寄与することを期待している．

3　糖尿病患者，高血糖者

1　糖尿病網膜症の重要性

　糖尿病患者の4人に1人は，何らかの糖尿病網膜症をもっていると推定されている[10]．わが国における成人の視覚障害認定原因の13％を占め，中高年の失明の原因としては第1位である．1990年代以降，高血糖と高血圧の管理，脂質異常症の治療薬によって糖尿病網膜症の発症と進行が大きく予防できることが示されている．また，眼科治療にもレーザー光凝固術，硝子体手術，抗血管内皮細胞増殖因子硝子体内注射など，大きな進歩がみられる．これらを活かすためには，早期発見と治療のタイミングを逃さないようにすることが重要である．

　糖尿病網膜症は糖尿病の罹病期間が長くなるにつれ，その発症リスクが高まる．糖尿病の発症時期を明確に把握するのは難しいが，糖尿病発症後5～10年ごろに，糖尿病網膜症の発症リスクが大きく高まることが知られている[11]．糖尿病網膜症は初期には自覚症状に乏しく，見づらいなどの自覚があって，医療機関を受診したときには，病状は進行し治療の時機を逸した症例は今でも少なくない．

　糖尿病診療においては，たとえば「糖尿病診療ガイドライン2016」では，

> 定期的な眼科受診は糖尿病網膜症の発症・進展を阻止するうえで有用である【推奨グレード A】

とされている[12]．しかし，実際に定期受診を遵守している割合は糖尿病患者の1/3程度との推定もある．特定健診における高血糖者や糖尿病患者に対しては，「糖尿病網膜症が早期には自覚症状がないこと」「一度は眼科を受診して精密な眼底検査を受けること」「定期的な眼底検診の継続が必要である」ことを伝え，理解してもらうことがもっとも重要である．今後，特定健診における糖尿病患者への眼底検査とその後の糖尿病診療とがうまく連携することで糖尿病網膜症の早期発見と適時治療による失明予防に大きく貢献できる可能性がある．

2　特定健診における糖尿病網膜症の分類

　これまでの特定健診では，糖尿病網膜症について複数の分類が使われていた．第三期

特定健診・保健指導では糖尿病網膜症の分類として「増殖網膜症」「増殖前網膜症」「単純網膜症」「異常なし」の4分類(改変 Davis 分類．表17-4)が採用されている(巻頭 図5)．その理由として，簡便で広く普及していることに加え，これまで使われることがあった Scott 分類は，現在の病態理解や進展様式にそぐわない点があり，眼科で使われることはなくなっていたこと，新福田分類は，詳細にわたる分類が可能であるが，特定健診における眼底検査では十分に信頼のおける詳細な判定は困難であることなどがある．国際重症度分類[13]は改変 Davis 分類とおおむね互換性があり，指導を行う際の目安として増殖網膜症への進行および治療の目安が明記されているため参考になる(表17-5).

表17-4　糖尿病網膜症の改変 Davis 分類

病型	眼底所見
網膜症なし	異常なし
単純網膜症	毛細血管瘤，網膜点状・斑状・線状出血，硬性白斑，網膜浮腫，(少数の軟性白斑)
増殖前網膜症	軟性白斑，静脈異常，網膜内細小血管異常
増殖網膜症	新生血管(網膜・乳頭上)，網膜前出血，硝子体出血，線維血管性増殖膜，牽引性網膜剥離

出典：Wilkinson CP, et al.: Global Diabetic Retinopathy Project Group. Ophthalmology, 110: 1677-1682, 2003.

表17-5　糖尿病網膜症の分類の比較と進行および治療の目安

改変 Davis 分類	国際重症度分類	眼底所見	増殖網膜症への進行	網膜症治療の目安*
網膜症なし	明らかな網膜症なし	異常なし	年間約5%未満	血糖，血圧，脂質異常の適正化
単純網膜症	軽症非増殖網膜症	毛細血管瘤のみ	年間約5〜10%	
単純網膜症	中等症非増殖網膜症	毛細血管瘤以上の病変を認めるが，重症非増殖糖尿病網膜症より軽症	年間約25%	＋速やかに眼科受診の必要あり
増殖前網膜症	重症非増殖網膜症	以下の所見を1つ以上認め，かつ増殖糖尿病網膜症の所見を認めない ①眼底の4象限のいずれにも20以上の網膜内出血がある ②眼底の2象限以上に明らかな数珠状静脈がある ③眼底の1象限以上に明らかな網膜内細小血管異常がある	年間約50%	＋2型糖尿病患者では汎網膜光凝固を考慮
増殖網膜症	増殖網膜症	以下のいずれかの所見を認める ①網膜新生血管 ②硝子体/網膜前出血	―	＋硝子体出血あるいは視神経乳頭から1乳頭径大以内の新生血管がみられた場合は速やかに汎網膜光凝固を考慮

糖尿病患者においては，糖尿病と診断された時点，その後は自覚症状にかかわらず少なくとも年1回は眼科受診のうえ，散瞳し，詳細な眼底検査を受けることが推奨される．
＊　治療の目安は一般的な治療方針であり，個々の患者の治療計画は臨床的な因子，患者の環境，リスク因子の有無，全身状態などによって異なってくる．この分類に含まれていなくとも，網膜症の進行や患者の治療に重要な因子やリスク因子が数多く存在する．そのような因子も考慮しながら眼科は意思決定を行い，患者をはじめ内科医，糖尿病専門医に情報を伝え，共有する必要がある．
出典：川崎 良：循環器病予防ハンドブック第7版(日本循環器病予防学会 編)，保健同人社，2014.

3 両眼検査することの重要性

　第三期 特定健診・保健指導においては，高血糖者における眼底検査は両眼を対象とすることを基本としている．これは，糖尿病網膜症の発症初期には左右差がみられることもあり，片眼の検査では見落としの可能性が高まるからである．また，おもに眼底検査で用いられる無散瞳眼底カメラによる，後極部写真1枚での判定では，写っていない網膜周辺部から発症した糖尿病網膜症は検出できない．

　眼底検査後に眼科受診した際に，健診での判定結果と眼科での診断に違いがある可能性についても説明する．眼底カメラによる眼底検診では，眼底後極部の糖尿病網膜症の有無を判定しており，とくに視力を脅かす可能性のある重症所見（黄斑浮腫，視神経乳頭上の網膜新生血管など）といった緊急性のある病変の検出であることを説明したうえで，基本的に糖尿病が疑われる場合には，一度は速やかに眼科専門医における散瞳下での詳細な眼底検査を勧奨し，その後の経過観察や治療の方針をあおぐよう指示する必要がある．

4 フィードバック文例集のポイント

　フィードバック文例集では現在の網膜症の状態を説明することに加え，定期的な精密検査が必要であること，高血糖，高血圧といった糖尿病網膜症の発症・進展のリスク因子の管理の重要性を伝えるものとなっている．さらに，網膜症所見がない場合でも，

> 今回の検査では明らかな糖尿病網膜症の病変はありませんでしたが，より詳しい診断のために，年に一度は眼科医に眼底をよく診てもらう必要があります．内科を受診し，血糖値の改善に努めること，血圧を正常に保つことにより，網膜症の発症や悪化を予防できることがわかっています．

など，今後も網膜症の定期検査が重要であること，血糖や血圧の管理が発症や悪化の予防につながることについてもふれることで，特定健診と糖尿病診療が連携して初めてより良い糖尿病網膜症の管理が可能となることを伝えていくことが重要である．

文献

1) Gunn RM: Trans Ophthalmol Soc UK, 12: 124-125, 1892.
2) Keith NM, et al.: Am J Med Sci, 197: 332-343, 1939.
3) Scheie HG: Ama Arch Ophthalmol, 49: 117-138, 1953.
4) Yatsuya H, et al.: Stroke, 41: 1349-1355, 2010.
5) Kawasaki R, et al.: Stroke, 43: 3245-3251, 2012.
6) McGeechan K, et al.: Am J Epidemiol, 170: 1323-1332, 2009.
7) McGeechan K, et al.: Ann Intern Med, 151: 404-413, 2009.
8) 日本高血圧学会高血圧治療ガイドライン作成委員会 編: 高血圧治療ガイドライン2014, p.31-38, 日本高血圧学会, 2014.
9) Wong TY and Mitchell P: N Engl J Med, 351: 2310-2317, 2004.
10) Yau JW, et al.: Diabetes Care, 35: 556-564, 2012.
11) Kawasaki R, et al.: Diabetologia, 54: 2288-2294, 2011.
12) 日本糖尿病学会 編: 糖尿病診療ガイドライン2016, 南江堂, 2016.
13) Wilkinson CP, et al.: Ophthalmology, 110: 1677-1682, 2003.

III 健診結果の読みかた，説明の方法

18 標準的な質問票

中山健夫

Point
- 標準的な質問項目は，①生活習慣病リスクの評価，②保健指導の階層化，③健診結果を通知する際の「情報提供」の内容の決定に活用する．
- 以前の質問票との違いは，いくつかの文言の微修正と，質問13「食事をかんで食べる時の状態はどれにあてはまりますか」への変更である．
- 対象者に直接かかわる保健師などの専門職，健診の実施主体である保険者の担当者には，個人・集団の両方の視点で，「標準的な質問票」の活用を期待したい．

Keyword
- 標準的な質問票
- 生活習慣病リスクの評価
- 保健指導の階層化
- e-ヘルスネット

18-1 標準的な質問票の目的

　特定健診・特定保健指導（以下，特定健診・保健指導）における「標準的な質問票」であげられている22の標準的な質問項目は，①生活習慣病リスクの評価，②保健指導の階層化，③健診結果を通知する際の「情報提供」の内容の決定に際して活用される．内容は従来の国民健康・栄養調査や労働安全衛生法における質問をふまえて設定されており，表18-1で示す階層化に必要な**質問1〜3**（服薬状況），**質問8**（喫煙習慣）は，特定健診の必須項目である．これらの質問項目への回答は，保健指導の際の重要な情報となる．実際の利用に際しては，対象集団の特性などをふまえ，ほかの質問項目も必要に応じて追加することが望ましい．

　これらの質問項目は平成29年（2017年）度以前に比べて，文言レベルでいくつかの微修正が加えられているほか，**質問13**では「この1年間で体重の増減が±3 kg以上あった」という質問が「食事をかんで食べる時の状態はどれにあてはまりますか」に変更されている．

　「標準的な質問票」の目的は，すでに述べたとおり，その結果を対象者個人の生活習慣改善に役だてることが基本であるが，個人データを集計して，保険者単位でのデータヘルス計画への活用も期待される．被保険者の基本的な生活習慣のデータを蓄積し，性・年齢階級，そして時系列に解析することで，集団レベルとしての被保険者の健康課題の明確化，目標の設定，対策の樹立，その効果の評価にも用いることができる．さらに，断面的なデータの積み重ねにとどまらず，個人レベルで生活習慣の変化やレセプトとの突合で医療機関の受診状況ともつなげていければ，個人の追跡データとなり，それぞれ特色をもつ保

表 18-1 標準的な質問票*

質問項目	回答
1～3. 現在, a から c の薬の使用の有無	
1 a. 血圧を下げる薬	①はい ②いいえ
2 b. 血糖を下げる薬又はインスリン注射	①はい ②いいえ
3 c. コレステロールや中性脂肪を下げる薬	①はい ②いいえ
4. 医師から, 脳卒中(脳出血, 脳梗塞等)にかかっているといわれたり, 治療を受けたことがありますか	①はい ②いいえ
5. 医師から, 心臓病(狭心症, 心筋梗塞等)にかかっているといわれたり, 治療を受けたことがありますか	①はい ②いいえ
6. 医師から, 慢性腎臓病や腎不全にかかっているといわれたり, 治療(人工透析など)を受けていますか	①はい ②いいえ
7. 医師から, 貧血といわれたことがある	①はい ②いいえ
8. 現在, たばこを習慣的に吸っている （※「現在, 習慣的に喫煙している者」とは,「合計100本以上, 又は6カ月以上吸っている者」であり, 最近1カ月間も吸っている者)	①はい ②いいえ
9. 20歳の時の体重から10 kg 以上増加している	①はい ②いいえ
10. 1回30分以上の軽く汗をかく運動を週2日以上, 1年以上実施	①はい ②いいえ
11. 日常生活において歩行又は同等の身体活動を1日1時間以上実施	①はい ②いいえ
12. ほぼ同じ年齢の同性と比較して歩く速度が速い	①はい ②いいえ
13. 食事をかんで食べる時の状態はどれにあてはまりますか	①何でもかんで食べることができる ②歯や歯ぐき, かみあわせなど気になる部分があり, かみにくいことがある ③ほとんどかめない
14. 人と比較して食べる速度が速い	①速い ②ふつう ③遅い
15. 就寝前の2時間以内に夕食をとることが週に3回以上ある	①はい ②いいえ
16. 朝昼夕の3食以外に間食や甘い飲み物を摂取していますか	①毎日 ②時々 ③ほとんど摂取しない
17. 朝食を抜くことが週に3回以上ある	①はい ②いいえ
18. お酒(日本酒, 焼酎, ビール, 洋酒など)を飲む頻度	①毎日 ②時々 ③ほとんど飲まない(飲めない)
19. 飲酒日の1日当たりの飲酒量 日本酒1合(180 mL)の目安：ビール500 mL, 焼酎(25度) 110 mL, ウイスキーダブル1杯(60 mL), ワイン2杯(240 mL)	①1合未満 ②1～2合未満 ③2～3合未満 ④3合以上
20. 睡眠で休養が十分とれている	①はい ②いいえ
21. 運動や食生活等の生活習慣を改善してみようと思いますか	①改善するつもりはない ②改善するつもりである(概ね6カ月以内) ③近いうちに(概ね1カ月以内)改善するつもりであり, 少しずつ始めている ④既に改善に取り組んでいる(6カ月未満) ⑤既に改善に取り組んでいる(6カ月以上)
22. 生活習慣の改善について保健指導を受ける機会があれば, 利用しますか	①はい ②いいえ

* 下線は必須項目.
出典：厚生労働省健康局：標準的な健診・保健指導プログラム【平成30年度版】, 2018.

険者に属する被保険者のコホート研究に発展させていくことも可能である．健診で，対象者個人に直接かかわる保健師などの専門職，そして健診の実施主体である保険者の担当者に，ぜひ個人レベルと集団レベルの両方の視点から，「標準的な質問票」の活用を図っていただきたい．

18.2 新しい質問項目とその活用

1 服薬状況の確認

1～3. 現在, a から c の薬の使用の有無
1 a. 血圧を下げる薬　　　　　　　　　　　　　　　　①はい　②いいえ
2 b. 血糖を下げる薬又はインスリン注射　　　　　　　①はい　②いいえ
3 c. コレステロールや中性脂肪を下げる薬　　　　　　①はい　②いいえ

質問1～3は保健指導対象者の選定と階層化に必要な質問である．「いいえ」と回答された場合には，処方薬の飲み忘れや，自己判断による中断の可能性が含まれることに留意する．「コレステロールや中性脂肪を下げる薬」とは，「脂質異常症の薬」を平易に表現したものである．糖尿病や高血圧と比べて，脂質異常症については，処方されていることを本人が自覚していない場合が多い．服薬中の場合は特定保健指導の対象外となるが，きめ細かな生活習慣改善支援の観点から，かかりつけ医と連携したうえで保健指導を行うことも可能である．

2 既往歴（脳卒中・心臓病・慢性腎臓病）

4. 医師から，脳卒中（脳出血，脳梗塞等）にかかっているといわれたり，治療を受けたことがありますか　　　　　　　　　　　　　　　　①はい　②いいえ
5. 医師から，心臓病（狭心症，心筋梗塞等）にかかっているといわれたり，治療を受けたことがありますか　　　　　　　　　　　　　　　　①はい　②いいえ
6. 医師から，慢性腎臓病や腎不全にかかっているといわれたり，治療（人工透析など）を受けていますか　　　　　　　　　　　　　　　　①はい　②いいえ

既往歴については，自己申告では本人の勘違いがありうるので，具体的な症状や治療の内容を確認する必要がある．心電図検査の「所見あり正常」などのこれまでの所見を，本人が既往歴と認識している場合も多いので注意を要する．これらの既往や現病がある場合は，食事や身体活動・運動の支援を行う際に，配慮が必要となる場合がある．支援にあたっては，かかりつけ医との連携を要する．特定健診・保健指導の目的に照らして，癌の既往歴は含まれていない．慢性腎臓病 chronic kidney disease (CKD) とは，腎臓の障害（蛋白尿など），もしくは糸球体濾過量 glomerular filtration rate (GFR) が 60 mL/分/1.73 m^2 未満の腎機能低下が一定期間持続した状態をいう．脳卒中，虚血性心疾患，CKD の既往は，脳卒中や虚血性心疾患の初発・再発リスクを高めることに留意する．

3 既往歴（貧血）

7. 医師から，貧血といわれたことがある　　　　　　　　　①はい　②いいえ

詳細健診（貧血検査）の必要性の判定に必要な質問である．脳貧血（迷走神経反射による立ちくらみなど）か，鉄欠乏性貧血などで治療歴があるかを区別するため，質問では「医師

から」と限定している．鉄欠乏性貧血などであれば現在の治療状況を確認し，治療を継続中であれば，かかりつけ医と連携し生活習慣の改善を支援する．自己判断での治療中断の場合は，医療機関での精査を促す．

4　喫煙習慣

> 8．現在，たばこを習慣的に吸っている　　　　　　　　　　　①はい　②いいえ

　喫煙に関しては，保健指導対象者の選定と階層化に必要な質問である．この質問の「たばこ」は，加熱式たばこや電子たばこが含まれる．

　階層化に要する情報は現喫煙の有無のみだが，「いいえ」と回答した者には生涯非喫煙者と過去喫煙者（禁煙者）が含まれるため，保健指導では「過去喫煙（禁煙した）」も確認する．現喫煙者と過去喫煙者については，以下の質問で喫煙量（本数・年数）も把握する．

> 本数：1日に何本吸っていますか（吸っていましたか）　　　　1日（　　）本
> 年数：通算で何年吸っていますか（吸っていましたか）　　　　通算（　　）年間

　喫煙は，虚血性心疾患，脳卒中，動脈硬化，2型糖尿病，脂質異常症，口腔疾患など，さまざまな疾患のリスクを高めることが広く知られている．喫煙者には，本人の意向をふまえたうえで，禁煙を助言し，たとえば禁煙外来を実施している医療機関のリストを提示するなど，必要な情報提供を行う．過去喫煙者には禁煙の継続をすすめる．口腔機能の状態（**質問13**）によっては食事指導を実施できない場合もあることに留意し，必要に応じて歯科医療機関を紹介する．

5　成人期の体重増加

> 9．20歳の時の体重から10 kg 以上増加している　　　　　　①はい　②いいえ

　体重増加はエネルギー消費より摂取が過剰である結果である（10 kg の体重増加は約70,000 kcal に相当）．成人後，長期にわたる生活習慣の乱れによる不適切なエネルギー収支の認識に役だつ．現体重とは別に，体重増加が大きいほど糖尿病・高血圧のリスクが高まることが多くの疫学研究で示されている．

6　身体活動・運動

> 10．1回30分以上の軽く汗をかく運動を週2日以上，1年以上実施　①はい②いいえ
> 11．日常生活において歩行又は同等の身体活動を1日1時間以上実施　①はい②いいえ
> 12．ほぼ同じ年齢の同性と比較して歩く速度が速い　　　　　　　①はい　②いいえ

　身体活動・運動の量が多いほど，生活習慣病の発症・死亡のリスクが低いことが多くの疫学研究で示されている．また，肥満の改善には身体活動の増加，運動習慣の確立によるエネルギー消費量の増加は欠かせない．**質問10**ではスポーツや体力づくりなどを目的とした運動「習慣」の有無，**質問11**では就労，家事，移動など生活にかかわる身体活動の実

施時間，**質問12**では歩行の速度から，身体活動の強度とその決定要因である体力を把握することを目的としている．

以上は，いずれも「健康づくりのための身体活動基準2013」および「健康づくりのための身体活動指針（アクティブガイド）」に対応している．各問に対する回答から，対象者が，①気づく（身体を動かす機会の認知），②始める（身体活動の開始），③達成する（年齢に応じた目標運動量の達成），④つながる（他者との身体活動習慣の共有）のいずれの行動変容ステージにあるか判断可能であり，ステージに応じた指導を行う際に役だつ．

7　咀嚼・口腔状態

> 13．食事をかんで食べる時の状態はどれにあてはまりますか
> 　　　①何でもかんで食べることができる　②歯や歯ぐき，かみあわせなど気になる部分があり，かみにくいことがある　③ほとんどかめない

第三期 特定健診・保健指導から追加された質問である．う蝕（虫歯），歯周病，歯の喪失やそれ以外の歯・口腔にかかわる疾患などにより咀嚼機能や口腔機能が低下すると，野菜の摂取は減少し，脂質やエネルギー摂取が増加することで，生活習慣病のリスクが高まる．良好な咀嚼機能は，バランスのよい食事摂取に加え，唾液分泌を増加させ，消化吸収の促進，味覚の増進などにも有効とされる．歯科における保健行動は，口腔衛生用品の選択や十分な咀嚼の習慣づけを通じた早食いの改善など，比較的，導入しやすい取組みも多い．②または③と回答し，糖尿病加療中であれば，歯周病の治療などを行うことで糖尿病の重症化予防が期待される．②または③と回答した者の多くは，歯科治療を受けることで改善することが期待されるため，歯科医療機関の受診を勧奨する．前期高齢者では現在歯数が20歯未満となる割合が25％と高くなることもふまえ，それ以前の年齢における歯科専門職による管理が重要である．

8　摂食の速度

> 14．人と比較して食べる速度が速い　　　　　　　　　　①速い　②ふつう　③遅い

摂食の速度に関して「速い」と回答し，かつ肥満傾向がある場合は，個人の事情を考慮し，改善に向けた工夫をともに考える．たとえば，「よく噛むことを意識する」「会話しながら食事する」「汁物で流し込むような食べかたをやめる」「野菜を増やす」などの助言をするなどが考えられる．日本人対象の研究で，食べる速さが速いと肥満や糖尿病のリスクが高まることが報告されている（図18-1）．

9　就寝直前の夕食摂取

> 15．就寝前の2時間以内に夕食をとることが週に3回以上ある　　　①はい　②いいえ

就寝直前の夕食摂取に関して「はい」と回答し，かつ肥満傾向がある場合は，個人の事情

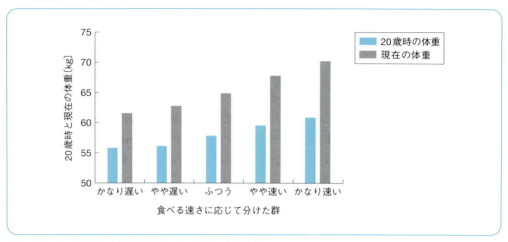

図18-1 食べる速さと体重の変化（20歳時点と現在）
日本国内の自治体職員3,461人の横断研究．各群の平均年齢は47.2〜49.3歳（かなり速い群〜かなり遅い群）．

[Otsuka R, et al.: J Epidemiol, 16: 117-124, 2006 を一部改変]

を考慮し，改善に向けた工夫をともに考える．たとえば，「早めの時間に食事を摂る」「間食などを工夫して就寝前のエネルギーや糖質などの摂取を控える」などの助言をするなどが考えられる．1年後の健診で，「就寝前の2時間以内に夕食をとることが週に3回以上ある」ことが改善した者では，腹囲が減少し，HDL コレステロールが増加した報告がある．

10　間食・飲料摂取

16．朝昼夕の3食以外に間食や甘い飲み物を摂取していますか
　　　　　　　　　　　　　　①毎日　②時々　③ほとんど摂取しない

　間食・飲料摂取に関して「はい」と回答し，かつ肥満傾向がある場合は個人の事情を考慮し，改善に向けた工夫をともに考える．たとえば，間食の時間・内容などを記録し，間食回数を自覚することで修正を促すような行動科学的なアプローチをとるなどが考えられる．
　間食や甘い飲料摂取と肥満の関連を示す報告がある．果物は，菓子類の間食と分けて考える必要があり，果物摂取が長期的な体重増加を抑制する可能性もある．ただし，果物は皮をむいて食べると食物繊維の摂取が減ること，品種改良により糖分含有の多いものもあることに留意が必要である．

11　朝食欠食

17．朝食を抜くことが週に3回以上ある　　　　　　　　　　①はい　②いいえ

　朝食欠食に関して「はい」と回答した場合は，個人の事情などを考慮し，改善に向けた工夫をともに考える．朝食だけに着目するのではなく，就寝時間，夕食やその後の間食の状況にも留意し，「朝ごはんを食べたくなる」状況をつくる．朝食は量・バランスなどを考慮したものが望ましいが，本人の負担感を軽減できる簡便な方法を紹介するなどの方法も可

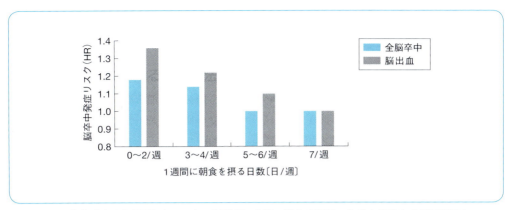

図18-2 日本人成人82,772人のコホート研究による，朝食の摂食・欠食と脳卒中の発症リスク
毎日朝食を摂る人(7/週)の脳卒中発症リスクを1とした場合のハザード比(HR)を示す．
[Kubota Y, et al.: Stroke, 47: 477-481, 2016を一部改変]

能である．

朝食欠食は，脂質異常，糖尿病，血圧高値，さらに脳出血のリスクとの関連が報告されている(図18-2)．

12　アルコール摂取

18. お酒(日本酒，焼酎，ビール，洋酒など)を飲む頻度
　　　①毎日　②時々　③ほとんど飲まない(飲めない)
19. 飲酒日の1日当たりの飲酒量
　　日本酒1合(180 mL)の目安：ビール500 mL，焼酎(25度)110 mL，ウイスキーダブル1杯(60 mL)，ワイン2杯(240 mL)
　　　①1合未満　②1〜2合未満　③2〜3合未満　④3合以上

　1日平均飲酒量と癌，高血圧，脳出血，脂質異常症などのリスクの関係はほぼ直線的な上昇である一方，全死亡，脳梗塞，虚血性心疾患は一定量を超えるとリスクが高まるとされている．飲酒頻度について「毎日」「時々」と回答し，飲酒量が1〜2合以上の場合，「健康日本21(第二次)」で示す「生活習慣病のリスクを高める飲酒」(1日平均純アルコール摂取量が男性40 g，女性20 g以上)に該当する可能性が高い．こうした対象者には，飲酒状況の評価(AUDIT など．p.208，第24章 参照)を行い，必要であれば減酒支援を行う．
　「ほとんど飲まない(飲めない)」と回答した者には禁酒者も含まれている．もっとも多い禁酒の理由は健康障害(病気)である．禁酒者はコホート研究で死亡リスクが高いことが知られているが，これは禁酒が原因で死亡したのではなく，死因となる何らかの疾患に罹患し，それで健康を害して禁酒せざるをえなかった状況と考えられる．「飲まない」と回答した場合は禁酒者でないか追加で質問し，禁酒していた場合は，その理由に応じて健康相談などの機会を設ける．酒類(日本酒，焼酎，ビール，洋酒など)ごとの健康影響の違いについては見解が一致しておらず，アルコール(エタノール)の摂取総量が重要と考えられている．多量飲酒者では口腔機能の悪化にも留意が必要である．

13 睡　眠

> 20．睡眠で休養が十分とれている　　　　　　　　　　　　①はい　②いいえ

　睡眠による休養に関する質問で「いいえ」と答えた者は，睡眠の「量（睡眠時間）」や「質」に問題がある可能性がある．睡眠時間が足りない場合は，個人の事情を考慮したうえで，睡眠時間を確保できるよう支援する．まずは睡眠時間を7時間以上確保するように説明する．とくに5時間未満の短時間睡眠の心身の健康へ望ましくない影響を説明する．睡眠の質に問題がある場合は，「健康づくりのための睡眠指針2014」の12箇条を参照して支援を行う．

　肥満，高血圧，糖尿病，心房細動，心疾患，脳卒中後などでは「睡眠時無呼吸症候群 sleep apnea syndrome（SAS）」を合併していることが多い．昼間の眠気，充足感のない睡眠，いびき，夜間のあえぎ，窒息感などの状況を確認する．SASでは減量が有効なことから，減量への動機付けにつなげることができる．10％の減量で睡眠時無呼吸は約30％減少するとされている．必要に応じてマウスピースやCPAP（continuous positive airway pressure）などの治療法，医療機関の受診についても情報を提供する．

14 生活習慣改善の行動変容ステージ

> 21．運動や食生活等の生活習慣を改善してみようと思いますか
> 　　①改善するつもりはない　②改善するつもりである（概ね6カ月以内）　③近いうちに（概ね1カ月以内）改善するつもりであり，少しずつ始めている　④既に改善に取り組んでいる（6カ月未満）　⑤既に改善に取り組んでいる（6カ月以上）

　保健指導に向けて，対象者の行動変容ステージ（準備段階）を確認するものである．J.O. Prochaskaの行動変容理論に基づき，準備段階をふまえた支援を行ううえで活用できる．健診時の回答から気持ちが変わる場合も多いため，健診結果を理解したあとに面接であらためて確認を行う．「改善意欲が低い」と回答しても，面接によって意欲が高まることがあるので，保健指導の対象から拙速に除外はしない．

　無関心期・前熟考期①では，現在の生活習慣が疾病につながることを伝える．「改善するつもりはない」と回答している者のなかには，生活習慣が良好でそれ以上の改善はできないなどの場合もあるので，本人の意識と行動をあらためて確認する．その際に現在，健康のために意識してやっていることなどを話してもらうことも有用である．関心期・熟考期②では，生活習慣改善のメリットと無理のない方法で効果が上がることを伝える．準備期③では，実行しやすい目標の設定，適切なタイミングでのツールの提供などで励ます．すでに行動変容に取組んでいる場合（実行期④，維持期⑤），どのような取組みをいつから開始しているのか，その効果をどのように感じているのかを確認・称賛し，継続の重要性を伝える．ただし，方法に無理があったり，継続が困難と感じていたりする場合には，目標の見直しなどを指導する．全時期を通して，行動変容に困難感を抱く対象者の心情に共感し，行動変容の阻害要因や環境をともに考えることは，対象者だけでなく，支援者の気づきを促すことにもつながる．

実際には運動，食べ過ぎ，減塩，節酒，禁煙など，それぞれの行動ごとにステージが異なることが一般的であるので，それぞれについて行動変容ステージを問う追加の質問を行うことが望ましい．

15 保健指導を受ける意欲

> 22. 生活習慣の改善について保健指導を受ける機会があれば，利用しますか
> ①はい　②いいえ

　保健指導の利用に関して「いいえ」と答えた者には，「あれこれと指導を受けたくない」「自分なりにやっている」「いままでに指導を受けたことがある」「時間がとれない」などの理由があると考えられる．「いいえ」と回答して積極的ではないと思われる対象者であっても，健診結果をみてから気持ちに変化が生じることもあるため，健診結果や本人の準備状態を十分に配慮しつつ支援を行う．
　回答が「いいえ」であっても，積極的支援の効果は「はい」と答えた対象者と変わらなかったとされている．特定保健指導における積極的な支援のサポーティブな姿勢が，従来の画一的で，指示的な「指導」のイメージとは異なることを，対象者に理解してもらうことが大切である．

16 「標準的な質問票」から独自に追加する場合に有用と考えられる質問項目

> A．食塩（塩分）摂取を控えるようにしていますか　　　　　　　①はい　②いいえ
> B．毎日1回以上魚を食べていますか　　　　　　　　　　　　　①はい　②いいえ
> C．野菜をどの程度食べていますか
> 　　　　　①ほぼ毎食　②1日1〜2回　③1日1回未満　④ほとんど食べない
> D．1日1回は果物を食べていますか　　　　　　　　　　　　　①はい　②いいえ
> E．ふだん自宅で体重を測っていますか　　　　　　　　　　　　①はい　②いいえ
> F．ふだん自宅で血圧を測っていますか　　　　　　　　　　　　①はい　②いいえ

　「標準的な質問票」は，限られた項目のなかで肥満，高血圧，脂質異常症，糖尿病に関連する対象者の重要な生活習慣に関する情報の把握を目指している．さらに特定健診・保健指導を実施する集団全体におけるこれらの生活習慣の把握は，保健事業を計画し，評価する際にも欠かすことができない．すでに述べた質問項目は必須ではないが，これらの内容を保健事業の実施主体が知りたい場合には，追加を検討することが望まれる．

　追加質問 A では，血圧高値の者については，ほぼすべての者で減塩が必要であると考えられるが，簡単な質問で食塩摂取量を把握することはできない．しかし，対象とする集団のなかでの減塩を実践している者の割合を把握することは，保健事業を計画し，評価するうえでは非常に重要であり，実践していない者に対する減塩の知識や技術の提供・支援が実施主体の活動目標とすることもできる．
　追加質問 B では，魚介類に多く含まれるエイコサペンタエン酸（EPA）とドコサヘキサ

エン酸(DHA)といった n-3系多価不飽和脂肪酸は, 冠動脈疾患予防や血圧低下に有効であり, 食事バランスの点からも, 魚の摂取が少ない者ではそれを増やすように指導することが望ましい.

追加質問 C では, 野菜摂取は1日350gが推奨されているが, わが国の摂取量は不十分である. 野菜に多く含まれるカリウムや食物繊維は血圧低下, 血糖値低下, 血清脂質改善に有効であり, ほぼすべての対象者で必要な指導項目といえる. 小鉢1皿で野菜約70gが摂取できるので1日小鉢5皿分を目安に, 毎食野菜を摂取することが望ましい.

追加質問 D では, 果物に含まれるカリウムには血圧低下作用があるため, 血圧高値の者では果物の摂取が重要である. 1日に少なくとも1回200g程度(リンゴ1個, 大きめのミカン2個)の果物摂取がすすめられる. しかし, 果物には糖分も多いため, 血糖高値や肥満がある者では, 全体の摂取エネルギーを考慮して果物摂取の推奨を行う. 腎臓病があってカリウム制限が必要な者では, 野菜と果物の適切な摂取量について医師および栄養士の指示に従う.

追加質問 E では, 肥満者の体重管理では, 日常的な体重測定によるセルフモニタリングが重要である. 体重測定が習慣になっていない者では, 習慣とするよう支援する.

追加質問 F では, 近年は家庭血圧計が普及しているため, 血圧高値者における血圧管理においては, 日常的な血圧測定によるセルフモニタリングが重要である. 血圧測定が習慣になっていない者では, 習慣とするよう支援する. 家庭血圧の測定方法については, 日本高血圧学会による「家庭血圧測定の指針」[3]に従う.

3 健康情報サイト e-ヘルスネットの活用

「標準的な質問票」の活用, 保健指導に際して利用できる公的な情報源として厚生労働省による「生活習慣病予防のための健康情報サイト e-ヘルスネット」がある[4].

e-ヘルスネットは, メタボリックシンドロームをはじめとした生活習慣病に関連する話題を幅広くカバーする情報に加えて, 健康政策にかかわるタイムリーなニュースや, 約400語を収録した一般向けの健康用語辞典を提供している. さらに国内のコホート研究に基づいて開発された循環器疾患や癌の発症予測モデルなど, 多様な健康セルフチェックの資材が一覧にまとめられており, 健診・保健指導の担当者にとって利便性が非常に高いサイトとなっている. 今後, 関係者のあいだで e-ヘルスネットがより広く知られて現場に役だっていくとともに, 関係者の知識・スキル向上の学習資源としてもいっそう活用されていくことが期待される.

文献

1) 厚生労働省健康局:標準的な健診・保健指導プログラム【平成30年度版】, 2018.
2) 厚生労働科学研究費補助金 循環器疾患・糖尿病等生活習慣病対策総合研究事業, 系統的レビューとコホート研究に基づく特定健診質問票の開発(代表:中山健夫)平成27・28年度総合報告書, 2017.
3) 日本高血圧学会 編:家庭血圧測定の指針 第2版, ライフサイエンス出版, 2011.
4) 厚生労働省 生活習慣病予防のための健康情報サイト e-ヘルスネット. https://www.e-healthnet.mhlw.go.jp/ (2018年7月現在)

Ⅳ 保健指導の実際

Ⅳ 保健指導の実際

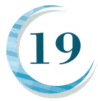

19 第三期の変更点をふまえた保健指導のポイント

津下一代

Point

- 特定保健指導の初回面接では，対象者との信頼関係の構築，検査値を用いた指導により生活習慣改善の必要性を対象者自身が理解し，行動目標を設定できることが求められる．
- 第三期 特定健診・特定保健指導では，実績評価時期の短縮（3カ月以降で可），健診当日の保健指導実施につながる改正，2年連続積極的支援該当者に対する対応などについて保険者の責任のもと弾力化を行い，保健指導実施率の向上を目指す．
- 「健診・保健指導の研修ガイドライン」が改訂され，保健指導人材の効果的かつ効率的な育成が重要である．

Keyword

- 特定保健指導　● 初回面接　● 第三期の改定点　● 研修ガイドライン

19-1 特定保健指導の基本的な流れ

　特定保健指導の対象者は，「腹囲またはBMIが基準値以上」かつ「血糖・血圧・脂質などの検査値異常」かつ「それらを改善する薬剤の服用なし」かつ「40〜74歳（積極的支援は64歳まで）」と限定されている．検査値異常には多様性があるものの，基本的には「内臓脂肪を減らすことで，検査値異常の改善が見込める」対象者に対して指導をすること，「将来さらにリスクを重ね，重症化していくことの予防を目的」としていることは共通している．年齢的には身体の変化（体力・体型の変化，老眼の始まりなど）を感じはじめ，親や先輩の暮らしぶりからも老後の健康への関心が高まりはじめている世代ともいえる．

　一方，対象者の性，年代，職業，価値観などには多様性がある．世のなかにあふれる健康情報にとまどい，不安を感じている人もいれば，さまざまなことにチャレンジしている人，「特定保健指導に該当した」といわれることに軽いショックを感じている人もいるかもしれない．服薬をしていない人を対象としているので，これまでに医療機関で指導を受けたことがある人は少ないかもしれないが，過去に特定保健指導を受けた人も含まれており，健康に対する知識はさまざまであろう．

　特定保健指導の初回面接で，対象者の状況や思いを把握しつつ「いま生活習慣改善に取組む必要性」についての認識を高め，「できることを行動化していく」ためのはたらきかけが重要となる．初回面接は対象者との信頼関係の構築と，生活習慣改善に向けた動機付けのための構造的な面接を行う（図19-1）．基本的な流れは以下のとおりである．

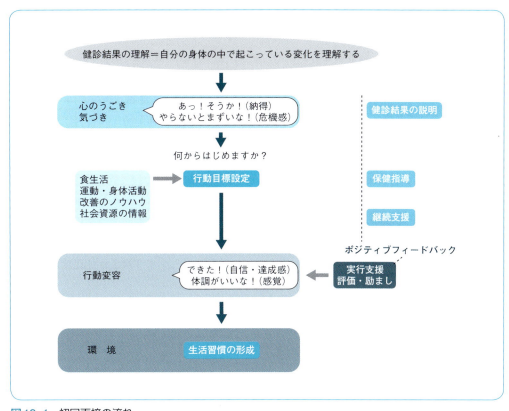

図 19-1 初回面接の流れ
[津下一代:図解 相手の心に届く保健指導のコツ——行動変容につながる生活習慣改善支援 10のポイント, 東京法規出版, 2007 を一部改変]

1 初回面接の流れ

ⅰ) 面接の導入

あいさつのあと，本人の健康への関心（検査値についての理解），いま取組んでいる生活改善の状況，とくにメタボリックシンドローム対策として意識していることはあるかどうかを，軽く尋ねる（行動変容ステージを大まかに把握する）．医療者側からの一方的な説明ではなく，「本人を知ろうとする姿勢」を示し，一般論の説明ではなく「本人の生活」について話し合うのだという「場の設定」を意識する．

ⅱ) 検査結果の説明

検査結果については，内臓脂肪が増加すると悪化しやすい項目はどれであるかを説明する．体重の変化と検査値の変化，異常値（保健指導判定値）となった項目の数や程度を確認し，内臓脂肪を減らすことで改善が期待できることを説明する．また，喫煙などの動脈硬化を進展させやすい生活についてもきちんと説明する．医学的用語の羅列を避け，図やグラフなどを活用してわかりやすい説明に努める．

ⅲ) 減量や禁煙などの目標の設定

減量目標を考える．20歳のときからの体重の変化，ピーク体重と現在の体重の関連，減量経験などをふまえ，本人が考えるベスト体重（将来の目標かもしれない）を確認する．こ

こで，指導者は減量に際し留意すべきこととして，急激な減量による筋肉の減少および免疫力を低下させる危険性，リバウンドが起こりやすいことなどを述べる．さらに，3〜5％程度の軽度な減量により，血糖，血圧，脂質などの改善が期待できることから，「当面(3〜6カ月間)の減量目標」を設定することを提案する．

また，禁煙を重点的に行う場合には，厚生労働省「禁煙支援マニュアル(第2版)」を参考にして進めていく．その際にも，禁煙による体重増加を防ぐために，体重を維持する目標や運動実施の目標を立てることが望ましい．

iv) 具体的な行動計画の策定

「当面の目標体重」が設定できたら，「内臓脂肪減少のためのエネルギー調整シート」(巻末付録2 図2)などを活用し，毎日の生活でどのくらいエネルギー調整をしたらよいのかについて説明する．そして，食事や運動については，何をどのくらい変えるとエネルギー収支がどうなるのかを，カロリーブックなどを参考にして具体的な行動計画に落とし込む．本人が日常生活のなかで実行可能なことを選択し，まずは1カ月程度の短期的な目標を立てて実行することをすすめる．待合室などにカロリーブックを置いたり，ポスターやパンフレットで事前に知識を提供しておくとスムーズになる．ここで指導者側が一方的に進めることのないよう留意する．

v) 行動の記録とセルフモニタリング

本人が決めた行動について，シートや記録様式に書き込むなどして「本人が立てた行動計画」と意識できるようにする．セルフモニタリングの有用性を説明し，まずは次回の面接(メールまたは電話)時まで体重・歩数などの記録をつけることをすすめる．

vi) 行動計画のサポート

対象者に，質問や確認したいことがないかを問いかける．本人の行動計画を応援していることを伝え，次回の面接・継続支援の約束をする．

2 継続的支援のポイント

対象者の疑問や発言を大切にしつつ，やる気を高める支援を心がける．継続的支援では，行動計画の達成状況，体調の変化や体重や腹囲，歩数の推移を確認し，本人の努力をねぎらう．もしできていないことが多ければ，実行しやすい別の方法がないかを再検討する．初回面接のときに立てた目標が絶対的なものではなく(むしろ机上で立てた目標ともいえる)，日常生活での実施状況を確認しながら，計画を修正していく柔軟性が必要である．

2 第三期の特定保健指導の弾力化への対応

第4章で述べたように，平成30年(2018年)度からの第三期 特定健診・特定保健指導(以下，特定健診・保健指導)では，特定保健指導の基本的な考えかたや方法は第二期までを踏襲しつつ，実施率を高めるために運用の弾力化が図られている．

1 実績評価は3カ月以降で可

これまでは，生活習慣の改善による減量などの実績評価を，初回面接後6カ月以降に行

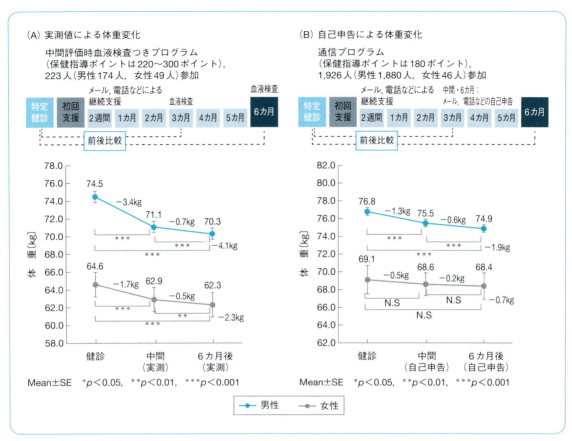

図19-2　積極的支援プログラムにおける体重変化（3カ月後と6カ月後）

[あいち健康の森健康科学総合センター分析データより作成]

うこととなっていたが，第三期からは保険者の判断により3カ月後でも可能となる．ただし，この間に180ポイント相当を達成していることが保健指導終了判定の要件となる．

　保健指導（積極的支援）の評価時期と効果との関連をみたところ，前半3カ月のほうが後半3カ月よりも減量幅が大きかった．図19-2(A)は比較的密度が高いプログラム，図19-2(B)は通信手段を用いた比較的軽めのプログラムであるが，いずれの方法でも前半3カ月間に減量し，その後は維持，もしくは軽度の減量にとどまっていた．初回面接で計画を立てた後，3カ月間集中的に取組むことで効果が期待できると考えられる．

　今後の課題としては，評価時期以降にリバウンドなく生活改善を継続できるか，という点である．「6カ月以降に評価」の場合には，つぎの健診までの期間が短いので，最終評価時につぎの健診に向けての意識づけをすることが可能であったが，「3カ月以降に評価」とした場合には，つぎの健診までの期間が長くなるため，より自己管理力の強化が必要とされると考えられる．

　平成20年（2008年）度に特定健診・保健指導制度を開始した当時より，健康なまちづくりや健康経営など一部で環境整備が進んできた現在，3カ月以降は，対象者を絞った保健指導などのハイリスクアプローチばかりでなく，幅広い層を対象とするポピュレーションアプローチの事業と組み合わせるなどして，今後さらに多くの場所で，生活改善が継続さ

れやすい環境を整えていくことを提案したい．

2 初回面接のグループ支援の運用緩和

　第一期と第二期までは，初回面接で行動目標を立てるために，1グループ「8人以下」「80分以上」を厳守することとなっていたが，第三期からは「おおむね8人以下」「おおむね80分以上」と弾力化される．特定保健指導でグループ人数の枠を設けた理由は，一方的な結果説明ではなく，対象者一人ひとりの状況に合わせた目標設定が必要だからである．基準は緩和されたが，この原則は変わらない．グループの運営方法や教材を工夫する，行動目標の確認は個別で行う時間をとる，などの工夫により，効率化を図ることが大切である．

3 健診当日の保健指導実施の励行

　健診当日にその場で保健指導できれば，保健指導のために再度，来所する時間と手間が省け，対象者にとって利便性が高まるため，保健指導の実施率向上が期待される．これまでも人間ドックのように，当日，検査結果がすべて出そろい，すぐに階層化して対象者を選定でき，かつ保険者との個別契約により特定保健指導の該当者すべてに保健指導を実施することになっている場合は，健診当日の保健指導（初回面接）は可能であった．しかし，初回支援終了後の継続支援や評価の体制が整わないため，特定保健指導を実施しない健診機関も少なくなかった．さらに，健診当日には血液検査結果がそろわず，指導の機会を逸している場合もあった．

　そこで，第三期から実施率向上のために，同一機関要件の廃止，健診当日の保健指導を可能とするなど，複数の対策が実施される．

ⅰ）初回面接機関と実績評価機関の同一要件の廃止

　初回面接と実績評価の同一機関要件の廃止により，初回は健診実施機関で保健指導を行い，継続的支援と最終評価は別の機関で行うなど分けて委託することが可能となった．この際には，保健指導の連続性を担保するため，保険者と各委託先とのあいだで適切に情報が共有されること，保険者が対象者に対する保健指導全体の総括・管理を行うことが求められている．

　保健指導の新たな場や職種として，健康増進施設において健康運動指導士・栄養士などにより，薬局において薬剤師・栄養士などにより，継続的支援が行われるなど幅が広がることが予想される．問診で口腔状態に課題がある（「よく噛めない」）者には，継続的支援が実施可能な歯科医療機関において歯科医師・歯科衛生士により行われるなども考えられる．電話などの支援に秀でている民間事業者への委託も増えるかもしれない．いずれにしても初回面接と継続的支援の連続性が保たれるよう，保険者が仲介して記録などの情報共有を行うことが重要である．

ⅱ）初回面接の分割実施

　健診当日に検査結果がそろわなくても，分割して初回面接の実施を行うことが可能となった（図19-3）．健診受診当日に，腹囲・体重，血圧，喫煙歴などの状況が入手できるが，この結果から特定保健指導の対象と見込まれる者に1度目の初回面接を行い，行動計画を暫定的に作成し，後日（遅くとも初回の3カ月以内に），すべての項目の結果から医師によ

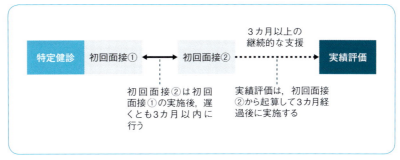

図19-3　初回面接の分割実施
［厚生労働省保険局：特定健康診査・特定保健指導の円滑な実施に向けた手引き（第3版），2018をもとに作成］

る総合的な判断を行い，専門職が本人と行動計画を2度目の初回面接で策定する方法が可能となった（電話などで連絡も可）．この場合，実績評価は，行動計画の策定が完了する2度目の初回面接から起算して3カ月経過後とする．この方法により，健診当日に保健指導が一部可能となるため，初回面接の実施率が高まることが期待される．

　腹囲やBMIが基準値以上で，血圧が保健指導判定値以上の者は，即，特定保健指導の対象となる．さらに喫煙者であれば積極的支援に該当していることになるので，当日実施が有用な手だてとなる．血圧に異常がない場合は，前年度の結果が参考になる．

　一例として，保険者のトライアル事業を紹介する[1]．前年度に特定保健指導の対象者となったが保健指導を受けなかった被扶養者7人に対して，翌年度は健診当日に初回面接を行ったところ，後日，血液検査結果を確認すると，5人が当該年度も保健指導対象者であることが判明した．トライアル事業のため法定上の実施率にはカウントできないが，もしも第三期の方式でカウントできるとすると，被扶養者の特定保健指導の実施率は21％から29％に上昇することになると報告している．また，翌年度に特定保健指導の対象外となった2人についても，今回，直接指導を試みたことは有意義であったとしている．利便性を考えたさまざまな工夫が可能となろう．

4　2年連続して積極的支援に該当した場合：リピーター対策

　積極的支援を繰り返してもなかなか改善しない対象者（いわゆるリピーター）が保健指導者を悩ませている[2]．保健指導対象者としても前年度の保健指導の結果，若干データが改善しているのに，翌年度も指導を受けることに抵抗感を感じる人も少なくない．

　そこで，第三期では2年連続で積極的支援に該当し，前年度に積極的支援を終了した者については，前年度よりも当該年度の健診データが改善していれば，保険者の判断で「2年目の特定保健指導は動機付け支援相当で可」と軽減策をとることが可能となった．具体的には前年度と当該年度の健診データを比較し，BMI30未満の人では腹囲1cm以上かつ体重1kg以上，BMI30以上では腹囲2cm以上かつ体重2kg以上改善している場合には「改善の方向性にある」と判定される．

　レセプト情報・特定健診等情報データベース〔ナショナルデータベース（NDB）〕にて保健指導を繰り返し受けている者の分析をしたところ，保健指導を繰り返すことによる相加

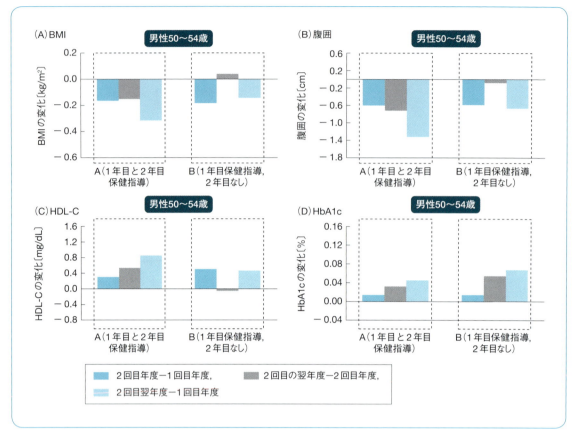

図19-4 2年連続積極的支援該当者の2回目の保健指導の効果
2年連続積極的支援該当者のうち,2年間連続して保健指導を受けたAグループでは2年目もBMI,腹囲長が減少,HDL-Cの増加がみられる.1年目に保健指導を受けたが2年目には保健指導を受けなかったBグループでは,1年目の効果はAグループと同様であるが,2年目には体重はむしろ増加傾向,HDL-Cの改善はなく,HbA1cの増加量が大きかった.
[厚生労働省保険局:特定健診・保健指導の医療費適正化効果等の検証のためのワーキンググループ:最終取りまとめ,2015をもとに作成]

効果はみられている[3](図19-4).しかし,毎年同じ説明をすると「昨年聞いたことだから……」と対象者が意欲をなくしたり,否定的な気持ちになったりする.前年度の経験を活かして,よりよい改善法を探ることが大切である.「前年にできたこと」「できなかったこと」「リバウンドの有無」などを聞きとり,本人が前年度の経験を糧に成功に向けて動き出せるよう具体的に状況を尋ね,支援することが大切である.

第三期からは,積極的支援の終了者においては「次年度での健診データ比較において,腹囲1cm・体重1kgの減量で評価される」というアウトカム評価が加わったことになる.保健指導者,対象者の両者にとって次回の健診結果が気になるところである.この保健指導の軽減策により,新たな対象者への保健指導にマンパワーをまわせることになる.

5 ポイント制を検討するためのモデル事業実施

事前にモデル事業実施の届け出をすれば,保健指導における180ポイントに満たなくても一定量の体重減少を達成した場合に180ポイント相当として終了可能とするという制度

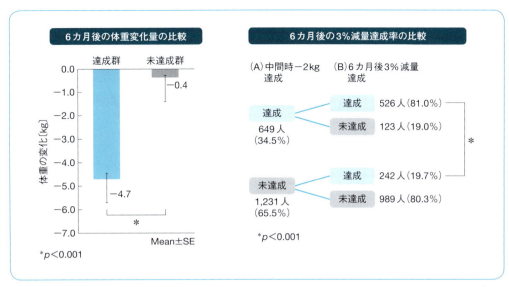

図 19-5　中間評価（おおむね3カ月）時－2kg 減量の有無別にみた6カ月後のΔ体重変化量および3％減量達成率の比較（男性）
※　中間評価時（おおよそ3カ月）のポイント消費量（80〜100ポイント）
［あいち健康の森健康科学総合センター分析データより作成］

が始まる．本モデル事業実施については，実施計画および結果の報告を厚生労働省に提出し，データ収集と分析に協力することが求められている．

　日本肥満学会「肥満症診療ガイドライン2016」では，肥満症の減量目標を現体重の3％以上としており[4]，特定保健指導の行動計画の目標設定でも目安として活用されている．肥満学会の目標の8割にあたる，現体重の2.4％の数値以上の減量，もしくは同等の腹囲長の減少（もしくは腹囲2cm 以上かつ体重2kg 以上）を達成すれば，保健指導の180ポイントを満たさなくても特定保健指導の目標を達成したとする制度となる．これによりポイント制によるプロセス評価ではなく，減量の目標達成という効果（アウトカム）での評価で終了が可能となる．

　筆者らが特定保健指導（メール支援を中心としたプログラム）の経過を分析したところ，中間評価時に2kg の減量を達成している者は，最終評価でも約8割が「3％以上の減量」を成功していることが判明した（図19-5）．一方，中間評価時に2kg の減量に達していない者では，最終評価時の3％減量達成率は2割にとどまった．中間評価時までの獲得ポイントはおおよそ80〜100ポイントであり，180ポイントに満たなくても効果が出せる対象者が少なからず存在することは明らかである（本プログラムでは約3割が達成）．第三期で，このようなアウトカムの目標があらかじめ示されていけば，さらに保健指導の達成率が高まることが期待される．あげられている課題としては，短期的な目標達成以降，リバウンドするのではないかとの心配があるが，セルフモニタリング習慣の定着や家族と職場からのサポートがある場合にはリバウンド防止になるという報告が参考になるであろう．

　モデル実施事業のデータが多く集積してくれば，保健指導における最低獲得ポイントの考えかたの修正につながる可能性も高く，多くの保険者が事業に参加することが期待される．

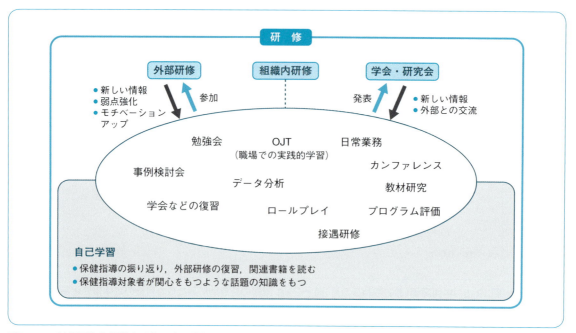

図19-6　外部研修と組織内研修，自己学習
[標準的な健診・保健指導プログラム（改訂版）及び健康づくりのための身体活動基準2013に基づく保健事業の研修手法と評価に関する研究（代表：津下一代）資料より一部改変]

6　通信技術を活用した初回面接（遠隔面接）の推進

これまでも事前登録していれば遠隔面接が可能であったが，今後は事前の届け出制を廃止し，事後報告で可能となった．第三期から島しょ地域や分散職場，海外出張など，保健指導を実施しにくかった環境での活用が期待される．

3　保健指導人材の育成と組織的対応

これまでの特定保健指導を振り返り，第三期では苦手意識の高かった禁煙指導や節酒指導にも踏み込むこと，食生活と口腔保健の関連を重視すること，アウトカム評価を重視すること，効率化を図ることなどが盛り込まれている．また，特定保健指導においては，その効果に保健指導者個人や実施機関に格差があることが報告されており，個人の指導能力だけでなく，保健指導の実施機関における組織的な対応，すなわち，人材養成，指導教材やプログラムの有無，運営体制なども必要となる．

保健指導の実施者は，医師，保健師・看護師，管理栄養士，健康運動指導士など，多彩なバックグラウンドをもち，経験年数もさまざまである．しかし，職種，年数により得手・不得手があることから，指導チームで学習を進めるとともに，事例検討を通して課題分析能力や面接技法を学ぶことが重要である．

実際の指導の場面では，検査からのスムーズな流れや待ち時間への配慮，結果表のデザイン，指導記録の電子化など，運用面での工夫も大切である．運営事務担当者も含め，効果的かつ効率的な保健指導の実施方策を検討することが重要である．

「標準的な健診・保健指導プログラム【平成30年度版】」では研究班報告をもとに，「健診・保健指導の研修ガイドライン」を改訂し[5]，国，都道府県，学会，民間団体，組織内研修（OJT）を含めた人材養成方針を示している（図19-6）．また，研究班では保健指導人材養成のためのビデオ，教材を公開している[6]ので活用してほしい．

文献

1) 日新電機健康保険組合：被扶養者の（特定）保健指導の実施率向上．事例に学ぶ効果的なデータヘルスの実践．p.87-91, 厚生労働省保険局，健康保険組合，2017. http://www.mhlw.go.jp/file/04-Houdouhappyou-12401000-Hokenkyoku-Soumuka/0000170829.pdf（2018年7月現在）
2) 厚生労働省保険局：特定保健指導等の効果的な実施方法の検証のためのワーキンググループ　検証結果の取りまとめ報告及び事例集，2016. http://www.mhlw.go.jp/file/05-Shingikai-12401000-Hokenkyoku-Soumuka/0000121281.pdf（2018年7月現在）
3) 厚生労働省保険局：特定健診・保健指導の医療費適正化効果等の検証のためのワーキンググループ　最終取りまとめ，2015. http://www.mhlw.go.jp/file/05-Shingikai-12401000-Hokenkyoku-Soumuka/0000090330.pdf（2018年7月現在）
4) 日本肥満学会：肥満症診療ガイドライン2016, 2016.
5) 厚生労働省：健診・保健指導の研修ガイドライン（平成30年4月版），2018. http://www.mhlw.go.jp/file/06-Seisakujouhou-12400000-Hokenkyoku/0000196595.pdf（2018年7月現在）
6) 標準的な健診・保健指導プログラム（改訂版）及び健康づくりのための身体活動基準2013に基づく保健事業の研修手法と評価に関する研究（代表：津下一代）．平成25年度 厚生労働科学研究費補助金．http://tokutei-kensyu.tsushitahan.jp/deliverable/teaching_materials（2018年7月現在）

Ⅳ 保健指導の実際

20 行動変容ステージをふまえた保健指導

杉田由加里

Point

- 保健指導の対象者が生活習慣の改善の必要性を自分自身のこととして自覚し，主体的に行動していくには，的確な目標を設定することが必要である．日々の生活のなかで継続でき，自分自身で評価できる目標となるように，保健指導実施者は伴走する姿勢でかかわることが肝要である．
- 保健指導を実施しているあいだにも対象者の行動変容ステージは変化していく．対象者がいま，どの行動変容ステージにあるのかアセスメントしながら，保健指導を実施することが求められる．

Keyword

- 行動変容ステージ
- 保健指導のプロセス
- 保健指導技術

20-1 保健指導の目的と保健指導実施者の役割

「標準的な健診・保健指導プログラム【平成30年度版】」にて，生活習慣病の保健指導を以下，

> 生活習慣病の保健指導とは，対象者が自らの生活習慣における課題に気付き，自らの意志による行動変容によって健康課題を改善し，健康的な生活を維持できるよう，必要な情報の提示と助言等の支援を行うことである．

と説明している．このような保健指導となるには，対象者が自分自身の問題であると自覚できることや，意志をもった行動変容となるようにかかわるといった，保健指導実施者の保健指導に対する考えかたが重要である．受身ではなく自らが主体的に考え行動していくことが必要なのだと自覚してもらうためにも，保健指導の目的を対象者と共有することが要となる．

そして，保健指導の目的を以下，

> 生活習慣病予防に対する保健指導の第一の目的は，生活習慣病に移行しないことである．そのための保健指導では，対象者自身が健診結果を理解して体の変化に気付き，自らの生活習慣を振り返り，生活習慣を改善するための行動目標を設定・実践でき，そのことにより対象者が自分の健康に関するセルフケア（自己管理）ができるようになることを目的とする．

と示している．つまり，対象者が健康を維持・増進していくには，健診結果を理解し，自

分自身の身体の変化に気づき，健康の維持・増進のための継続可能な行動目標の設定ができるか否かが要となる．

対象者が的確な行動目標を設定できるよう，保健指導実施者は，

> 健診によって生活習慣病の発症リスクを発見し，自覚症状はほとんどないが発症のリスクがあることや，生活習慣の改善によってリスクを少なくすることが可能であること等を，分かりやすく説明することが特に重要である．しかし，生活習慣は個人が長年築いてきたものであるので，改善すべき生活習慣に自ら気付くことが難しく，また，対象者は行動変容は難しいと認識している場合が多い．更に，行動変容に抵抗を示す場合もあることを念頭に置いて，対象者への支援を行う必要がある．なお，生活習慣の改善を促す支援に当たっては，心身の状態や現在の生活習慣が構築された背景要因（家庭・職場環境や経済状況等）にも留意し，必要に応じ社会資源の活用等により，背景要因も考慮した支援が必要な場合もあることに留意することが必要である．

としている．

2 保健指導で求められる能力

保健指導実施者には，以下，

> ① 健診結果等から合併症等のリスクを適切に判断する能力
> ② リスクの評価や保健指導を行う上で把握すべき必要な情報（ライフスタイル，価値観，行動変容のステージ等）を選択する能力
> ③ それらの情報を「動機付け支援」「積極的支援」に必要な詳細な質問項目等を活用して収集する能力
> ④ 収集した情報に基づいて支援策を立案する能力
> ⑤ 把握した情報と生活習慣病との関連を明確に説明し，対象者が自らの生活習慣の課題に気付き，行動目標を決定することを支援する技術
> ⑥ 健診データに基づき最優先で保健指導が必要な者を抽出し，確実に保健指導や医療機関への受診勧奨につなげる能力

が必要とされている．

本章ではとくに，保健指導の展開過程において，対象者の行動変容に対する準備状態である行動変容ステージを，どのように保健指導に活かしていくかについて述べていく．

3 行動変容ステージ

行動変容ステージとは，Prochaskaらが提唱した行動変容のステージモデル（transtheoretical model）に示された変化のステージである[1]（表20-1）．保健指導実施者が終了期に達している対象者にかかわることは少ないと思われるが，保健指導に来所したものの，無関心期にある対象者はけっして少なくないと思われる．また，保健指導を実施しているあいだにも対象者の行動変容ステージは変化していく．対象者がいま，どの行動変容ステージにあるのかアセスメントしながら，保健指導を実施することが必要である．以下

表20-1 行動変容ステージ

無関心期	6カ月以内に行動を起こそうという意志がない
関心期	6カ月以内に行動を起こそうという意志がある
準備期	30日以内に行動を起こそうという意志があり，その方向ですでにいくつかの行動をとりつつある
行動期	行動変容をしつつあるが，その持続がまだ6カ月未満である
維持期	行動変容の持続が6カ月以上である
終了期	以前の行動に戻る可能性は100％ない

[Prochaska JO, et al.: Am J Health Promot, 12: 38-48, 1997をもとに作成]

に，保健指導のプロセスにおける必要な保健指導技術について述べていく．

4 保健指導のプロセスと必要な保健指導技術

「標準的な健診・保健指導プログラム【平成30年度版】」では，保健指導のプロセスは，

① 保健指導の準備
② 対象者との信頼関係の構築
③ アセスメント(情報収集と判断)
④ 気付きの促し
⑤ 科学的根拠に基づく健康行動の理解の促進及び教材の選定
⑥ 目標設定
⑦ 保健指導期間中の継続フォロー
⑧ 評価(3〜6カ月後)

として示されている．保健指導は対象者と会う前から始まっているといえる．対象者にとっては健診結果を受けとり，保健指導の対象者となったことを伝えられたときから，また，保健指導実施者は保健指導の準備をするときから保健指導は始まっている．保健指導実施者は，けっして「指導」する姿勢で臨むものではなく，対象者「自ら」の課題の気づきや意志による行動変容を可能とするように「一緒に考え，伴走する」かのような姿勢をもち，かかわることが重要である．各プロセスにおける留意点[2]を以下に示していく．また，各プロセスにおいて，無関心期にあると考えられる対象者への支援方法の例[3]をあげながら説明していく．

1 保健指導の準備

対象者が，健診後に保健指導の該当者となったことを否定的にとらえずに，自ら保健指導を活用し生活習慣を見直そうと思えるように，保健指導の準備をしていくことが重要である．保健指導の場や日時を設定し，対象者の健診結果などからどのような保健指導の内容が的確かを想定して，教材などの準備が必要である．

ⅰ）保健指導の場の設定

健診を受けた会場と同じ会場，あるいは対象者の移動距離を考えた参加しやすい会場で行い，対象者のプライバシーを確保しつつ，対象者と話しやすい環境を設定するなどが必

要である．プライバシーの確保に留意しつつも，参加者どうしが交流できるようなコーナーを設けるのも和やかな場の設定には，一案と考えられる．

ⅱ）保健指導の日時の設定

健診受診後からできるだけ早い日程で，対象者にとって都合のよい曜日や時間帯に設定することが必要である．待ち時間をできるだけ少なくする工夫として，想定できる来所者数に見合った実現可能な1人あたりの時間配分にするなどの配慮が必要である．

ⅲ）対象者に活用できる教材などの準備

対象者の特性として，たとえば年齢や性別，職業の種類，病態別，エネルギーの摂取と消費に関する教材や，対象者が理解しやすい支援媒体，活用しやすい社会資源のリストなどが必要である．それらは活用しやすいか，活用してもらえるかという視点から準備することが必要である．

ⅳ）対象者のデータの確認

対象者の健診データ（可能であれば経年分），質問票（健診時の標準的な質問票や「動機付け支援」「積極的支援」に必要な詳細な質問項目，独自の問診票など），前回までの保健指導記録などを準備する．

ⅴ）保健指導内容の検討

対象者のデータを確認し，保健指導の内容を計画する．担当となった者が責任をもち，保健指導の内容を立案するが，判断に迷う場合など，担当者独自の判断による保健指導となることを避けるため，適宜，支援内容を複数の保健指導実施者で確認する．

2　対象者との信頼関係の構築

保健指導を自分自身の問題として対象者にとらえてもらうためにも，保健指導の目的を十分に理解できるようにはたらきかけることが必要である．「何か強制されるのではないか」といった不安を抱かせないよう，「これからの生活習慣の改善点を一緒に考えていく」という姿勢を，対象者に意識づけるとともに，対象者からの発言（気づき）を促すようにかかわることを心がける．

ⅰ）自己紹介

まず，さわやかに挨拶し，対象者の氏名を確認し，保健指導に来所してくれたことへの謝意を伝える．保健指導実施者としての立場や役割，保健指導の目的やタイムスケジュールなどを対象者の反応や理解度を確認しながら，端的に説明する．

ⅱ）話しやすい雰囲気づくり

非言語的アプローチを含め，これまでの取組みに対してのねぎらいと感謝の言葉を伝える．対象者の話すスピードやペースを尊重し，あいづちを打ったり，対象者の言葉を繰り返すなどして，発言内容を理解している旨を伝える．対象者の発言から生活背景や価値観を把握するようにし，現在，何を大事にしているかを確認する．

対象者が面接への拒否感を示している際は来所に対する感謝の態度を努めて示し，対象者の理解を促す．タイミングをみて健診結果への思いを聴く．とくに男性へは保健指導の該当者となったことの理由を十分に説明するなど，支援におけるさまざまな工夫が必要である．

3 アセスメント（情報収集と判断）

　対象者が健診結果から，生活習慣病の発症リスクを有していることや，メタボリックシンドロームであることをどのように理解しているかを把握する．現在の生活習慣と健診結果の関連性の理解度，生活習慣を改善することで発症リスクが軽減することを知っているか，対象者の生活習慣の改善に対する準備状態を把握する．「動機付け支援」「積極的支援」に必要となる詳細な質問項目は，まず，対象者が質問項目に回答することで，自ら望ましい保健行動をイメージできることが意図されている．そして，保健指導の場面では，保健指導実施者と対象者がいっしょに回答内容を確認するプロセスを経ることにより，対象者の健康に対する意識や認識，食生活の習慣，運動・身体活動の状況，既往歴・現病歴・家族歴，喫煙，飲酒，睡眠・休養，家族・社会への参加・貢献，仕事・労働の衛生環境，生活習慣改善への行動変容ステージ，といった対象者の生活全体をとらえられるようになっている．

ⅰ）対象者の準備段階や理解力，意欲の確認

　対象者が面接目的を，どのように理解しているかを確認し，必要であれば説明を加える．今回の健診結果と，これまでの健診結果の推移を確認し，メタボリックシンドロームや生活習慣病との関連への理解の程度を把握し，補足の説明をする．それには，対象者の健診結果を経年的なグラフや，エビデンスに基づく教材を活用しながら行うとよい．同時に，健診データに対する関心の度合いをとらえ，生活習慣を改善しようという行動変容のステージ（準備状態）を把握する．

ⅱ）生活習慣についての振り返りと現状の確認

　詳細な質問項目などを活用し，対象者といっしょに生活習慣を振り返るなかで，生活習慣と健康や健診結果との関連についての理解度や対象者の関心の度合いを把握する．

　さらに，現在の生活習慣や健康状態，日々の取組み状況を把握する．具体的には，生活に即した目標設定のために，詳細な質問項目などを活用して，習慣的な食事時間や量，間食習慣，喫煙習慣，飲酒習慣などについても確認する．職業や居住形態だけでなく，生活状況や生活環境なども確認する．また，食生活や身体活動などの生活習慣，喫煙・飲酒習慣は，その量や内容だけでなく，本人の思いや周囲の協力の有無などについても確認し，改善できそうな生活習慣への行動変容ステージを明確にしていく．

　対象者が初回面接には来所したが，生活習慣の改善そのものには無関心である場合には，相手を否定しない態度を示し，保健指導の目的を説明し，理解を促すことに努めたり，対象者が気にしていること，励みにしていることを糸口とするという配慮が必要である．複数年度，保健指導の対象者となっている場合，生活習慣は変わらないと，あきらめていることも考えられる．対象者の挫折の原因を把握し，そのなかから対応できる方法をいっしょに考えることや，成功した経験の想起から前向きな気持ちを引き出すようにかかわることも大切である．

4 気づきの促し

　対象者の関心や決断の決め手となることは何かを推察しながら，取組めそうなことをいっしょに見いだすかかわりが重要である．生活習慣の改善に向け，現実的に取組めそう

であり，継続可能と思えるところはどこかを見いだすことが必要である．

ⅰ）これまでの生活習慣とその改善の必要性に対する理解の促進

今回の健診結果や，かつて健診結果が悪化した時期の生活習慣の変化などの話から，生活習慣の背景にある対象者の思いや考えに配慮しつつ，生活習慣の改善の必要性を対象者自身が実感できるよう導く．さらに，現在の生活習慣と改善目標とする生活習慣の違いを対象者がとらえられるようにする．たとえば，対象者の現在の食行動や食事量と，改善目標とする食行動や食事量（たとえば，間食や飲酒量など）との違いを自分自身で確認できるように促す．

ⅱ）生活習慣の継続と改善により得られるデメリットとメリットへの理解

生活習慣の改善のための目標項目を，毎日実施することが難しそうな場合は，週に何回か実施することでもメリットがあることを説明する．生活リズムを整えることによる，睡眠の質の改善や食事内容の工夫による便秘の解消などといった，すぐに得られると期待される副次的効果などを伝える．

好ましくない生活習慣をつづけることのデメリットについて理解を促し，行動変容への意欲の向上につなげる．たとえば，対象者の身近な人に起こった出来事などから，対象者が気になっている生活習慣病やその病態，関連する保健行動について，対象者の知識や認識を確認しつつ，好ましくない保健行動を継続することによるデメリットを伝える．また，望ましい保健行動を継続したことで健診データが改善した人の感想を伝え，対象者にも実行可能であることの認識を促す．

グループワークを活用する場合は，グループ内のほかの参加者の生活状況などから，対象者自身の生活習慣を振り返るきっかけになるよう支援する．無関心期の対象者の場合は，たとえ目標設定にまで至らなくても，日常生活に目を向けられるように促し，メタボリックシンドロームの病態や予後についての意識づけを行う．

5　科学的根拠に基づく，健康行動の理解の促進および教材の選定

対象者の準備状態に応じて，対象者の関心度や理解度，生活環境を考慮し，運動，食事などの生活習慣をどのように具体的に工夫すればよいかを，とらえやすい教材とする．さらに，対象者が身体に起こっている変化を実感し，現在の健康状態を理解できるような教材とする．身体活動や運動によるエネルギー消費量と，よく食べる料理，菓子，アルコールなどの摂取エネルギー量を示しながら，ともに考えることができるような具体的な教材が好ましい．くわえて，効果的な食生活・身体活動の根拠について，「日本人の食事摂取基準」「食事バランスガイド」「健康づくりのための身体活動基準2013」「健康づくりのための身体活動指針（アクティブガイド）」や日本高血圧学会，日本糖尿病学会，日本動脈硬化学会などのガイドラインなどを活用し，対象者の理解度に応じて説明する．

現在，生活習慣に問題があると感じているが，具体的に何をどの程度改善したらよいか，何から始めればよいかわからないという関心期にある対象者へは，目標設定シートによるカロリー計算などをいっしょにみながら，どのように工夫するとよいのか，普段の生活に即して提案し，保健指導後に自分自身で取組めるように提示する．

6 目標設定

効果的な目標設定とは，①具体的な目標とする，②挑戦的な目標とする，③自分自身が関与した目標設定とする，④遂行目標よりも，具体的な行動やスキルの向上を目指した熟達目標とする，⑤長期目標とそれに至る短期目標とすることとされている[4]．目標は立てて終わりではなく，どこまで達成できたかを評価することが必要である．評価時期も考慮し，目標を設定できるようにかかわることが重要である．そして，日々の生活のなかで実行でき，継続できるよう，より具体的な目標を「自己決定」できるように計画する．

設定した目標は見やすい場所に明示しておく，設定した目標を家族や仲間に宣言することをすすめるなど，行動化への意識づけを促す．さらに，自分自身で行動を確認できるようにセルフモニタリングの意味と効用を説明する．

目標の実現性を高めるために，記録表，歩数計などの紹介や提供，地域の散歩マップやヘルシーメニューを提供している飲食店マップ，地域の運動教室や自主グループ，健康増進施設や地域のスポーツクラブなどの社会資源・媒体などを紹介する．

7 保健指導期間中の継続フォロー

対象者の取組みを継続できるように支えるために，対象者の気持ちや思いを把握し，保健指導実施者が見守っていることを伝える．改善した保健行動を継続するうえで何か問題があればそのつど，いっしょに解決方法を考えることができることを伝える．そのためには，面接，電話，電子メール，FAX などの具体的な支援方法を確認する．

対象者が，成果を目に見える形で感じられるよう，数値や体調を記録する際には，気持ちの変化への気づきなども書きとめることを促し，目標に対する到達点を自分自身でも評価してもらう．

目標が達成できなかった場合は，今後どうしていきたいか，対象者の意向を確認してから，現実に合わせて実行できる目標にいっしょに修正していく．

8 評価（3～6カ月後）

目標達成を確認するとともに，次年度に健診を受診し，健診結果の推移から客観的な評価をするように促す．これまでの努力をねぎらい，対象者とともに，目標達成状況，取組みの満足度などを確認し，評価する．具体的には，身についた知識やスキルを確認し，今後の具体的な目標の提示を促し，セルフケアを行っていくことへの意志を確認する．さらに毎年，必ず健診を受診すること，次回の健診データなどを活用して，客観的な評価を自ら行うことを促す．

行動変容のステージ（準備状態）が「無関心期」「関心期」にある対象者については，個別面接を中心とした支援を継続して行い，行動変容に対する意識の変革をめざす．行動目標の設定を行い，健診結果と健康状態との関連の理解または関心へ促し，日常生活の振り返りへの支援を確実に行うなど，対象者に合わせた支援を行う．「無関心期」にある者でも，何かがきっかけとなって行動変容への意欲が向上することがある．そのため，ポピュレーションアプローチ（職域では，事業主と連携して）による，健康的な環境づくりやきめ細かな健診結果の通知，その他の適切な情報の提供を心がけることが重要である．

●●文献

1) Prochaska JO, et al.: The transtheoretical model and stages of change, Health Behavior Theory, Research, and Practice, 5th ed., Glanz K, et al. ed., p.125-136, Jossey-Bass, 2015.
2) 宮﨑美砂子：効果的な面接技術と事業展開から学ぶ保健指導，金川克子 監修，p.42-46，中央法規，2009．
3) 杉田由加里 ほか：特定保健指導の展開過程における課題と対応方法，千葉大学大学院看護学研究科紀要，37: 47-56, 2015.
4) 外山美樹：行動を起こし，持続する力——モチベーションの心理学，p.167-178，新曜社，2011．

IV 保健指導の実際

21 保健指導
―栄養・食生活―

武見ゆかり　林 芙美

> **Point**
> - 内臓脂肪を減らす食生活支援のポイントは，① 対象者の行動変容のステージ（準備状態）や問題行動を明確にし，② 行動ときっかけ（刺激）との関係を分析し，③ 行動目標を設定し実行させ，④ 結果とプロセスを確認しながらつづけることを支援する，という流れが1つの基本である．
> - ① の問題行動の特定には，「標準的な健診・保健指導プログラム【平成30年度版】」の詳細な質問項目なども活用する．
> - ② の行動ときっかけ（刺激）との関係の分析では，問題行動の根底にある原因を把握することで，身体状況の改善が見込める行動目標の設定につなげやすい．
> - ③ および ④ の行動目標の設定・モニタリングでは，対象者の「食とのかかわり」に応じた理解しやすい教材と内容にすることが重要である．

Keyword
- 食行動アセスメント
- 食事バランスガイド
- 食環境
- 食生活支援

21-1 保健指導の目的とねらい

　生活習慣病予防に対する保健指導の目的は，生活習慣病に移行させないことである．そのため，保健指導では，対象者自身が健診結果を理解して，身体の変化に気づき，自らの生活習慣を振り返り，生活習慣を改善するための行動目標を設定・実践し，保健指導の終了後も，対象者が自分の健康に関するセルフケア（自己管理）ができるようにすることを目的としている．

　食生活を含む生活習慣には，対象者の生きかたや価値観，周囲との関係や社会文化的背景など，さまざまな要因が影響している．したがって，保健指導者が介入し，干渉することは，対象者にとっては必ずしも好ましいことではなく，対象者の行動変容のステージ（準備状態．p.170，第20章 参照）を無視した一方的な指導では，抵抗されたり，反発されるのは当然である．

　そこで，保健指導を行う際には，健診結果などから合併症などのリスクを適切に判断する専門的知識に加えて，把握した情報と生活習慣を明確に説明し，対象者が自らの課題に気づき，優先順位をつけて，行動目標を自身で決定することを支援するカウンセリング技術が必要である．また，新たな生活習慣を確立することは容易ではないため，対象者が継続できるよう，定期的な励ましや称賛などの自己効力感を高める支援も重要である．さらに，食生活支援においては，対象者が日々の生活のなかで実践できるよう，個々のライフ

Step 1　対象者の行動変容のステージ（準備状態）や問題行動を明確にする
・健診結果の受け止めかたや食・生活改善への意欲について，対象者の思いを聴きとっているか
・現在の食生活上の努力や取組みを確認する
　□ 食生活の問題点の認識があるか（気づき）
　□ 行動変容する気があるか，何か取組んでいるか（準備状態の確認）
・現在の身体状況を引き起こす要因となっている食行動や食事内容を両方アセスメントしているか
　□ 食行動と食事内容の両方をアセスメントし，食習慣改善の必要性を判断したか
　□ 食行動や食知識・スキルもみることで，対象者の価値観や信念，こだわりなどを把握したか

⬇

Step 2　行動ときっかけ（刺激）との関係を分析する
・問題行動の根底にある原因を把握し，それを改善することで身体状況の改善が見込めるかを検討する
・どんなときに，何をきっかけにして食行動の問題が起こるのか，その結果，どのように感じるか，周りの反応はどうか
　□ 誘惑場面は人それぞれ異なることに留意しているか
　□ 自信が低い場面を確認しているか
　□ 食文化や風土，産業，周囲の人や地域とのつながり，社会経済的要因などにも注目しているか

⬇

Step 3　行動目標を設定し実行する
・何をしたら効果がでそうか，何なら実行できそうかを，対象者とともに考えながら，具体的な行動目標を設定する
　□ 対象者の健康課題と生活習慣に合わせて，食生活の多様な取組みの具体策を提案することができたか
　□ 効果が期待できる程度の「無理のない」目標か
　□ 設定した食行動の目標を実行すれば，どの程度の減量効果を期待できるか，エネルギー量に換算して示すことができたか
　□ 行動目標を実現するために必要な具体的な対策まで確認したか
　□ 対象者の関心・知識・ライフスタイルに合わせて，「食」に関する情報を提供したか

⬇

Step 4　結果とプロセスを確認しながら，続ける
・食行動目標の実践状況を確認し，本人の努力や変化を称賛する
　□ 本人の工夫や努力を確認し，褒めたり，共感したか
　□ 気持ちや体調などの変化に気づくように促したか
　□ 決めた目標以外に自分なりの工夫をしているか
　□ 取組みについて対象者は肯定的にとらえているか．否定的な発言はないか
・困ったときの対応について一緒に考える
　□ 誘惑や障害への対策ができているか
　□ 必要に応じて目標の見直しをしたか
　□ 利用可能な社会資源を紹介したか

図21-1　食生活支援の流れ
　［林 芙美，武見ゆかり：平成25年度厚生労働科学研究費補助金「標準的な健診・保健指導プログラム（改訂版）及び健康づくりのための身体活動基準2013に基づく保健事業の研修手法と評価に関する研究」，研修会講師用コア教材（PPT等），実践者育成研修プログラム＜技術編＞ 各論（食生活）を一部改変］

スタイルに配慮したうえで食事計画を具現化する支援能力も不可欠である．その際，減量目標との関連で，「何を」「どれだけ」「どのように」食べたらよいかを，対象者の関心や理解度，ライフスタイルに応じて，具体的な教材などを用いて指導を行う必要がある．
　基本的な食生活支援の流れは，図21-1のとおりである．まず，Step 1では対象者の行動変容のステージ（準備状態）や問題行動を明確にし，Step 2では行動ときっかけ（刺激）との関係を分析する．そして，Step 3ではアセスメントの結果（Step 1と Step 2）をふまえて，対象者とともに行動目標を設定し，対象者の行動変容を促す．最後に，Step 4では，結果

とプロセス(食行動目標の実践状況や食生活内容の変化)を確認しながら，対象者の継続を支援する．

アセスメント

1　対象者の行動変容のステージ(準備状態)や問題行動を明確にする

はじめに，本人が「面接の目的を理解して面接に臨んでいるか」を確認すること，また，「健診結果をどう受け止めているか」「将来の健康リスクを理解しているか」を把握することが重要である．専門職からみて問題があったとしても，本人に自覚がないかぎり行動変容は期待できないからである．課題の認識がない場合は，健診結果を説明する，現在の生活を続けることの不安を考えてみるなどして，自分の食生活の振り返りを促す必要がある．一方，食生活に検討すべき課題があるとの認識があった場合は，今後それを変える気があるのかないのか，あるいは，これまで実際に何か取組んでみたことがあるのかを確認する．

一般的な食生活上の注意，たとえば，エネルギーを摂り過ぎない，脂肪を摂り過ぎない，食塩を摂り過ぎない，間食を摂り過ぎない，野菜をたくさん食べるなどは，あらためて言われなくてもほとんどの人は知っている．わかってはいるが，好きなものが食べられなくなってしまう「喪失感」や，何度も取組みに挫折して疲れ果ててしまっている「燃え尽き感」，死ぬまで好きなものを食べたいという「開き直り」，自分のことより家族を優先しなければならないなどの「あきらめ」など，対象者が行動変容に積極的になれない理由はさまざまである．また，漠然と「食べないほうがよい」と理解はしているが，実際にどのように食べたらよいかというスキルや，「どのくらいなら食べてもよいのか」という知識をもたない人も少なくない．そこで，最初に行動変容のステージ(準備状態)を確認し，やる気の低い人(前熟考期や熟考期)には，積極的になれない理由(自信や障害の有無)を確認することが重要である．

2　問題行動の特定

現在の身体状況，とりわけ内臓脂肪型肥満を引き起こしている問題行動がどのあたりにあるのかを特定するためのアセスメントを行う．食事のリズムなのか(夜遅い食事が多い，朝食の欠食など)，食物の選択なのか(油脂の多い料理を選択することが多い，主食の食べ重ねがあるなど)，食嗜好なのか(甘いものが好き，野菜が嫌いなど)などである．内臓脂肪の減少を目的とする食生活の支援では，肥満の改善がもっとも重要となるため，エネルギーの摂取過剰につながっている問題行動の特定を中心にアセスメントを行う．食事内容については，食事記録や面接での聴きとり(24時間思い出し法)などで詳細に把握する方法もあるが，限られた時間のなかで対象者の習慣的な食物摂取状況を把握することは困難である．そこで，「標準的な質問票」や「詳細な質問項目」などを活用して，食習慣，すなわち食事のリズムや食物の選択などを把握する．

第三期 特定健診・特定保健指導では，標準的な質問票の一部が変更され，さらに「標準的な健診・保健指導プログラム【平成30年度版】」では，保健指導において必要な特徴を把

握することを目的に，「動機付け支援」「積極的支援」に必要な詳細な質問項目が新たに追加された．

i）標準的な質問票

まず，「標準的な質問票」のなかで，食生活に関する改訂点は，「朝昼夕の3食以外に間食や甘い飲み物を摂取していますか」である（表21-1）．第二期までは，「夕食後に間食（3食

表21-1 食生活に関する「標準的な質問票」の改訂点

	質問項目	回　答
第二期 （平成25年度版）	夕食後に間食（3食以外の夜食）をとることが週に3回以上ある	①はい　②いいえ
第三期 （平成30年度版）	朝昼夕の3食以外に間食や甘い飲み物を摂取していますか	①毎日　②時々 ③ほとんど摂取しない

出典：厚生労働省健康局：標準的な健診・保健指導プログラム【平成30年度版】, 2018.

表21-2 「食生活習慣」に関する詳細な質問項目

	質問項目	回答肢
2-1	1日の食事時間はだいたい決まっていますか	①はい　②いいえ
2-2	朝食をほぼ毎日とりますか	①はい　②いいえ
2-3	寝る前2時間は何も食べないようにしていますか	①はい　②いいえ
2-4	食事はよく噛んでゆっくり食べるようにしていますか	①はい　②いいえ
2-5	食事のバランス（ごはん・麺などの主食，肉・魚などの主菜，おひたし・サラダなどの副菜）を考えて食べていますか	①はい　②いいえ
追加	1日2回以上，主食・主菜・副菜を揃えて食べるのは週何日ですか	①ほぼ毎日　②週4〜5日 ③週2〜3日　④ほとんどない
2-6	糖分の入った飲み物を習慣的に飲みますか	①飲む　②飲まない
2-7	習慣的に間食をしますか	①食べない　②食べる
2-8	塩分の多い食材（麺類，佃煮，煮物，梅干し，干物，練製品等）や濃い味付けのものを毎日食べていますか	①食べない　②食べる
追加	減塩のための工夫をいつもしていますか	①はい　②いいえ
追加	味付けは濃いほうですか	①はい　②いいえ
追加	1回の食事で主食（ごはん・めん類・パン）同士を組み合わせて食べることがありますか	①毎日　　　②週5〜6日 ③週2〜3日　④ほとんどない
追加	丼もの，カレーライスやめん類を食べる頻度はどのくらいですか	①毎日　　　②週5〜6日 ③週2〜3日　④ほとんどない
2-9	外食，惣菜，市販の弁当を習慣的に食べますか	①食べない　②食べる
追加	外食の頻度はどのくらいですか	①1日2回以上　②1日1回 ③週に2〜6日　④週1回以下
追加	スーパーやコンビニの惣菜や弁当を利用する頻度はどのくらいですか	①1日2回以上　②1日1回 ③週に2〜6日　④週1回以下
2-10	食事は主に，誰が作りますか	①自分　②自分以外
追加	あなたの家族はあなたの生活習慣の改善に協力的ですか	①はい　②いいえ
追加	フライや天ぷらを好んで食べますか	①はい　②いいえ
追加	肉の脂身を好んで食べますか	①はい　②いいえ
追加	毎日，乳製品（牛乳，ヨーグルト，チーズなど）をとっていますか	①はい　②いいえ

出典：厚生労働省健康局：標準的な健診・保健指導プログラム【平成30年度版】, 2018.

以外の夜食)をとることが週に3回以上ある」との問いに対して「はい」と回答した場合は，間食の時間，内容などの記録をつけてもらい，間食の回数を自覚して修正するなどの行動科学的アプローチを行うことが推奨されていた．第三期では，夕食後の間食（夜食）に限定はせず，3食以外に間食や甘い飲み物を摂取しているかを尋ねる内容に変更された．とくに，菓子類や甘い飲み物などに含まれる単純糖質を含む遊離糖類（free sugars）は，世界保健機関（WHO）が総エネルギー摂取量の10％未満にすることを強く推奨しており，制限することが望ましいとした．一方で，果物に関しては，菓子類の間食とは分けて考えることをすすめており，適量の果物を摂取することは「食事バランスガイド」をはじめ，日本動脈硬化学会「動脈硬化性疾患予防ガイドライン2017年版」や日本高血圧学会「高血圧治療ガイドライン2014」などの診療ガイドラインのなかでも推奨されている．ただし，過剰な摂取はエネルギー摂取量の増加にもつながるため，食事内容のアセスメントにおいて摂取量を把握する必要がある．

ⅱ）詳細な質問項目

「詳細な質問項目」は，対象者自身が自分の生活習慣を振り返るきっかけとなるほか，対象者の生活習慣の変化が把握できることから，生活習慣改善の評価にも活用できる．なお，食習慣については，10項目（表21-2）が例示されているが，各項目の回答に対する解説を専門職が十分理解したうえで支援につなげることが大切である．また，対象者の特性や状況に応じて選択可能な追加項目が11点用意されている（詳細な解説については「標準的な健診・保健指導プログラム【平成30年度版】」参照）．なお，減塩については，本人が減塩を意識して取組んでいると答えても，実際の摂取量の減少にはつながりにくいとの先行研究の報告もある．そこで，食事内容を聴きとり，主要な食塩摂取源を推定したり，具体的な減塩のための食行動の工夫などを把握することが大切である．

3 行動ときっかけ（刺激）との関係を分析する

食べることは，生命の維持に不可欠であるため，人間は「お腹がすいたら食べ，お腹がいっぱいになったらやめる」というように，食事は生理的な欲求に対する行為である．食事は生命維持や健康維持・増進に不可欠なものであると同時に，満足感を得るほか，自己表現の場でもあり，楽しみを得るための方法でもある．また，食事は，日常的に周囲との関係性をつくるコミュニケーションの場であったり，年中行事や儀式（結婚式など）などでの正式な食事といった社会文化的な役割もあり，社交には欠かせない．さらに，現代は購買意欲をそそる広告やおいしい食べものが身近にあふれ，手軽に食べものが手に入る環境（スーパーマーケット，コンビニエンスストア，飲食店，ネット通販など）があり，われわれは食行動を刺激する要因にさらされている．

ⅰ）行動のきっかけ（刺激）を探る

そこで，問題となる食行動が，どのようなときに，何をきっかけに起こっているのかなどの問題行動の根底にある原因を把握することで，身体状況の改善が見込める目標設定の支援につなげやすい．たとえば「菓子の摂取が多い」といった食行動の問題がある対象者でも，その背景には「甘いものが好き」（食嗜好），「菓子パンを主食の代わりに食べる」（食物選択に関する適切な知識不足），「職場での同僚の土産が多い」（周囲との関係），「夕食が遅

くなるので小腹を満たすため」（食事のリズム）など，きっかけ（刺激）はさまざまあると考えられる．したがって，根本原因となる「きっかけ」「刺激」を把握せずに目標設定を行っても，効果が期待できる無理のない目標設定にはならない．

ii）「食」とのかかわり

さらに，対象者の話を聴くなかで，本人の「食」とのかかわりを確認しておくことが，つぎの目標設定の際の重要な情報源となる．「食」とのかかわりとは，自分で食品を購入したり，調理をするのかといった「食事づくり」へのかかわりや，外食が多いのか，職場給食があるのか，家庭食が多いのかといった「食物の入手状況」，栄養や健康に関する情報をどこから，どの程度得ているかといった「食情報の入手状況」などである．さらに，近年，社会経済的要因が健康的な食物選択のバリアとなり，健康格差が生じる原因となることが明らかになっている．そこで，本人の「食」とのかかわりを把握する際には，働きかたや暮らし向きなどの社会経済的要因を意識した聴きとりを行うことも必要である．

行動目標の設定に向けた情報提供

1 改善の可能性が高く，効果の出る行動目標を設定する

問題行動のうち，本人が変えられると思っているもの，工夫次第で変えられる可能性が高い食行動を明らかにする．肥満の改善に関しては，体重1 kg（おおよそ腹囲1 cm）の減少には，エネルギー量で約7,000 kcal の減少が必要である．たとえば3 kg の減量を目標とした場合，およそ21,000 kcal のエネルギー摂取量を減少させるか，運動や身体活動により消費エネルギーを増加させる必要がある．実現の可能性が高い「無理のない」目標設定は重要であるが，目標にしようとする行動を継続した場合には，どの程度の体重減少が見込まれるかを支援者が推定し，対象者と共有して具体的な行動目標の設定につなげていくことが有効な方法である．

ⅰ）減量目標の設定

従来，摂取エネルギー量を減らして減量計画を立てる際には，ていねいな食事調査を行い，現在のエネルギー摂取量を算出し，年齢や性別，身体活動レベルから推定したエネルギー摂取量との差で，目標を設定することが多かった．しかし，限られた時間のなかで保健指導を行わなければならない現実では，ていねいな食事内容の聴きとりは難しい．さらに，ていねいな聴きとりやその分析には専門的な知識とスキルも求められる．また，過小申告や日間変動といった問題もあり，正確に把握することはきわめて困難である．

そこで「日本人の食事摂取基準（2015年版）」からは，食事アセスメントによって得られるエネルギー摂取量を用いて支援するのは困難とし，BMIや体重の変化を評価に用いることを推奨している．つまり，食事アセスメントから把握されたエネルギー摂取量がどれだけであろうと，現在までの体重増加や現在の体格の維持につながる摂取量であることから，そこから何 kcal のエネルギーを減少させるか，そのためにどの行動，どの食べかたを変えるかといった，いわば「引き算方式」での減量計画を立てることが効率的である．なお，食事で摂取エネルギー量を減らすだけでなく，身体活動によって消費エネルギー量を増やすこととあわせて，減量計画を立てることが望ましい．

2　対象者の行動変容のステージ（準備状態）に応じた目標設定の支援

　食生活改善の具体的な目標設定は，あくまでも対象者本人が主体的に行うもので，専門職はその支援者にすぎない．前熟考期（無関心期）や熟考期（関心期）の人に，いきなり具体的な行動目標の選択を求めても，そもそもすぐに取りかかるつもりがないのだから無理がある．目標設定を無理強(むりじ)いすること，支援者が一方的に情報提供することは，対象者の抵抗や反発を招き，保健指導からの脱落の可能性を高める．したがって，前熟考期（無関心期）の人には，強制はせず，現在までの工夫や努力をほめて自信を高めたり，危機感のない人には今後のリスクを客観的に説明して気づきを促したり，現在の生活を変えずにできそうなことを提案したり，現状を維持するために必要な行動（体重測定など）を目標に設定したりすることも必要である．また，現在の行動を変える重要性は理解していても，すぐに行動を変えることはできないといった関心期や熟考期の場合は，現在の行動を続けることと本人の関心との矛盾に気づかせたり，行動を変えることによる利益や価値を明確にしていき，行動を変えることへの準備性を高めていく．

　準備期の人は，やろうという気持ちはあるが，何をどうすればよいのかわからず，判断できないでいる場合が多い．また，食生活の改善をときどき実行はしているが続かない人は，なかなか継続できないことで自信が低くなっている場合もある．そこで，始めるきっかけがつかめない人がいれば，家庭や職場で目標を宣言してもらったり（目標宣言），いつから何を始めるかといった支援者と約束を取決める（行動契約）などの支援が考えられる．

　実行期や維持期の人は，その行動の継続とさらなる目標設定の支援が中心となる．取組みを頑張ってはいるが，ときどきできないこともあって不安になったり，また職場の異動や人生のイベントなどで中断や逆戻りしてしまうこともある．そこで，アセスメントのなかで確認した自信が低くなる場面などをふまえて，設定した行動目標の継続と，状況の変化などの逸脱要因への対応に向けて，ほめる（自信の強化），刺激のコントロール方法（間食の買い置きはしない），周囲のサポートを活用することを促すといった行動変容の技法を用いた支援を行う．なお，つい食べ過ぎてしまう場面は人それぞれであるが，実際に6カ月間で減量に成功した男性勤労者から把握した，行動変容の技法を使った食行動の取組みの例を表21-3に示す．

　以上でふれた対象者の行動変容のステージ（準備状態）に応じた支援の方法は，身体活動，タバコなど，すべての領域に共通することであるが，「食べかたの工夫（食べかたの修正）」は食行動に特徴的な行動変容の技法である．

3　65歳以上74歳以下の高齢者に対する保健指導のポイント

　65歳以上の者に保健指導を行う場合の留意点として，「標準的な健診・保健指導プログラム【平成30年度版】」では，

> メタボリックシンドローム対策に重点を置いた生活習慣病対策から，体重や筋肉量の減少，低栄養等によるロコモティブシンドロームやフレイル等の予防・改善に着目した対策に徐々に転換することも必要

と明記している．そのため，高齢者への食生活支援では減量だけに重きを置くのではな

表21-3 行動変容技法別に整理した減量に成功した男性勤労者が取組んだ食行動の事例

行動変容技法	食行動	具体的な取組み内容
刺激統制	1. 食べる時間を決める	夕食後の間食を減らす／8時以降は食べない
	2. 表示をみる	食品の表示を見る／カロリーを見る
	3. 量を決める	小さめのお弁当箱を買った
行動置換	1. 飲み物を変える	ジュースをやめてお茶を飲む／飲み物はほとんどお茶
	2. 食物の内容を変える	ほとんど野菜に切り替えた／脂っこいものは抑え，野菜を多めにする
	3. 行動を変える	昼食に外食する店を変えた／野菜を摂りたいので，キャベツなどを買う
反応妨害	1. 空腹時に飲み物や，低カロリーのものをとる	お腹が減ったら水を飲む／空腹時は意識して甘くないものを食べる
	2. 空腹を我慢し，食べない	お菓子があっても自分は食べない／起きていたら食べたくなるので，早く寝る
認知的な取組み	1. 意識する	自分でこれはやめておこうと意識した／意識して野菜ばかりを食べた
	2. 気持ちの切り替え	今日食べ過ぎたら明日はやめておく
	3. 認知の変容	腹が減ったほうが次の飯がうまいと思う
食べかたの工夫（食べかたの修正）	1. ゆっくり食べる・噛む	時計を見ながら，時間を意識して食事をした
	2. 大盛りをやめる	大盛りの回数を減らした
	3. 腹八分目	腹八分目に抑える
	4. （野菜を食べ）満腹感を出す	野菜でおなかをいっぱいにする

出典：赤松利恵 ほか：栄養学雑誌, 71：225-234, 2013.

く，筋肉量の維持に留意し，不可欠アミノ酸（必須アミノ酸）を含むタンパク質（とくに，動物性タンパク質）を毎食摂取することの重要性を伝える必要がある．筋肉量を維持することは，生活機能を維持することにもつながり，介護予防にもつながるからである．

具体的な指導方法：教材，プログラムなど

1 対象者の「食」とのかかわりに応じた情報提供

　対象者の「食」とのかかわりに応じた支援を行う際に重要なことは，その人にとってもっとも理解しやすく，日常生活のなかで活用可能な指標や教材を用いて支援することである．
　表21-4は，「何を」「どれだけ」食べたらよいか，あるいは「どのように」食べたらよいかについて，栄養素レベル，食品・食材料レベル，料理・食事レベル，食行動レベルという4つのレベルの指標とその特徴を整理したものである．われわれは食事から栄養素を摂取しており，その積み重ねが健康や栄養の状態として身体に反映される．しかし，栄養素やエネルギーは目に見えないため，栄養素レベルでの情報提供は知識として理解はできても，実際には活用しにくい．対象者が目にするのは「食品」であり，また食品を組み合わせて調理された「料理」である．それぞれの食品は栄養素を含んでいるが，1つの食品で生命活動や疾病の予防・改善に必要なすべての栄養素を賄うことはできないため，各食品の栄養成分の特徴を理解し，バランスよく組み合わせる必要がある．

表21-4 「何を」「どれだけ」「どのように」食べたらよいかの指標とその特徴

レベル	栄養素	食品・食材料	料理・食事	食行動
内容	エネルギー 炭水化物 タンパク質 脂質 ビタミン・ミネラル 食物繊維	穀類 魚介類，肉類，卵類 大豆・大豆製品 野菜類，イモ類 きのこ類，藻類 その他の豆類 乳類 果実類 菓子類，嗜好飲料類 油脂類，調味料類	主食 主菜 副菜 牛乳・乳製品 果物 菓子・嗜好飲料(ヒモ)	・食べる速さ ・食べる順番 ・食事のリズム（欠食習慣，間食・夜食習慣） ・外食・中食の利用 など
基準・指標	・食事摂取基準 ・関連学会の診療ガイドライン	・食事摂取基準や関連学会の診療ガイドラインに基づく食品群・食品構成 （三色分類，6つの基礎食品，食品交換表など）	・食事バランスガイド	・標準的な質問票 ・詳細な質問項目 など
食べる立場が活用するうえでの留意点	・目に見えないので，知識としてはわかるが，そのままでは使えない	・調理前の食材料で把握・活用が可能 ・正確な重量の把握には計量が必要 ・調理に携わらない人，外食・中食の多い人には使いにくい	・食べるときに目にする状態でおおまかに把握できる ・外食・中食が多い人でも活用可能 ・目に見えない油脂や調味料の把握は難しい ・正確な栄養成分を知りたいときには，食材料への分解が必要	・具体的で実行しやすい ・減量目標を達成するうえで有効かどうかはわからない
専門職が活用するうえでの留意点	・食事摂取基準や食品成分表の理解・活用には専門的な学習が必要 ・栄養素レベルでの推奨内容を，食品や料理レベルに置き換えて説明できる能力が必要	・食材料や調理法の知識，食材料の量の計算が必要	・対象者の食べている料理の一般的な調理法と食材料を知っていることが必要 ・各料理区分の栄養成分の特徴をふまえ，対象者が食べている料理からの栄養素などの摂取をおおよそ推定できる力が必要	・食習慣をアセスメントする ・根拠となる科学的知見が限られているため，ほかのレベルと併用する ・食行動から，対象者が抱える課題をおおよそ推定できる力が必要

　この食品を栄養成分の特徴別に分類したものが「食品群」であり，栄養素レベルでの推奨されるバランスを食品で示したものが「食品構成」である．自分で食材料から料理をつくる人にとっては，この「食品群」で「何を何グラム」と考えて食事をコントロールすることが可能である．しかし，自分で調理をしない人や，外食や持ち帰り弁当などの利用が多い人にとっては，食品で「何を何グラム」と言われても，実際の食生活で活用することは難しい．

i) 食事バランスガイドの活用

　そこで，そのような場合には，食べるときに目にする状態で活用できる「料理・食事レベル」の指標が有効である．「料理・食事レベル」の指標の例には「食事バランスガイド」（巻頭 図2)がある．「食事バランスガイド」は，わが国の伝統的玩具であるコマの形を使って，コマ形のイラストの上から主食，副菜，主菜，牛乳・乳製品，果物という5つの料理区分に分かれており，面積の違いからそれぞれ「どれだけ」食べたらよいかを漠然とイメージさせるようにつくられている．さらにこのイラストでは，コマは回転するとより安定することから，回転＝身体活動とのバランスを考えてほしいというメッセージが込められている．

表21-5 年齢, 身体活動別,「食事バランスガイド」の各料理区分の摂取の目安

対象	5つの料理区分					エネルギー摂取量(kcal)の目安[*2]
	主食	副菜	主菜	牛乳・乳製品	果物	
身体活動レベル[*1]が「低い」成人女性と70歳以上の高齢女性	4〜5	5〜6	3〜4	2	2	1,400〜2,000
身体活動レベル[*1]が「ふつう以上」の成人女性と70歳以上の高齢男性 身体活動レベルが「低い」成人男性	5〜7	5〜6	3〜5	2	2	2,200±200(基本形)
身体活動レベル[*1]が「ふつう以上」の成人男性	6〜8	6〜7	4〜6	2〜3	2〜3	2,400〜3,000

単位:つ(SV). SVとはサービング serving(食事の提供量)の略.
[*1] 身体活動レベル 「低い」:1日中座っていることがほとんどの人
　　　　　　　　　　「ふつう以上」:「低い」に該当しない人
[*2] 肥満(BMI25以上)の場合には, 体重変化をみながら, 摂取の目安の「つ(SV)」を減らすなどの工夫が必要. より多くの人が該当する目安ということで, 中段が「基本形」とされている. 18歳以上の成人の基準のみ示す.
出典:厚生労働省・農林水産省決定. 食事バランスガイド(2005年).

　また, 水やお茶などの水分も欠かせないためコマの軸として表現し, 菓子・嗜好飲料は「楽しく適度に」としてコマのヒモとして表現された.
　なお,「どれだけ」食べたらよいかは,「つ(SV:サービング)」という単位で示されている(表21-5). 各料理区分の「つ(SV)」は「日本人の食事摂取基準」に基づいているが, 食品の重量を計量したり, めんどうな栄養価計算をしなくても使えるように考慮されている. ただし, 油脂や調味料は考慮されていないため, 調理法によるエネルギー量の違いや調味による食塩の多少なども考えて使うよう, 対象者に指導する必要がある. なお, 医師の指導のもとで食事制限や食事療法を行っている対象者については, 栄養素や食品・食材料レベルとの併用が望ましい.

ⅱ)指導や教材の活用における専門職の役割

　食品群も「食事バランスガイド」も, 栄養素レベルの「日本人の食事摂取基準」に基づいて作成されている.「日本人の食事摂取基準」は, あくまで専門家向けであり, 一般の人にそのまま用いるべきではない. なお, 1日に食べる食事の回数や食事時間, 欠食習慣などの食事のリズム, 早食いなどの食べかた, 外食や中食の利用などの食行動レベルがある. 具体的で取組みやすいといった利点もあるが, エネルギーコントロールに対する有効性についてはエビデンスレベルにばらつきがあるため, 対象者の状況に応じて, ほかのレベルとの併用が望ましい. また, 表21-6に示すように, 関係学会の診療ガイドラインに示されている食事指導の内容は, ほとんどが栄養素レベルで示されている. したがって, 専門職には, これらの内容を食品レベルや料理レベルに解釈して伝えていくスキルが必要となる. しかし, 専門家が各指標や基準の策定根拠を理解するうえで, きわめて有用であり, そのまま活用できることが望ましい. 保健指導の対象者に向けた目標設定の支援においては, その人の「食」へのかかわりに応じて, どのレベルの指標や基準を用いるかを専門職が適切に選択することが重要である. また, 手づくりばかりにこだわるのではなく, ライフスタイルや「食」へのかかわりに合わせて, 外食や加工食品・調理食品を上手に組み合わせて栄養のバランスを整えるような「食事づくり」の支援することを意識するとよい.

表21-6 関係学会の診療ガイドラインにみる食事指導のポイント

A. 肥満症診療ガイドライン2016（日本肥満学会）		
エネルギー	【減量目標】	現在の体重から3〜6カ月で3％の減少を目指す．高度肥満症の場合，病態に応じて現在の体重から5〜10％以上の減少を目標とする
	【エネルギー摂取量】	摂取エネルギー量を算定する基準は，$25\,kg/m^2 \leqq BMI < 35\,kg/m^2$の肥満症の場合，25〔kcal/kg〕×標準体重/日以下とする．$BMI \geqq 35\,kg/m^2$の高度肥満症では，20〜25 kcal/kg×標準体重/日以下を目安とした低エネルギー食（LCD），もしくは600 kcal/日以下の超低エネルギー食（VLCD）を選択する．体重減少のためには，食事摂取エネルギーの減量が有効である．当初の指示エネルギー量で減量が得られない場合は，さらに低い摂取エネルギー量を再設定する
栄養素など摂取	【エネルギー産生と栄養素バランス】	指示エネルギーの50〜60％を糖質，15〜20％をタンパク質，20〜25％を脂質とする
	【炭水化物】	糖質摂取制限の体重減少に対する有効性が報告されているが，長期継続が困難であり安全性も確認されていないことから，極端な制限は望ましくない
	【タンパク質】	必須アミノ酸を含むタンパク質が必要（1 g×標準体重/日）であるが，総エネルギーの20％を超えないことが望ましい
	【脂質・コレステロール】	総エネルギーの20〜25％にとどめることが推奨されるが，必須脂肪酸を確保するうえで，20 g/日以上の脂肪摂取が望ましい．飽和脂肪酸の割合は総エネルギーの7％を超えないようにする
	【食物繊維】	20 g/日以上
	【ビタミン・ミネラル】	肥満症の食事療法でもビタミン，ミネラルの十分な摂取が必要である
食品の選択	【野菜・果物】	微量栄養素やビタミンを確保するために，少量の赤身肉や青身魚，緑黄色野菜，海藻，きのこ類，大豆タンパクを毎日摂取するよう努めるべきである
	【砂糖類】	単純糖質の摂取は制限することが望ましい
	【アルコール】	原則的に禁酒が望ましいが，許可する場合でもエタノール25 g/日以下とする
食行動	【注意点】	・特定の食品ばかりを食べる，いわゆる単品ダイエットは微量栄養素が不足する可能性があり慎まなければならない ・フォーミュラ食を1日1回だけ食事と交換することでも有効な減量が期待できる ・食行動質問表の記載は治療の方向性や効果を検討するために有用である ・体重記録などのセルフモニタリングの実施と継続は，体重測定の習慣化をもたらし，生活リズムの矯正と安定化を可能にする ・30回咀嚼法の実践は過食の予防や食事摂取量の減少に寄与する ・高度肥満症の場合でも，食事療法として全飢餓療法は危険である
B. 高血圧治療ガイドライン2014（日本高血圧学会）		
エネルギー	【減量目標】	体格指数〔BMI：体重〔kg〕÷（身長〔m〕)^2〕が$25\,kg/m^2$未満が目標であるが，目標に達しなくとも，約4 kgの減量で有意な降圧が得られる
栄養素など摂取	【脂質・コレステロール】	コレステロールや飽和脂肪酸の摂取を控える．魚（魚油）の積極的摂取も推奨される
	【食塩】	6 g/日未満
食品の選択	【野菜・果物】	積極的に摂取する．ただし，重篤な腎障害を伴う者は高カリウム血症をきたすリスクがあるので，カリウムを多く含む野菜・果物などの積極的摂取は推奨されない．また，糖分が多い果物の過剰な摂取はエネルギー摂取量の制限が必要な患者（肥満症など）では注意が必要
	【アルコール】	節酒を行う．エタノールで男性20〜30 mL/日以下，女性10〜20 mL/日以下
食行動	【注意点】	生活習慣の修正は複合的に行うことが推奨される
C. 動脈硬化性疾患予防ガイドライン2017年版（日本動脈硬化学会）		
エネルギー	【減量目標】	総エネルギー摂取量を制限して適正な体重を維持することは，血清脂質の改善に有効である
	【エネルギー摂取量】	総エネルギー摂取量〔kcal/日〕＝標準体重〔〔kg〕＝身長〔m〕^{2}×22）×身体活動量（軽い労作で25〜30，普通の労作で30〜35，重い労作で35〜）を目指す
栄養素など摂取	【エネルギー産生と栄養素バランス】	適正なエネルギー摂取量のもとで脂質エネルギー比率20〜25％，炭水化物50〜60％とする
	【炭水化物】	炭水化物エネルギー比を50〜60％とする．高TG血症や低HDL-C血症では，肥満や糖尿病，高血圧などの合併症を考慮したうえで炭水化物エネルギー比率をやや低めに設定することが推奨される
	【脂質・コレステロール】	・脂質エネルギー比率を20〜25％，飽和脂肪酸エネルギー比率を4.5％以上7％未満，コレステロール摂取量を200 mg/日未満に抑える

表21-6 関係学会の診療ガイドラインにみる食事指導のポイント（つづき）

栄養素など摂取	【脂質・コレステロール（つづき）】 ・n-3系多価不飽和脂肪酸の摂取を増やし，工業由来のトランス脂肪酸の摂取を控える ・高LDL-C血症の患者では，コレステロールの摂取を200 mg/日未満に減らすことによってLDL-Cの低下効果が期待できる
	【食物繊維】食物繊維の摂取を増やす
	【食塩】6 g/日未満
食品の選択	【野菜・果物】緑黄色野菜を含めた野菜の摂取は，動脈硬化性疾患の発症予防のために有用である可能性がある．ただし，減塩に注意する．糖質含有量の少ない果物を適度に摂取する
	【砂糖類】果糖を含む加工食品の摂取は減らすことが望ましい（エネルギー過剰摂取の一因ともなる）
	【アルコール】25 g/日以下
食行動	【注意点】 ・魚，緑黄色野菜を含めた野菜，海藻，大豆製品，未精製穀類の摂取を増やす ・肉の脂身，動物脂，鶏卵，果糖を含む加工食品の大量摂取を控える ・過食と身体活動不足に注意し，適正な体重を維持する ・個々の患者の病態とライフスタイルを把握して食事内容を考え，その効果を適時評価し調整する

D. 糖尿病診療ガイドライン2016（日本糖尿病学会）

エネルギー	【減量目標】標準体重〔kg〕＝（身長〔m〕）^{2}×22 治療開始時のBMIによらず，一律に標準体重を目指すことは現実的ではない．まず現体重の5％の体重減量を目指す
	【エネルギー摂取量】 BMI 22を目標として標準体重を求め，以下の式から総エネルギー摂取量を算定する． 総エネルギー摂取量＝標準体重×身体活動量 身体活動量（kcal/kg 標準体重） ＝25～30 軽い労作（デスクワークが多い職業など） ＝30～35 普通の労作（立ち仕事が多い職業など） ＝35～　　重い労作（力仕事が多い職業など）
栄養素など摂取	【エネルギー産生と栄養素バランス】炭水化物を50～60％エネルギー，タンパク質20％エネルギー以下を目安とし，残りを脂質とする．身体活動量，合併症の状態，嗜好性などの条件に応じて，適宜，柔軟に対処する
	【炭水化物】ショ糖を含んだ甘味やジュースは，血糖コントロールの悪化，メタボリックシンドロームの助長を招く可能性があり，控えるべきである
	【タンパク質】20％エネルギーを超えるタンパク質摂取は，動脈硬化性疾患などによる総死亡率や糖尿病発症リスクの増加をきたす可能性があり，長期的な安全性は確認されていない
	【脂質・コレステロール】脂質摂取比率は20～30％エネルギーとし，飽和脂肪酸は7％エネルギー以下とするが，脂質の比率が25％を超える場合は，飽和脂肪酸を減じるなど脂肪酸組成に配慮する
	【食物繊維】食物繊維は糖尿病状態の改善に有効であり，炭水化物摂取量とは無関係に20 g/日以上の摂取を促す
	【食塩】血糖コントロール不良例における食塩制限は，心血管疾患の抑制に有効である
食品の選択	【野菜・果物】果物は1単位（80 kcal）程度の摂取は促してよいが，その量は病態による個別化が必要である
	【砂糖類】ショ糖を含んだ甘味やジュースは血糖コントロールの悪化，メタボリックシンドロームの助長を招く可能性があり，控えるべきである
	【アルコール】20～25 g/日（純エタノール換算）を目安とする
食行動	【注意点】 ・食物繊維に富んだ野菜などを主食より先に食べる ・よく噛んで咀嚼する ・朝食欠食，遅い時間帯の夕食摂取，就寝前の夜食などの食行動への介入が望まれる場合もある ・GI（glycemic index）に基づいた食品選択の糖尿病管理における有用性は，確認されていない

E. エビデンスに基づくCKD診療ガイドライン2013（日本腎臓学会）

栄養素など摂取	【タンパク質】標準的治療では，0.6～0.8 g/kg・標準体重/日で指導する．軽度の腎機能障害では0.8～1.0/kg・標準体重/日から指導を開始してもよい
	【食塩】6 g/日未満の食塩の摂取制限を推奨する（ただし3 g/日未満の食塩の摂取制限は推奨しない）
食品の選択	【アルコール】少量から中等量のアルコール摂取（エタノール10～20 g/日程度）はGFRを維持し，タンパク尿を減少させる可能性がある．中等量以上のアルコールの摂取（エタノール20～30 g/日以上）は，タンパク尿を発症させる可能性がある
食行動	【注意点】リンの摂取量を少なくするためには，タンパク質制限だけではなく，リン・タンパク質比の高い食品や食品添加物の多い製品を避ける

2 エネルギー，各種栄養素のコントロールを目的とした食生活支援教材の例

食品・食材料レベルで，エネルギーや各種栄養素のコントロールを目的とした食生活支援に用いる教材例として，表21-6にあげた関係学会の診療ガイドラインに示された栄養素などの勧告に基づき，おもな食品を3段階に分けて示した（表21-7）．「A 群」には，摂り過ぎが心配な栄養素が少なく，かつ，積極的に摂りたい栄養素が比較的豊富な食品の例をあげた．「B 群」には，摂り過ぎはエネルギーの過剰摂取につながるが，適量摂取であれば問題はなく，多くの人が習慣的に摂取している食品の例をあげた．たとえば，家庭でも外食・中食でも，精製された穀類（白米や食パン）を摂取することが一般的に多いが，食物繊維が少ないため「B 群」とした．主食の量を控えるのではなく，より積極的に「A 群」の精製度の低い穀類を選ぶよう指導するとよい．また，「C 群」には脂質や単純糖質が多いもの，加工度が高く食塩を多く含むものをあげた．

ここにあげた食品がすべてではないが，摂取を控えたい飽和脂肪酸や食塩を多く含むものに注意喚起を促すマークをつけたり，積極的に食生活に取入れたい食品を色分けして示すことは，食生活の変容に関心が低い対象者にとっても便利であり理解しやすい．また，

表21-7 関係学会の診療ガイドラインの栄養素など摂取の勧告に基づくおもな食品の摂取目安

栄養素	診療ガイドラインでの基準	A 群（積極的に）	B 群（適量に）	C 群（摂り過ぎ注意）
炭水化物	総エネルギーの50〜60％	玄米，雑穀米 ライ麦・胚芽パン そば ほとんどの野菜 きのこ類 海藻類 糖質の少ない果物	ご飯（白米），食パン 麺（うどん，スパゲティ） コーンフレーク ジャガイモ カボチャ その他の果物	△クロワッサン，グラノーラ，甘いシリアル ◆インスタント麺，菓子，菓子パン，甘い清涼飲料水 果物の加工品（果汁，缶詰，ジャムなど）
	単純糖質およびその加工品（ジュースなど）の摂取は制限する			
	食物繊維：増やす（20 g 以上）			
脂　質	総エネルギーの20〜25％	低脂肪乳 無脂肪乳 低脂肪ヨーグルト カッテージチーズ	普通牛乳 ヨーグルト（無糖） プロセスチーズ ほとんどの植物油（コーン油，オリーブ油，キャノーラ油など）	△濃厚牛乳 甘いヨーグルト △ナチュラルチーズ △バター，ラード マーガリン，ショートニング △パーム油，ココナツ油，ヤシ油
	飽和脂肪酸：控える（7％未満）			
	コレステロールを控える（高 LDL の場合は200 mg 以下）			
	n-3系多価不飽和脂肪酸（魚・魚油）：増やす*1			
	トランス不飽和脂肪酸：過剰摂取を控える			
タンパク質	総エネルギーの20％を超えないことが望ましい	鶏肉（皮なし） ささ身 脂の少ない魚 納豆，豆腐	卵，魚介類，脂身の少ない赤身肉，鶏肉（皮つき），油揚げ・厚揚げ	△霜降り肉，バラ肉，ひき肉 △◆肉加工品（ベーコン，ハムなど） △肉内臓物 ◆魚卵，魚塩蔵品 ◆魚加工品（干物・練り物など）

△：飽和脂肪酸が多い，◆：食塩（ナトリウム）が多い．
*1 魚については，タンパク質の項目に含めた．
出典：林 芙美，武見ゆかり：平成25年度厚生労働科学研究費補助金「標準的な健診・保健指導プログラム（改訂版）及び健康づくりのための身体活動基準2013に基づく保健事業の研修手法と評価に関する研究」，研修会講師用コア教材（PPT等），実践者育成研修プログラム＜技術編＞ 各論（食生活）．

関連学会の診療ガイドラインに基づく本教材は，エネルギーコントロールよりも，各種栄養素のコントロールが必要な非肥満者を対象とした支援でも活用できる．

5 行動継続に向けた支援

1 セルフモニタリング

目標設定ができたら，それを本人が，容易に，正しくセルフチェックできるための支援を行う．チェックリストを作成して，手渡すなども有効である．

「容易に，正しく」とは，日々の取組みを振り返り，客観的に自己評価ができるかどうかである．さらに，継続支援などで支援者が対象者の取組みを客観的に評価ができるかもポイントである．たとえば，野菜の摂取量を増やすことは，肥満，循環器疾患，糖尿病のリスク低下に有効というエビデンスがある．また，食べ過ぎを防ぎ，エネルギーの摂取過剰を防ぐはたらきも期待できる．そこで「野菜をなるべく食べる」という項目を目標にしたとしよう．これで，セルフチェックが客観的にできるだろうか．「なるべく」では，本人が意識していたとしても，実際に摂取量が増えたかどうか，支援者が客観的に評価することはできない．そこで「野菜料理を1日に5皿分食べる」または「野菜料理を1日に2回以上食べる」といった目標にしたほうがセルフチェックをしやすく，支援者による客観的な評価が可能となる．なお，このような考えかたは，目標を設定し，その目標を実現するための具体策を検討する際にも大切である．

2 地域資源の活用：食環境を視野に入れた支援

食生活支援においては，対象者が暮らす生活環境，食環境も視野に入れた支援とすることを忘れてはならない．食べることは本来，保健行動でも治療のための行動でもなく，毎日，日に3回という高頻度で繰り返される生活行動である．その生活行動を変えていくには，本人の努力だけでは限界があり，家族の協力，職場の支援，社会環境の整備も重要である．社会環境のなかでも，健康的な食物を入手しやすい環境，適切で正しい食に関する情報が得やすい環境を整えていくこと，すなわち「食環境づくり」も重要である．

近年，食品産業による減塩食品の開発と学術団体による情報提供（日本高血圧学会の「減塩食品リスト」など），「食事バランスガイド」の情報提供（食品包装を利用した情報提供やリーフレットの配布など），「食事バランスガイド」に基づいた商品開発（バランス弁当や外食店でのヘルシーメニューなど），中食・外食での栄養成分表示（商品包装やメニュー表への栄養成分表示）などが積極的に行われており，日常の食品購入の場や外食の機会などで目にすることも多くなってきた．とくに，目に見えないエネルギーや栄養素を可視化するための栄養成分表示は，食事療法に取組む者にとって積極的に活用したい社会資源である．こうした食環境の状況を視野に入れて食生活支援を行うことが，個人の行動目標の実践，ひいては内臓脂肪型肥満の改善という身体面での変化につながる支援を行っていくうえで必要である．

また，職域では近年「健康経営」の気運が高まっている．従来の職域での健康管理・健康づくりの推進というと，その目標は従業員の「健康」であり，生活習慣病の予防および重症

化予防によって医療費の節減が期待できることに重きが置かれがちであった．一方，「健康経営」の視点は，従業員の生産性ならびに，創造性の向上，企業のイメージアップに貢献するなどの経営面での効果を期待した企業の経営戦略の一環である．そのような流れのなかで，事業所内の従業員食堂のメニュー改善やイントラネット（社内情報網）などを使った食情報の提供などの食環境整備を積極的に行い，ポピュレーションアプローチと連動した保健指導を行うことも，保健指導の効果を高めるうえで大切である．

6 保健指導の評価，つぎのステップへ

　以上のプロセスを経て，本人が取組んだ結果を1カ月後，3カ月後，6カ月後，あるいは1年後の健診時に，行動目標の達成状況や取組みの満足度（「つらい」などの否定的な発言はないか），体重などの身体状況の変化を確認して保健指導の評価を行う．そのうえで，つぎの目標設定へとステップアップしていく．なお，結果とプロセスの確認をするときには，本人の工夫や努力を確認して評価したり，本人が気持ちや体調などの変化に気づくように促すなど，対象者が自身の取組みに対し肯定的にとらえられるように支援することが，減量成功や取組み継続のカギとなる．専門職は常に，対象者と対等な立場で誠実に向き合う．専門職からの称賛や承認は，対象者の望ましい行動の頻度を増やす刺激となる一方で，批判や無関心は対象者の行動を減らす刺激ともなる．このように専門職は対象者にとって重要な刺激（社会的強化因子）であることを意識しつつ，対象者の主体的な食行動変容に向けての支援を行うことが大切である．

Ⅳ 保健指導の実際

22 保健指導
―運動―

中田由夫

> **Point**
> - 身体活動量が十分でない「身体不活動」の状況は，わが国における死亡のリスク因子としては第3位である．
> - 身体活動量を高めるためには，運動だけではなく，通勤や家事，子どもと遊ぶなどの日常生活の身体活動にも目を向ける必要がある．
> - まずは「プラステン(＋10分)」から始め，毎日60分，元気に身体を動かすことを目標にして，活動的な生活習慣の獲得を目指すとよい．

> **Keyword**
> - アクティブガイド
> - 行動変容ステージ
> - エネルギー消費量

保健指導の目的

　保健指導の第1の目的は，生活習慣病に移行させないことであり，そのために必要なことは身体活動量を十分に確保することである．身体活動量が十分でない「身体不活動」の状況は，全世界の死亡の6％を説明するリスク因子であり，これは，高血圧の13％，喫煙の9％，高血糖の6％に次ぐ，第4位に相当する[1]．さらに，わが国においては，喫煙，高血圧に次ぐ第3位である(図22-1)[2]．短期的な減量効果のみを目的とするのであれば，極端な話，運動は行わなくてもよい．食事改善を徹底すれば，十分に減量は達成可能である．もちろん，運動を実践することで減量効果を高めることができるが，その効果量は食生活の改善には及ばないことが一般的である．より重要なことは，長期的な健康効果を得ることであり，保健指導を通じて，活動的な生活習慣を獲得させることである．

アセスメント

1 身体活動・運動の負荷に対する身体的リスク

　肥満などの軽微なリスクを有する対象集団が運動に取組む場合，とくにその方法が適切でなかった場合に，整形外科的傷害や循環器疾患の事故に遭遇するリスクが高くなる．そうした傷害や事故を予防するため，まずは対象者の既往歴，服薬の有無，健診結果の把握など，リスクを把握し対象者を層別化する必要がある．健診結果では，身長，体重，BMI（body mass index）を確認し，体重過多による身体的リスクの有無を確認する．また，「標準的な質問票」から，運動習慣，身体活動状況，同性同年齢と比較した歩行速度も参考に

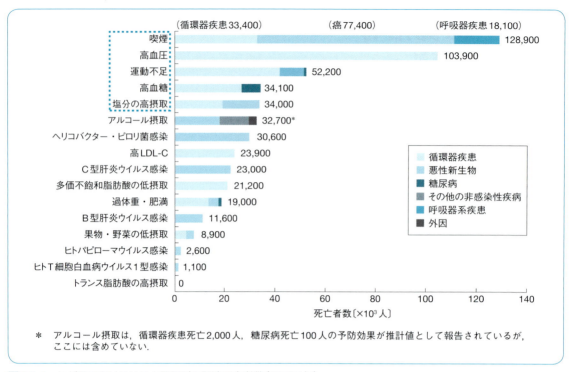

図22-1　わが国におけるリスク因子別の関連死亡者数(2007年)

[Ikeda N, et al.: Lancet, 378: 1094-1105, 2011 を一部改変]

する．脳卒中や虚血性心疾患などの循環器疾患の既往歴，慢性腎臓病がある場合には，医師の監視下での運動実践が望ましく，服薬がある場合も注意が必要である．健診により初めて受診勧奨が行われる場合も含めて，本人からかかりつけ医に相談し，運動許可を得ることが必要である．厚生労働省の「健康づくりのための身体活動基準2013」(以下，「身体活動基準2013」)[3]では，運動指導の可否を判断する際の考えかたについて，図22-2のようにまとめている．身体活動のリスクに関するスクリーニングシート(図22-3)，運動開始前のセルフチェックリスト(p.196, 図22-4)についても合わせて参照されたい．

2　身体活動状況

「標準的な質問票」には，

> 1回30分以上の軽く汗をかく運動を週2日以上，1年以上実施
> 日常生活において歩行又は同等の身体活動を1日1時間以上実施
> ほぼ同じ年齢の同性と比較して歩く速度が速い

という3項目が用意されている(第18章参照)．これら3つのいずれの質問において，「はい」と回答した者は「いいえ」と回答した者より，1日あたりの歩数，3METs(メッツとよぶ)以上および4METs以上の身体活動量，全身持久力が有意に高いことが報告されている[4]．したがって，簡易的な質問項目ではあるが，日常の身体活動状況をある程度，推定することが可能である．

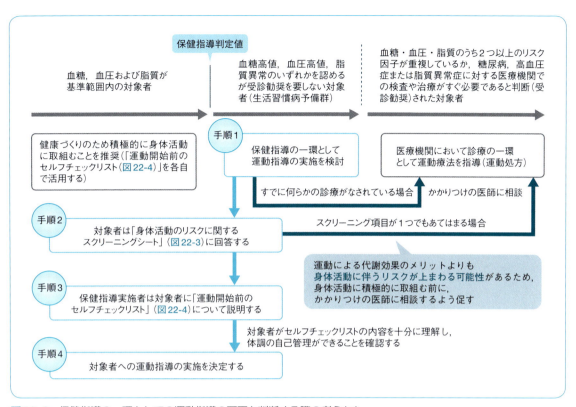

図22-2 保健指導の一環としての運動指導の可否を判断する際の考えかた
[厚生労働省：健康づくりのための身体活動基準2013, 参考資料4-1, p.54, 2013をもとに作成]

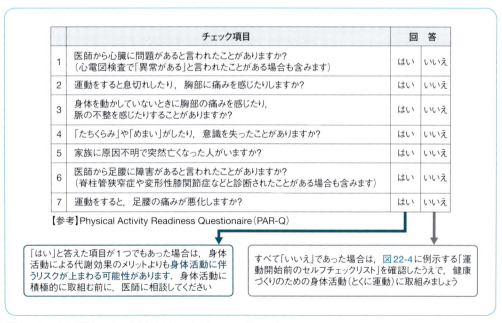

図22-3 身体活動のリスクに関するスクリーニングシート
[厚生労働省：健康づくりのための身体活動基準2013, 参考資料4-2, p.55, 2013をもとに作成]

	チェック項目	回答	
1	足腰の痛みが強い	はい	いいえ
2	熱がある	はい	いいえ
3	体がだるい	はい	いいえ
4	吐き気がある，気分が悪い	はい	いいえ
5	頭痛やめまいがする	はい	いいえ
6	耳鳴りがする	はい	いいえ
7	過労気味で体調が悪い	はい	いいえ
8	睡眠不足で体調が悪い	はい	いいえ
9	食欲がない	はい	いいえ
10	二日酔いで体調が悪い	はい	いいえ
11	下痢や便秘をして腹痛がある	はい	いいえ
12	少し動いただけで息切れや動悸がする	はい	いいえ
13	咳やたんが出て，風邪気味である	はい	いいえ
14	胸が痛い	はい	いいえ
15	（夏季）熱中症警報が出ている	はい	いいえ

運動を始める前に1つでも「はい」があったら，今日の運動は中止してください

すべて「いいえ」であれば，**無理のない範囲で***運動に取組みましょう

* 運動中に「きつい」と感じる場合は，運動強度が強すぎるかもしれません．適切な運動強度を知るためにも，自分で脈拍数を確認する習慣をつけましょう
（例：あなたが40～50歳代で脈拍数が145拍/分以上になるようなら，その運動は強すぎる可能性があります）
* 無理は禁物です．運動中に「異常かな」と感じたら，運動を中止し，周囲に助けを求めましょう

図22-4　運動開始前のセルフチェックリスト
［厚生労働省：健康づくりのための身体活動基準2013，参考資料5, p.56, 2013をもとに作成］

3　行動変容ステージ

「標準的な質問票」には，

> 運動や食生活等の生活習慣を改善してみようと思いますか

という質問が設定されており，

> 改善するつもりはない
> 改善するつもりである（概ね6か月以内）
> 近いうちに（概ね1か月以内）改善するつもりであり，少しずつ始めている
> 既に改善に取り組んでいる（6か月未満）
> 既に改善に取り組んでいる（6か月以上）

の5段階で評価される（第18章参照）．また，厚生労働省の「健康づくりのための身体活動

指針（アクティブガイド）」（以下，「アクティブガイド」）[5]にあるように，すでに述べた身体活動に関する3項目を用いて，身体活動に関する行動変容ステージを判断することもできる（巻末付録2 図1）．これらの結果をふまえることにより，それぞれのステージに応じた指導を行うことが可能となる．

3 行動目標設定に向けた情報提供

身体活動・運動面での情報提供に際しては，「身体活動基準2013」[3]，「アクティブガイド」[5]を参照されたい．具体的には運動だけではなく，日常生活を含む，より広い概念である身体活動の重要性を伝えるとよい．仮に運動のための時間がとれなくても，通勤や家事，子どもと遊ぶなどの日常生活の身体活動（以下，生活活動）を通じて活動量を高めることで，エネルギー消費量が高まり，健康利益を得ることができる．

「アクティブガイド」では，①**気づく！** ②**始める！** ③**達成する！** ④**つながる！**という4つのステージごとのアドバイスを提示している．もっとも強調されているのは，「**＋10（プラステン）から始めよう！**」ということで，運動でも生活活動でもなんでもよいので，1日10分間，現在より多く身体を動かすことから始めよう，というメッセージである．

18〜64歳向けの目標値は，毎日60分，元気に身体を動かすことである．ここでの「元気に」は，強度が3METs以上，すなわち，歩行またはそれと同等以上の強度の身体活動を指している．より専門的に示すならば，「強度が3METs以上の身体活動を23METs・時／週行う」となるが，23METs・時は3.3METsの歩行7時間に相当することから，よりわかりやすい表現として，毎日60分という表現が使われている．65歳以上の場合は，「じっとしていないで1日40分」が目標値として示されている．これは，18〜64歳とは異なり，3METsという強度にとらわれる必要はない，という意味である．また，10METs・時／週で健康利益が得られるという分析結果に基づき，1日あたり1.4METs・時，すなわち，2METsで40分を目標値として示している．より具体的な行動目標を設定するためには，1日のうち，どの時間帯で身体活動量を高めるのか，朝起きてすぐか，行き帰りの通勤時間か，昼休みか，夕方か夜かなど，典型的な1日の過ごしかたを思い出しながら，いつ何を行うのかを決めるとよい．運動の習慣化を目指す人には，サークルやウォーキング大会などの情報提供も有用である．なお，各活動における具体的なMETs値については，国立健康・栄養研究所による「身体活動のMETs表」[6]を参照されたい．

4 具体的な指導方法

1 運動とエネルギー消費量

運動によるエネルギー消費量は，体重（kg）×運動強度（METs）×時間（時）で算出される．たとえば，体重70 kgの人の場合，1時間座っているだけでは，70（kg）×1（METs）×1時間＝70 kcalしか消費されない．この時間を散歩に変えれば，70（kg）×3（METs）×1時間＝210 kcalのエネルギーが消費され，差し引き140 kcalが多く消費される計算となる．つまり，日常生活においては，座っている時間を減らし，立っている時間や動いている時

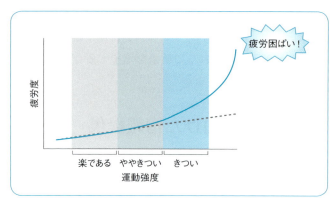

図22-5 運動強度と疲労度の関係

間を増やすことで，「ちりも積もれば山となる」的な効果が得られる．運動種目としては，運動強度が高いほどエネルギー消費量は高まるが，継続できなければ意味がない．運動をいっしょに行う仲間をつくり，運動を楽しむことが重要である．

2 運動強度と疲労度

図22-5に示すように，運動強度が高まるほど，疲労度は高まる．両者の関係性は，直線関係（図22-5灰色破線）ではなく，あるレベルを超えると疲労度が加速的に高まる（図22-5緑色実線）．したがって，運動強度が高すぎると，すぐに疲労困ぱいとなり，結果として長い時間，運動を継続することができない．1回あたりの運動量を最大化するためには，適度な強度の運動をできるだけ長い時間，継続することが必要であり，自覚的に「ややきつい」と感じるような運動が最適である．

3 運動指導の実際

「ややきつい」と感じるような運動種目は，多くの人にとっては，ほどよく汗をかくウォーキングとなるが，実際にはその人の体力によって異なる．体力が低ければ，軽い散歩でも「ややきつい」と感じるであろうし，体力が高ければ，ウォーキングではきつさを感じず，軽いジョギングが「ややきつい」運動となるであろう．すなわち，運動によって効率よくエネルギーを消費するためには体力を高めることが必要であり，体力を高めるためには運動の習慣化が必要となる．まずは多くの人にとって安全に行えるウォーキングから始め，歩行速度を徐々に速めていき，ある程度の歩行速度でのウォーキングが可能となれば，少しずつジョギングの時間を含めていくとよい．このとき，ジョギングだからといって，無理に速度を速めないことが重要である．同じ速度であっても，ウォーキングをジョギングに変えるだけで，運動強度は高まり，エネルギー消費量も高まるのである（図22-6）[7]．

ゆっくりとしたジョギングでもウォーキングよりも疲労度は高まるため，「きつい」と感じればウォーキングに戻し，楽になってくれば，またジョギングする，といったように，ウォーキングとジョギングを交互に行うことで，無理なくジョギングできる体力がついてくる．ジョギングできる体力がつけば，同じ運動時間で効率よくエネルギーが消費でき，体重管理もしやすくなり，得られる健康利益も大きくなる．

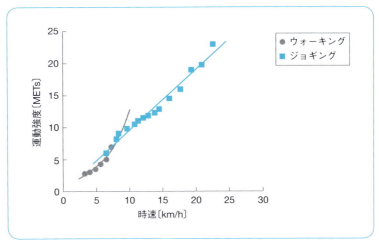

図22-6　歩行速度および走行速度と運動強度の関係
[Ainsworth BE, et al.: Med Sci Sports Exerc, 43: 1575-1581, 2011 をもとに作成]

ウォーキングやジョギングなどの運動時間は，まずは10分から始め（+10），1日30分の運動を週5回（週150分）実践することを目標とする．日常生活においても，通勤や買い物などでの歩行時間を1日30分程度は確保することで，「健康づくりのための身体活動基準2013」[3]における目標値を達成することができる．

行動継続に向けた支援

　身体活動量を正確に定量することは難しいが，歩数計や活動量計を利用することで，ある程度の精度で評価することができる．歩数の把握だけであれば，安価な歩数計でも十分に評価可能であるし，スマートフォンの歩数計アプリも利用可能である．活動量計はやや高価であるが，歩数表示だけでなく，睡眠の評価や運動強度別の評価，座位時間が長くつづいた際のアラート機能など，機種によってさまざまな機能が追加されている．また，従来，腰部に装着するタイプの機種が主流であったが，最近では腕時計型やネックレス型，ポケットイン型などが市販されている．さらに，Bluetoothなどの通信機能を備えている機種では，パソコンやスマートフォンに情報が転送可能であり，集計結果などを確認しやすくなっている．こうした機器を利用することで，行動の変化を可視化することができ，行動継続につながるものと考えられる．

　また，体重などのデータと合わせて，サーバにデータを送信できる IoT（internet of things）を利用すれば，たとえば職場の社員を対象に，体重減少量や歩数増加量で競わせ，成績上位者には動機付けを与えるなどして，より直接的に行動継続に向けた支援が可能となる．こうしたプログラムは数多く開発されており，予算が確保できていれば，職域などで利用可能である．行動継続に向けては，「アクティブガイド」[5]の「④つながる！」が重要であり，家族や近所の友人，職場の同僚とともに，活動的な生活が送れるように支援していくとよい．

6 保健指導の評価

　すでに述べた「標準的な質問票」の身体活動状況や行動変容ステージ，また「アクティブガイド」[5]で取り上げられている4つのステージによって，保健指導による行動の変化を評価することができる．また，歩数計・活動量計を利用していれば，歩数・身体活動量の変化を評価できる．行動目標の立てかたにもよるが，「標準的な質問票」の身体活動状況で「いいえ」が「はい」になる，行動変容ステージが上がることは十分に評価の対象となる．歩数については，男性9,000歩，女性8,500歩が「健康日本21（第二次）」の目標であり，歩数増加量としては現状からの1,500歩増が推奨されている．このような身体活動状況・身体活動量の変化が，体重などのアウトカムの改善につながっているかどうかを確認し，その後の目標の再設定につなげていくとよい．

　より長期的には，体力の向上も評価指標となる．体力の評価は難しいが，たとえば「ややきつい」と感じる運動がウォーキングから軽いジョギングに変化しているか，といった評価や，トレッドミルや自転車エルゴメータが利用可能であれば，たとえば時速10 kmのジョギングを何分間継続できるか，といった指標で評価することができる．また，椅子の立ち座り（30秒），6分間歩行などの簡単な体力テストも利用可能である．

文献

1) Kohl HW 3rd, et al.: Lancet, 380: 294-305, 2012.
2) Ikeda N, et al.: Lancet, 378: 1094-1105, 2011.
3) 厚生労働省：健康づくりのための身体活動基準2013, 2013. http://www.mhlw.go.jp/stf/houdou/2r9852000002xple-att/2r9852000002xpqt.pdf（2018年7月現在）
4) 川上諒子，宮地元彦：日本公衆衛生雑誌, 57: 891-899, 2010.
5) 厚生労働省：健康づくりのための身体活動指針（アクティブガイド）, 2013. http://www.mhlw.go.jp/stf/houdou/2r9852000002xple-att/2r9852000002xpr1.pdf（2018年7月現在）
6) 国立健康・栄養研究所：改訂版「身体活動のメッツ（METs）表」, 2012. http://www.nibiohn.go.jp/files/2011 mets.pdf（2018年7月現在）
7) Ainsworth BE, et al.: Med Sci Sports Exerc, 43: 1575-1581, 2011.

Ⅳ 保健指導の実際

23 禁煙支援

中村正和

Point

- 喫煙は日本人が命を落とす最大のリスク因子であり，健診・保健指導の機会に禁煙支援を行うことの重要性は高い．
- 健診当日は健康への関心が高まるときであり，かつ多くの喫煙者にはたらきかけができることから，すべての喫煙者に1分程度で実施できる短時間支援を行うことが望ましい．
- 特定保健指導の積極的支援の対象者における喫煙率が高いことから，減量だけでなく禁煙についても支援を行うことが大切である．喫煙者を減らすことによって，特定保健指導の対象者を減らす効果も期待できる．

Keyword

- 禁煙支援
- 短時間支援
- ABR方式
- 標準的支援
- ABC方式
- 受動喫煙に関する情報提供

第三期 特定健診・特定保健指導における禁煙支援の位置づけ

　平成25年(2013年)度からの第二期 特定健診・特定保健指導(以下，特定健診・保健指導)において，健診当日からの喫煙の保健指導が強化されたが，その方針は第三期においても引き継がれることになった．新たに受診者全員に対して，受動喫煙の健康影響に関する情報提供を行うことが求められるようになった．

　改訂された厚生労働省健康局の「標準的な健診・保健指導プログラム【平成30年度版】」[1]には，

> 血圧及び喫煙については，健診当日でも状態の把握が可能であるため，当日を含め，面接での対応を強化することが求められる．特に喫煙者に対しては，禁煙支援及び積極的な禁煙外来の利用を促すことが望ましい．

と述べられている．同プログラムの保健指導の実施にあたっての留意事項には，「血圧，喫煙のリスクに着目した保健指導」として，

> 血圧，喫煙については，独立した循環器疾患の発症リスクとしても重要であることから，動機付け支援，積極的支援のいずれにおいても，血圧や喫煙のリスクに着目した保健指導を行うことが望ましい．また，対象者の行動変容をもたらすためには，早期に実施することが重要であり，これらの結果が分かる健診当日に実施することがより効果的である．

と述べられ，より多くの喫煙者へのはたらきかけが可能になる健診当日からの取組みの重要性が指摘されている．さらに，

> 喫煙によって年間12〜13万人が死亡していると推定されており，この値は年間の全死亡者数の約1割に相当する．また，受動喫煙により，脳卒中，虚血性心疾患，肺がん等で年間1万5千人が死亡していると推計されている．喫煙による健康被害は，国内外の多数の科学的知見により因果関係が確立しており，健診・保健指導の機会に禁煙支援ならびに受動喫煙の情報提供を行う重要性は高い．禁煙支援を行う場合には，健診の受診が禁煙の動機付けの機会となるよう，対象者の禁煙意向を踏まえ，全ての喫煙者に禁煙の助言や情報提供を行い，禁煙したい喫煙者には禁煙外来，地域・職域で実施される禁煙支援，禁煙補助薬の活用をすすめる等，喫煙者に禁煙の助言や情報提供を行うことが望ましい．

と述べられ，健診・保健指導の機会を禁煙支援の場とすることの意義について具体的に説明がなされている．

23-2 禁煙支援と受動喫煙に関する情報提供の意義

1 禁煙支援の意義

メタボリックシンドロームに対する保健指導では，減量を目的とした食事や身体活動に重点が置かれることが一般的である．すでに述べた「標準的な健診・保健指導プログラム【平成30年度版】」[1]でも述べられているが，メタボリックシンドローム対策において禁煙支援が重要であることの根拠となるデータを，以下に紹介する．まず第1に，喫煙による超過死亡数は約13万人と推定されており，喫煙が日本人の死亡を防ぐことが可能な最大のリスク因子であるからである[2]（p.194，図22-1 参照）．第2に，喫煙は高血圧，脂質異常，糖尿病などと並んで，動脈硬化性疾患の独立したリスク因子であるとともに，糖代謝や脂質代謝の異常を引き起こし，糖尿病やメタボリックシンドロームの発症リスクを高め[3,4]，その重症化にもかかわっていることがあげられる．第3に，喫煙とメタボリックシンドロームの組み合わせ別に循環器疾患の寄与危険度割合をみると，喫煙率の高い男性では，メタボリックシンドロームを有しない喫煙者からも循環器疾患が多く発症している[5]（図23-1）．このことから，メタボリックシンドロームの有無にかかわらず禁煙支援に取組むことが循環器疾患の予防において重要であることがわかる．

喫煙によって動脈硬化が進行するメカニズムとして，血管内皮の傷害，凝固系の亢進や線溶系の抑制のほか，糖代謝や脂質代謝を介する作用がある[6]．糖代謝や脂質代謝を介するメカニズムとしては，①喫煙は炎症や酸化ストレス，内臓脂肪の増加などを介してインスリン抵抗性を増加させるほか，交感神経の刺激による血糖の上昇をもたらし，糖代謝異常や糖尿病を引き起こすこと，②喫煙は脂肪組織のリポタンパク分解酵素の活性の低下作用を介して脂質代謝異常〔高トリグリセライド血症（高TG血症），高LDLコレステロール血症（高LDL-C血症），低HDLコレステロール血症（低HDL-C血症）〕を引き起こすことが考えられている．

最近，糖尿病や糖尿病性腎症の重症化予防事業がさかんに行われているが，喫煙は糖尿

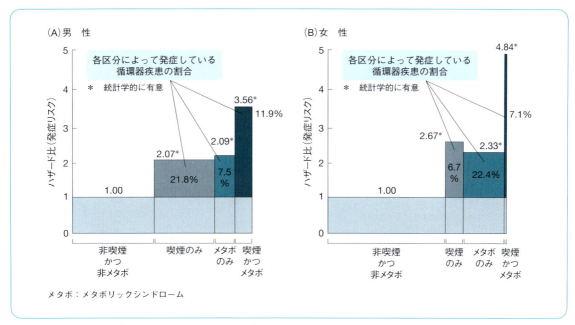

図23-1 喫煙とメタボリックシンドロームの組み合わせによる循環器疾患発症のリスク
日本人40〜74歳の男女 3,911人の12年間の追跡調査．多変量解析（年齢，飲酒状況，GFR値，non-HDLコレステロール値）にて補正．メタボリックシンドロームの定義はNCEP/ATPⅢによる．

[Higashiyama A, et al.: Circ J, 73: 2258-2263, 2009を一部改変]

病における心血管死亡や総死亡のリスクを高めるほか[7]，糖尿病性腎症をはじめ慢性腎臓病 chronic kidney disease（CKD）の発症および進行に独立したリスク因子として関与することも明らかになっている[8]．

2 受動喫煙に関する情報提供の意義

受動喫煙は，肺がん，心筋梗塞，脳卒中，乳幼児突然死症候群との関係が確実であり，受動喫煙が原因で，これらの疾患で年間1万5,000人が死亡していると推定されている[9]（図23-2）．死亡の約半数を占める脳卒中は要介護の主たる原因疾患であり，健康寿命の延伸の観点からも，禁煙はもとより，受動喫煙の防止を推進することが必要である．国民の受動喫煙の健康影響についての認識が低いことが喫煙者を対象とした国際比較調査から明らかになっており，その理由として，わが国での警告表示の遅れやメディアキャンペーンの不足が考えられる[10]（図23-3）．今後これらの政策の充実が望まれるが，本制度のなかで禁煙支援とあわせて，受動喫煙の健康影響に関する情報提供が実施されることの意義はけっして小さくない．

3 求められる禁煙支援の内容

第二期 特定健診・保健指導からの禁煙支援の強化に合わせて，厚生労働省から「禁煙支援マニュアル（第二版）」[11]が発行された．本マニュアルでは，短時間支援と標準的支援の2つの方法が示されている（巻末付録2 図4）．健診当日のように禁煙支援の時間が十分確

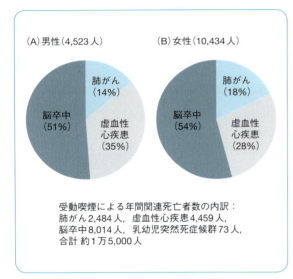

図23-2　受動喫煙による年間関連死亡者数
[厚生労働省 検討会報告書 喫煙の健康影響に関する検討会 編：喫煙と健康，2016を一部改変]

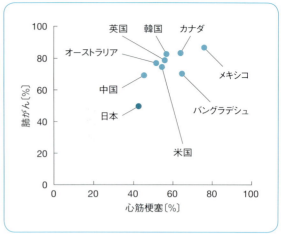

図23-3　受動喫煙の健康影響に関する認識：肺がんと心筋梗塞についての国際比較
*1　日本以外のデータは，ITC Projectの報告書(2012)を参考に作成．
*2　グラフの割合は，受動喫煙がそれぞれの疾患を引き起こすかの質問に「はい」と回答した割合を示した．
*3　バングラデシュは紙巻たばことビディ(インド葉巻)の2種類が報告されているが，紙巻たばこのみ示した．
[仲下祐美子 ほか：厚生の指標，63: 24-32, 2016を一部改変]

保できない場合は，1～3分で実施できる短時間支援の方法，特定保健指導など健診後の保健指導のように時間がある程度確保できる場合は，10分程度で実施できる標準的支援を行う．

1　短時間支援

　短時間支援の方法は，3つのステップの頭文字を取ってABR方式とよばれている．まずA（Ask）では，問診票を用いて喫煙状況を把握する．B（Brief advice）では，喫煙者全員を対象に，禁煙の重要性を高めるアドバイスと禁煙のための解決策の提案を行う．このアプローチは，行動変容の重要性と自信を高めることで，行動変容の実行を促す方法論に基づいて設計されている[12]．R（Refer）では，禁煙を希望する喫煙者を対象に，禁煙治療が健康保険で受けられる医療機関の紹介や一般用医薬品の禁煙補助薬の入手方法の説明を行う．
　一般に，禁煙の準備性の低い喫煙者では「禁煙の重要性を高めるアプローチ」，準備性の高い喫煙者では「自信を高めるアプローチ」が優先される．しかし，禁煙の準備性の低い喫煙者でも心のなかでは禁煙したいと考えていることが多く，禁煙のための解決策の提案に反応する場合が少なくない．したがって，対象者の特性や反応を考慮しながら，2つのアプローチをうまく組み合わせて情報提供するのがよい．

i）禁煙の重要性を高めるアドバイス

　病歴や検査値の異常，自覚症状がある場合は，それらと喫煙との関係を結びつけて，喫煙の影響や禁煙の効果について説明する．病歴や検査値に問題がない喫煙者に対しては，異常がないことをほめたうえで，禁煙が取組むべき重要な健康課題であることを伝えると

より心に響きやすい．また，禁煙の重要性を高めるアドバイスの内容として，健康面だけでなく生活面での喫煙のデメリット（たとえば，喫煙によって小遣いや時間が奪われる，息が臭くなる，美容に悪いなど）について本人が興味をもっていることと結びつけて伝えることは，禁煙の重要性を高めるうえで有効である．

ii) 禁煙のための解決策の提案

禁煙のための解決策の提案については，外来受診での禁煙治療や禁煙補助薬を利用すれば，「比較的楽に」「より確実に」「あまりお金もかけずに」禁煙できることを伝える．喫煙者の多くは「禁煙は自分の力で解決しなくてはならない」「禁煙はつらく苦しいもの」と思い込んでいる傾向がある．その思い込みを変え，禁煙には費用負担の少ない効果的な解決策があることを知らせ，禁煙の自信を高めることが大切である．

禁煙に関心のない喫煙者には，いきなり禁煙方法について説明すると反発を受けやすい．現在，禁煙する気持ちがないことを受け止めたうえで「今後の禁煙のために覚えておかれるといいですよ」と前置きをして，すでに述べた解決策の提案を行う．そうすることによって抵抗感情があまり生じることなく素直に耳を傾けてもらいやすくなる．

以上，述べた2つのアプローチで使える声かけの文例が「標準的な健診・保健指導プログラム【平成30年度版】」[1]に示されているので，参考にされたい．

2 標準的支援

標準的支援の方法は ABC 方式とよばれている．A（Ask）と B（Brief advice）の内容は，短時間支援の ABR 方式と共通である．ABR 方式と異なるのは，初回の個別支援内容の B に加えて，1カ月以内に禁煙を考えている準備期の喫煙者を対象に C（Cessation support）を実施するという点と，初回の禁煙支援の結果，禁煙開始日を設定した喫煙者を対象に電話でフォローアップを実施するという点である．つまり，短時間支援に比べて支援の内容が充実している．C では初回の個別支援として，禁煙開始日の設定，禁煙実行のための問題解決カウンセリング，禁煙治療のための医療機関などの紹介を行う．

3 期待される効果

市町村が実施する総合健診（特定健診とがん検診を同時実施）の場での短時間禁煙支援（ABR）の効果を調べた介入研究によると，短時間禁煙支援を実施した介入群（ただし，医師による禁煙の助言を含む）では，非介入群に比べて，6カ月後の禁煙率（呼気 CO 濃度で禁煙状況を確認）が3.3倍有意に高まることが報告されている[13]（図23-4）．

保険者にとって，喫煙者が禁煙して喫煙率が低下すると，特定保健指導の階層化基準との関係から，積極的支援に該当する割合が減少し，特定保健指導の費用の節減が可能となる．平成25年（2013年）度の特定健診受診者2,510万人を対象に，特定健診・保健指導の場ですべての喫煙者を対象に短時間禁煙支援を15年間にわたって実施した場合の経済効果を推計した研究[14]によると，最初の数年間は禁煙治療費の増加額が，喫煙関連医療費の削減額や特定保健指導費の削減額を上まわるが，単年では6年目，累積では8年目には黒字に転じ，15年目には累積で432億円（割引率3％）の経済効果が得られると報告されている（図23-5）．

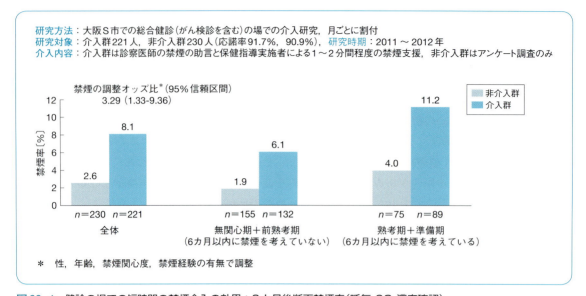

図23-4　健診の場での短時間の禁煙介入の効果：6カ月後断面禁煙率（呼気 CO 濃度確認）
［中山富雄，嶋田ちさ：特定健康診査・特定保健指導における禁煙支援から始めるたばこ対策，大井田隆 ほか 編，日本公衆衛生協会，p.125-133，2013 を一部改変］

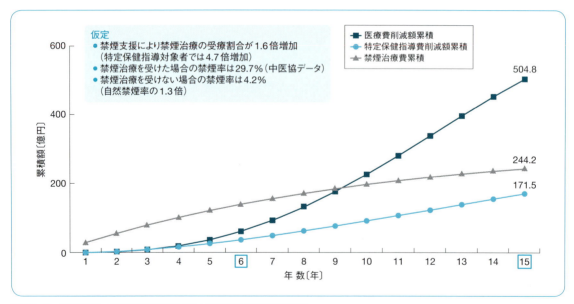

図23-5　特定健診・特定保健指導における禁煙支援の経済効果
平成25年度の全国の特定健診受診者2,510万人を対象に推計．単年では6年目に黒字に転じ，15年目には累積432億円の黒字となる．
［平成28年度厚生労働科学研究報告書「受動喫煙防止等のたばこ対策の推進に関する研究」総括・分担報告書，2017 を一部改変］

23-4　指導者トレーニングと指導用教材

　　第二期の制度改正を受けて，保険者や学会などが実施する指導者研修において，喫煙の保健指導が研修項目として取り上げられているが，習得度は十分とはいえない[15]．そこ

で，従来の研修に加えて，指導者がアクセスしやすく，かつ効率的な学習が可能となるeラーニングの活用が推奨される[16]．すでに，厚生労働省の「禁煙支援マニュアル(第二版)」に準拠したeラーニング(J-STOP)が開発され，自治体や保険者，学会などの組織を通じて，普及が図られている[17]．有効性についても評価が行われており，受講前後で禁煙支援に必要な知識，態度，自信が有意に改善するとともに，受講者間格差も縮小することが報告されている[18]．受動喫煙の健康影響についても学習内容に含まれている．

指導用教材については，喫煙者用のリーフレットとワークシートが「禁煙支援マニュアル(第二版)」の付録として提供されている[11]．第三期に向けて，受動喫煙の健康影響に関する情報提供のためのリーフレットが作成され，「禁煙支援マニュアル(第二版)」の増補改訂版に掲載されている．

文献

1) 厚生労働省健康局: 標準的な健診・保健指導プログラム【平成30年度版】, 2018. http://www.mhlw.go.jp/stf/seisakunitsuite/bunya/0000194155.html(2018年7月現在)
2) Ikeda N, et al.: PLoS Med, 9: e1001160, 2012.
3) Willi C, et al.: JAMA, 298: 2654-2664, 2007.
4) Nakanishi N, et al.: Ind Health, 43: 295-301, 2005.
5) Higashiyama A, et al.: Circ J, 73: 2258-2263, 2009.
6) U.S. Department of Health and Human Services: How Tobacco Smoke Causes Disease: The Biology and Behavioral Basis for Smoking-Attributable Disease: A Report of the Surgeon General: United States Govt Printing Office, 2010.
7) Al-Delaimy WK, et al.: Diabetes Care, 24: 2043-2048, 2001.
8) 日本腎臓学会 編: エビデンスに基づくCKD診療ガイドライン2013, 東京医学社, 2013.
9) 厚生労働省 喫煙の健康影響に関する検討会 編: 喫煙と健康 喫煙の健康影響に関する検討会報告書, 2016. http://www.mhlw.go.jp/stf/shingi2/0000135586.html(2018年7月現在)
10) 仲下祐美子 ほか: 厚生の指標, 63: 24-32, 2016.
11) 厚生労働省 健康局: 禁煙支援マニュアル(第二版), 2013. http://www.mhlw.go.jp/topics/tobacco/kin-en-sien/manual2/index.html(2018年7月現在)
12) Stephen R, et al.: 健康のための行動変容―保健医療従事者のためのガイド, 中村正和 ほか 監訳, 法研, 2001.
13) 中山富雄, 嶋田ちさ: 健診・検診や保健指導の場における禁煙支援の事例報告(1)地域の事例報告, 特定健康診査・特定保健指導における禁煙支援から始めるたばこ対策, 大井田隆 ほか 編, 日本公衆衛生協会, 2013.
14) 平成28年度厚生労働科学研究費補助金循環器疾患・糖尿病等生活習慣病対策総合研究事業「受動喫煙防止等のたばこ対策の推進に関する研究」総括・分担報告書(研究代表者 中村正和), p.1-25, 2017.
15) 村本あき子 ほか: 人間ドック, 30: 623-631, 2015.
16) 国立研究開発法人日本医療研究開発機構委託研究開発費 循環器疾患・糖尿病等生活習慣病対策実用化研究事業「標準的な健診・保健指導プログラム(改訂版)及び「健康づくりのための身体活動基準2013」に基づく保健事業の研修手法と評価に関する研究」(研究代表者 津下一代). 健診・保健指導の研修ガイドライン改訂に向けての提案(効果的な保健指導のために必要とされる人材と研修の在り方), p.8, p.20, 2016.
17) 日本禁煙推進医師歯科医師連盟: J-STOPホームページ. http://www.j-stop.jp(2018年7月現在)
18) 中村正和 ほか: 日本健康教育学会誌, 25: 180-194, 2017.

24 飲酒に対する指導

真栄里 仁　堀江義則　伊藤 満　横山 顕　樋口 進

Point

- 少量の飲酒は虚血性心疾患のリスク低減などの効果があるが，大量飲酒はアルコール性肝障害，癌，循環器疾患，高尿酸血症，脳出血などのリスクを高め，死亡率を上昇させる．
- アルコール使用障害同定テスト(AUDIT)が一定以上のケース(8点以上など)や，男性40 g/日，女性20 g/日以上を超える飲酒者(生活習慣病のリスクを高める飲酒)などは減酒指導の対象となる．
- 無理のない範囲で減酒目標を決め，飲酒の記録をつけることで減酒を達成することができる．

Keyword

- 過量飲酒
- AUDIT
- 減酒指導
- 飲酒日記

24-1 アルコールと健康

1 はじめに

　お酒は世界中で普及している嗜好品であり，社交儀礼，冠婚葬祭などにおいて飲酒は欠かせない習慣でもある．一方で，世界保健機関(WHO)によると，アルコールは60もの疾患に関与しており，死亡や有病，障害などをあわせた疾病負荷を表す障害調整生命年 disability adjusted life year (DALY)でも，3番目の健康リスクとなっている．また，健康以外にも，飲酒運転や仕事への悪影響などの社会問題の原因となることもある．これらアルコールに関連する問題の多くは過量飲酒に起因しており，アルコール飲酒量とアルコール関連問題には密接な関係がみられる．

　世界的には，わが国の1人あたりの年間アルコール消費量は，ヨーロッパ諸国より低いが，中国などアジア諸国のなかでは多く，米国やカナダと同等のレベルであり，かつ日本人はアルコールが代謝されてできる発癌物質のアセトアルデヒドを分解する酵素(ALDH2)が遺伝的に弱い者の割合が半分近くにのぼるなど，アルコールへの脆弱性が高い国民であることを考慮する必要がある．近年は高齢化の影響もあり，アルコール消費量は全体的には停滞もしくは減少傾向にあるが，女性の習慣飲酒者(国民健康・栄養調査)は，6.3％(1989年)から8.2％(2014年)へ増加し，また，アルコール依存症者に占める高齢者の割合が増加するなど，従来とは異なった問題飲酒群が出現しつつある．

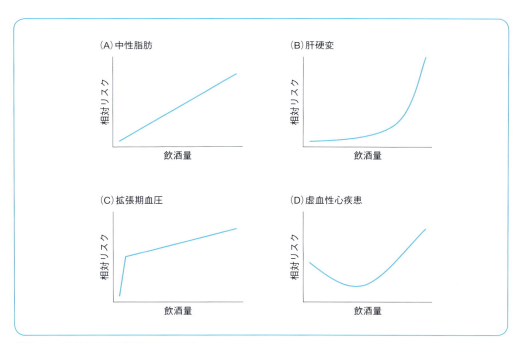

図24-1 飲酒量と生活習慣病のリスク
[アルコール保健指導マニュアル研究会：健康日本21推進のためのアルコール保健指導マニュアル，樋口 進 編，社会保険研究所，2003 を一部改変]

飲酒量と身体疾患のリスク

飲酒量と個々の身体疾患や検査値の関係は，疾患により異なっている（図24-1）．飲酒とかかわりある代表的な疾患について，以下に述べる．

1 疾患別の飲酒との関係

ⅰ）アルコール性肝障害

アルコール性肝障害は通常，5年以上にわたる過剰な飲酒〔男性ではビール換算でロング缶（500 mL）3本（＝アルコール60 g）以上．赤くなる人や女性では2本程度〕で生じ，禁酒により，AST（aspartate aminotransferase），ALT（alanine aminotransferase），γ-GTP（gamma glutamyltransferase）が改善する肝障害である．アルコール性肝障害の最初の段階は，トリグリセライド（TG）増加による脂肪肝であるが，この時点で禁酒すれば2〜4週間で改善することができる．しかし，大量連続飲酒が継続した場合，10〜20％に肝炎が発症する[1]．肝炎にならないケースでも長期化により，肝線維症，肝硬変へと進展していく．肝硬変患者の平均純アルコール積算摂取量は，男性では1.5トン，女性では1トンとなっている．飲酒による肝障害は基本的に禁酒で改善するが，肝硬変末期では回復困難となる．さらに，肝硬変を有する問題飲酒患者は断酒成績も不良となるため，そうなる前に介入することが望ましい．

ⅱ）癌[2,3]

アルコールと関係のある癌には，口腔癌，咽頭癌，喉頭癌，食道癌，大腸癌，肝臓癌があ

る．乳癌も海外では飲酒との直線的な関係が報告されており，1日10 g（＝ビール250 mL相当）のアルコールで7％リスクが増大する．また，胃癌は一般集団では飲酒との関係はみられないが，男性の問題飲酒者ではアルコールがリスクとなることが報告されている．飲酒による癌の原因としては，アルコール（エタノール）のほか，エタノールの代謝物であるアセトアルデヒドの影響が大きい．少量のアルコールで顔が赤くなる人は，遺伝的にアセトアルデヒドの分解能力が低い可能性が高く，上部・下部消化管の発癌リスクが高い．ほかにも，度数の高いアルコール飲料，平均赤血球容積 mean corpuscular volume（MCV）の高さなども食道癌と関連がみられる．

飲酒が関連する癌の多く（口腔，咽頭，喉頭，食道，肝臓）は，喫煙でもリスクが増大し，とくに下咽頭・食道癌では「飲酒習慣なし＋喫煙なし」群に比べ，「日本酒換算1.5合以上飲酒＋30本/日喫煙」群ではリスクが30倍に増加するため，喫煙習慣のある問題飲酒者では，減酒指導と同時に禁煙指導も行うことが望ましい．

iii）循環器疾患

アルコールは収縮期血圧を上げる効果がある一方で，血小板凝集抑制機能，線溶系の亢進，HDLコレステロール（善玉コレステロール）増加などを通して，虚血性心疾患に対しては抑制的にはたらくため，結果的に1日20 g 程度までは虚血性心疾患のリスクは低下し，60 g 程度までは死亡率は増加しない[1]．これが少量の飲酒によって全体の死亡率が低下するJカーブの要因ともなっている．しかし，不整脈に関しては，飲酒はリスクであり，欧米では週末，休日の大量飲酒後の不整脈に対して"holiday heart syndrome"ともよばれている[3]．また，心筋症も大量飲酒者でみられることがあるなど[1,4]，飲酒は心疾患に対し予防とリスクの両面を有している．

iv）その他の疾患[1,4]

高尿酸血症に対しては，アルコール飲料に含まれるプリン体だけでなく，代謝の関係で結果的に尿酸が増加することもあり，飲酒量に比例して高尿酸血症のリスクが増大する．また，2型糖尿病では，日本酒2合程度（45.6 g/日）までは発症を低減するが，すでに糖尿病を発症したものに対しては，アルコールは耐糖能を改善するものではない．脳梗塞は20 g/日（ビール500 mL 程度）まではリスクが低減するが，血圧上昇もあり，過量飲酒となるとリスクが増大する．また，脳出血ではリスク低減効果はなく，飲酒量に比例してリスクが増大する．

2　アルコールに関連した血液・生化学検査項目[5]

γ-GTP などの血液・生化学検査は，問題飲酒の同定にスクリーニングテストより優れているわけではないが，効率性，否認ケースでの客観的情報収集，治療効果の評価という点では有用なツールである．特定健診でも採用されているアルコールに関連した検査項目としては，γ-GTP，AST，ALT があり，これに加えて MCV も日常臨床ではよく用いられている．

i）γ-GTP

γ-GTP は，飲酒に関連した検査項目として一般にもよく知られている．飲酒によって急速に上昇し，断酒1カ月，あるいはそれ以上かけて正常値へと戻る．アルコール性肝障

害では，アルコール性肝炎＞非特異性肝炎＞肝硬変＞脂肪肝の順に高値を示す[6]．一方で，飲酒量との関係は個人ごとに差が大きく，肥満，膵炎，前立腺疾患，糖尿病やほかの肝疾患など，飲酒以外のさまざまな要因でも上昇し，単独のγ-GTP上昇だけでは，アルコール使用障害の同定に関して，感度，特異度ともに低い．くわえて，女性（とくに妊娠中）や若年者では感度が不十分である．そのため，問題飲酒者の同定ではなく，同一対象者の飲酒状況のモニタリング目的で使用することが望ましい．

ii）ASTとALT

ASTやALTは，ともに肝臓以外の臓器にも広く分布しているが，肝細胞の逸脱酵素として肝障害の指標に用いられることが多い．アルコール性肝障害ではASTがより強く上昇し，AST/ALT比は1以上，通常は2〜3倍程度となり，バイオマーカーのなかでは，アルコール性肝障害の比較的よい指標である．一方で，30歳未満と70歳以上ではあまり有用ではないなどの限界もあり，ほかの所見とあわせて判断する必要がある．

iii）MCV

MCVは赤血球の大きさを示しており，特定健診では「医師の判断に基づき選択的に実施する項目」であるヘマトクリット値と赤血球数から計算することができる（MCV＝ヘマトクリット値×10／赤血球数）．通常は，貧血の要因を推測するのに用いられることが多いが，慢性的な大量飲酒でもMCVは上昇する．大量飲酒群の代表例であるアルコール依存症では，男性の63％，女性の86％で基準値の100を超えているが，ビタミンB_{12}欠乏や葉酸欠乏，肝障害や甲状腺機能低下症など，ほかの疾患でも異常値がみられるなど決定的なものではない．ただ男性のアルコール依存症者では，MCV106以上だと食道癌のリスクが高いとする報告もあり，大量飲酒者に上部消化管検査をすすめる目安としても有用である．

3 減酒指導

すでに示したように，飲酒に関連する健康問題の多くは1日平均飲酒量と強く関係している．一方で，一部疾患については，一定量まではリスクが低下し，超えると高まるというJカーブを示し，これは全死亡でみても同様である（図24-2）．このため，問題飲酒者に対する指導では，基本的に禁酒ではなく「過量飲酒の改善」が目標となる．特定健診の「標準的な質問票」では，飲酒に関し，飲酒頻度（設問18）と，1日あたりの飲酒量（設問19）の2つの設問が設けられており，毎日もしくはときどき，1日あたり1〜2合以上飲酒する者は，「健康日本21（第二次）」での生活習慣病のリスクを高める飲酒（表24-1）に該当している可能性が高い．「標準的な健診・保健指導プログラム【平成30年度版】」[7]では，このような対象者には，スクリーニングテストであるアルコール使用障害同定テストAUDIT（オーディットとよぶ．巻末付録2 図5）[8]を行い，問題飲酒者と判定された者には飲酒指導を行うことを推奨している．

1 アルコール使用障害同定テストAUDIT

アルコール使用障害同定テストAUDITは，WHOによって開発された問題飲酒者への

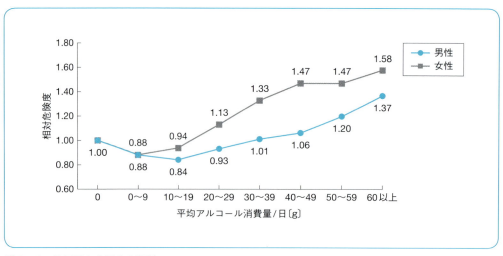

図24-2 飲酒量と全死亡の関係

[Holman CD, et al.: Med J Aust, 164: 141-145, 1996を一部改変]

表24-1 健康日本21（第二次）における生活習慣病のリスクを高める飲酒量の目安

	男　性		女　性
節度ある適度な飲酒 〔健康日本21（第一次）〕 ・男性：20 g/日 ・女性：男性の1/2〜2/3	5% ビール 500 mL		4% 発泡酒 350 mL 未満
生活習慣病の リスクを高める飲酒 〔健康日本21（第二次）〕 ・男性40 g/日以上 ・女性20 g/日以上	5% ビール 500 mL	5% ビール 500 mL	5% ビール 500 mL

出典：厚生労働省健康局：標準的な健診・保健指導プログラム【平成30年度版】, 2018.

　早期発見・早期介入を目的とするスクリーニングテストで，将来アルコール問題を起こす可能性のある「危険な使用 hazardous use」からアルコール依存症まで幅広い問題飲酒者を同定することができる．AUDIT は10項目からなり，各項目の合計点（最大40点）で飲酒問題の評価を行う．また，AUDIT では「ドリンク」という単位が使われているが，これは純アルコール換算で10 g の飲酒量を示している（巻末付録2 表1）．

　「標準的な健診・保健指導プログラム【平成30年度版】」[7]では，AUDIT 8〜14点を依存症まではいかない問題飲酒者，15点以上をアルコール依存症疑いの目安としており，前者には減酒指導を，後者には専門医への受診をすすめることとしている（巻末付録2 図5）．しかし，対象群の特徴など考慮して，減酒指導を行う問題飲酒のカットオフ値を上げることもある（たとえば10点以上の場合）．また，AUDIT 点数が高く依存症疑いとなるケースでも，減酒できるケースや，あるいは減酒の試みをきっかけに断酒へとつながるケースもあることから，本人が専門医療機関の受診を拒否する場合などには積極的に減酒指導を行ったほうがよい．

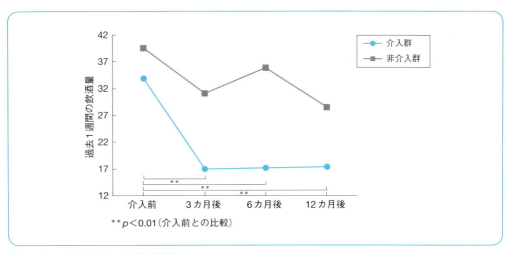

図24-3　一般飲酒者への減酒指導
［内閣府政策統括官（共生社会政策担当），財団法人日本自動車研究所：平成21年度常習飲酒運転者の飲酒運転行動抑止に関する調査研究報告書，p.48-86，2010を一部改変］

2　減酒指導における簡易介入[7]

　一般的に，アルコールの指導は難しいというイメージがある．しかし，依存症まではいかない問題飲酒者（AUDITのスコア8～14点程度）に対しては，非専門職による短期間・短時間の介入で減酒が十分に期待できる．これを「簡易介入」とよび，さまざまな研究で有効性が明らかになっており，わが国でも一般飲酒者対象の酒指導調査で飲酒量が半分になるなどの効果が報告されている（図24-3）[9]．通常，「簡易介入」は「目標設定」「セルフモニタリング」「フォローアップ」の3段階で行う．

ⅰ）目標設定

　飲酒の目標は，目標達成がはっきり判断できるような具体的な目標（たとえば「日本酒2合まで」「週に2日は休肝日を設ける」「0時までには切り上げる」など）とする．また，能動的に取組んでもらうためにも，対象者自身に目標を決めてもらうようにする．その際，理想的な量とされる男性20 g/日，女性はその半分から2/3にこだわる必要はない．過大な目標は失敗につながり，自信と意欲を喪失する原因となる．とくに最初の時点では，達成可能な目標とすることが重要である．また，介入する側は「飲酒量を減らすという決断は誰にでもできるものではありません．自分自身の健康をしっかりと考えていらっしゃるのですね」など，対象者への受容と共感，さらに支持していくことを，積極的に言葉で示すことで，本人の決断を肯定的にサポートしていく．

ⅱ）セルフモニタリング

　酒の種類と量，飲んだときの状況の記録をすること（飲酒日記．図24-4）は，減酒維持に効果的である．「まったく飲まなかった日は◎」「目標とする飲酒量を達成できたときには○」「それ以上に飲んだときは×」などのルールを決めて，対象者自ら評価を記録していく．高血圧の対象者では血圧，肥満者では体重も記録することで，減酒による血圧低下や体重減少という具体的なメリットを実感することができ，モチベーションの維持に役立つ．

　指導を行う際には，「飲み過ぎるときの状況がわかることで今後のヒントとなり成功率

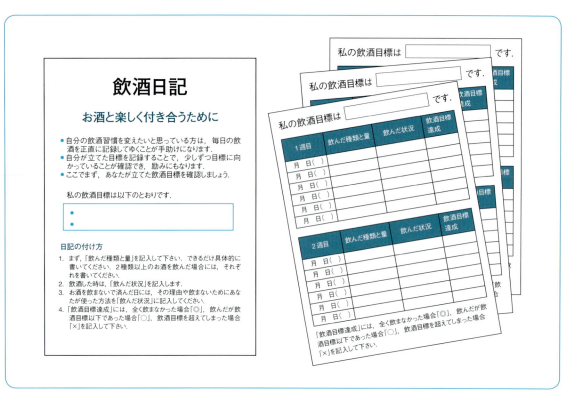

図24-4　飲酒日記

[2014年3月第3版　久里浜医療センター作成]

がぐっと上がります」など飲酒日記の効用を強調するとともに，「日記をつけるのは慣れるまでたいへんでしょう」「できる範囲でかまいません」など対象者の負担感についても共感を示していく．介入の成功には，対象者に自己効力感をもってもらうことが重要で，過去の成功体験（たとえば，禁煙に成功した場合のアドバイスの例「禁煙は誰でもできることでなく，それを達成できたことは減酒にもきっと役に立ちます」）や，一見失敗したようでもポジティブに解釈できること（たとえば，1カ月減酒したが結局元に戻った場合の例「自分の力だけで1カ月も量を減らせたのはとても素晴らしいと思います．記録をつけるなど，もう一工夫加えるだけで，もっとよい結果が期待できますよ」）を引き出すなどの工夫を行っていく．また，叱責や押し付けといったネガティブな印象を与えるような言動は避け，つぎに保健指導に来やすいような関係をつくっていくような工夫をしていく．

iii）フォローアップ

1回の簡易介入では効果は3カ月程度しか続かないが，複数回行うことにより効果が9カ月から1年程度持続することが期待できる．そのため，減酒意欲がまだ高い2〜4週間後に，再度支援のための面接を行うようにする．その際，飲酒日記を持参してもらうが，減酒できていれば称賛し，できていなかったとしても非難することなく再度減酒に取組めるようサポートしていく．しかし，本人の努力にもかかわらず飲酒量が増加するなど問題が悪化し，飲酒コントロールの喪失が疑われるケースでは，アルコール依存症の可能性を考え専門医療機関への紹介も検討する．

3 通常のスクリーニングテストや減酒指導が困難な場合

　特定保健指導に限らず保健指導の場面では，時間的制約のために通常のスクリーニングテスト（AUDIT）や，飲酒日記などの減酒指導が困難なこともある．そのような場合には，以下の代替手段を行っていく．

ⅰ）より簡易なスクリーニング
　以下に述べるいずれかに当てはまる場合に減酒指導を行っていく．

① 「健康日本21」の生活習慣病のリスクを高める量の飲酒（男性40 g／日以上，女性20 g／日以上）
② 飲酒量（consumption）に関係したAUDITの最初の3項目（AUDIT-C）で男性5点以上，女性4点以上[5]
③ 過去3カ月間で，1度に5ドリンク以上飲酒した日があり，かつ，1週間の平均飲酒日数，典型的な飲酒日のドリンク数，過去1カ月間の最大ドリンク数が，男性では14ドリンク以上／週，4ドリンク以上／日，女性では7ドリンク／週，3ドリンク／日のいずれかを満たす[10]

ⅱ）より簡易な減酒指導
　減酒などが必要だが，通常の減酒指導を行う時間がない場合であっても，ごく簡単なアドバイスをするだけでも，まったく何もしない場合に比べて飲酒量を軽減することが報告されている．以下[10]を参考に，対象者に合ったコメントを検討していく．

- 適量を超えており，アルコール関連問題を生じる可能性があること
- 本人の抱えている問題があれば，それと飲酒との関連があること
- 減酒あるいは断酒を推奨する
- 断酒が目標とならない場合は，目標値の目安を伝える

おわりに
　飲酒の指導は特別なものではなく，糖尿病の食事指導と同じような，生活習慣病への介入の1つである．また，喫煙とは異なり，ゼロにすることが求められていないという点では目標達成のハードルも高くない．まずは身近な軽症の問題飲酒者から減酒指導を始めて，介入者自身の成功体験と自己効力感を増やしていくことが，職場や地域指導に減酒指導を定着させるコツである．

文献
1) 堀江義則, 真栄里 仁：特定保健指導における減酒指導（知識編及び介入編），平成25年度 厚生労働科学研究費補助金 特定研修 津下班 標準的な健診・保健指導プログラム（改訂版）及び健康づくりのための身体活動基準2013に基づく保健事業の研修手法と評価に関する研究, 2013. http://tokutei-kensyu.tsushitahan.jp/deliverable/teaching_materials （2018年7月現在）
2) WORLD HEALTH ORGANIZATION INTERNATIONAL AGENCY FOR RESEARCH ON CANCER: Alcohol Consumption and Ethyl Carbamate. http://monographs.iarc.fr/ENG/Monographs/vol100E/mono100E-11.pdf （2018年7月現在）

3) 白倉克之, 丸山勝也 編：アルコール医療入門, 新興医学出版社, 2000.
4) アルコール保健指導マニュアル研究会：健康日本21推進のためのアルコール保健指導マニュアル, 樋口 進 編, 社会保険研究所, 2003.
5) 真栄里 仁, 樋口 進：臨床精神医学, 44: 303-313, 2015.
6) 肝・胆道機能検査, 今日の臨床検査2015-2016, 矢富 裕 ほか 編, p.200-216, 南江堂, 2015.
7) 厚生労働省健康局：標準的な健診・保健指導プログラム【平成30年度版】, 2018. http://www.mhlw.go.jp/stf/seisakunitsuite/bunya/0000194155.html（2018年7月現在）
8) 廣 尚典：WHO/AUDIT問題飲酒指標（日本語版）, 千葉テストセンター, 2000.
9) 内閣府政策統括官（共生社会政策担当）, 財団法人日本自動車研究所：平成21年度常習飲酒運転者の飲酒運転行動抑止に関する調査研究報告書, p.48-86, 2010.
10) Fleming MF: Alcohol Res Health, 28: 57-62, 2004-2005.

Ⅳ 保健指導の実際

25 睡眠・ストレスマネジメント

西 大輔　山之内芳雄

Point

- 睡眠で十分な休養をとれていない人の多くは睡眠不足によるものであり，睡眠不足の悪影響とともに，十分な睡眠が日中のパフォーマンスを上げることについて伝えて睡眠不足解消のための行動を促す．
- 不眠症の場合は，その要因を確認したうえで具体的な指導を行う．
- 睡眠時無呼吸症候群（SAS）とレストレスレッグス症候群（RLS）については，発見して医療機関につなぐことが望ましい．

Keyword

- 睡眠不足　● 不眠症　● 睡眠時無呼吸症候群（SAS）

25-1 保健指導の目的

　日本人の平均睡眠時間は，総務省の「社会生活基本調査」やNHKの「国民生活時間調査」によると長年の減少傾向に歯止めがかかったことが示されているが[1,2]，一方で，平成27年（2015年）の国民健康・栄養調査によると，1日の平均睡眠時間が6時間未満の者はいまだ全体の約40％にのぼっており，その割合は平成19年（2007年）以降，有意に増加している[3]．

　睡眠不足や不眠は，夜間の血中コルチゾル濃度の上昇，交感神経系の亢進，血圧上昇，耐糖能低下，摂食ホルモンである血中レプチンの低下や血中グレリンの上昇とそれに伴う食欲増進などを引き起こす．そのため，亢進，交感神経系の緊張，インスリン抵抗性の増悪などを引き起こすことから，肥満・糖尿病や循環器疾患のリスクを高める[4〜6]．また，不眠はうつ病の予測因子としても広く知られている[7]．

　さらに，うつ病をはじめとする精神疾患と，循環器疾患や糖尿病などの身体疾患のあいだには密接な関連があり，相互の併存率が高いこと[8]，精神疾患が身体疾患の発症リスクを上げたり，身体疾患の予後を悪化させたり，逆に身体疾患の結果として精神疾患が発症したりすることが指摘されている[9]．適切な睡眠をとることやストレスに適切に対処することは，身体的な健康を保つためにもきわめて重要であることがわかる．

　このようなことから，「健康日本21（第二次）」でも睡眠に関しては「睡眠による休養を十分とれていない者の割合の減少」，こころの健康に関しては「気分障害・不安障害に相当する心理的苦痛を感じている者の割合の減少」が目標として掲げられている．特定健診・特定保健指導（以下，特定健診・保健指導）では，「睡眠とストレスマネジメントの重要性について対象者が理解を深められるようサポートすることが望ましい」としている．本章で

は，紙幅の関係から睡眠に関する具体的指導について中心に述べつつ，入眠困難への対処法と関連づけてストレスマネジメントについても少しふれる．

25-2 アセスメント

1 睡眠に関するアセスメント

特定健診の「標準的な質問票」には，睡眠に関して「睡眠で休養が十分とれている」かどうかに「はい」か「いいえ」で回答する項目が含まれている．睡眠が十分にとれていない理由としては，睡眠不足，不眠症，睡眠時無呼吸症候群 sleep apnea syndrome（SAS）やレストレスレッグス症候群 restless legs syndrome（RLS）などの睡眠障害が考えられる．そのため，特定保健指導の対象者で「睡眠で休養が十分とれていない」と回答している者に対しては，仕事などのために十分な睡眠時間が確保できないのか（睡眠不足），それとも時間を確保しているのに眠れないのか（不眠症）について確認する．時間を確保しているのに睡眠による休養がとれていない場合は，睡眠時無呼吸症候群やレストレスレッグス症候群を鑑別するため，睡眠中のいびきや，夕方から夜間にかけての下肢のムズムズ感についても確認することが望ましい．

なお，睡眠に関する代表的な自己記入式質問紙には，「アテネ不眠尺度」[10, 11]と「ピッツバーグ睡眠質問票」[12, 13]がある．「アテネ不眠尺度」は8項目の4件法で，得点範囲は0〜24点であり，得点が高いほど不眠の程度が強いことを示す（表25-1）．一方，「ピッツバーグ睡眠質問票」は1カ月間における睡眠習慣や睡眠の質に関する18項目から構成される（表25-2）．回答者は，就寝時刻，入眠時刻，睡眠時間については該当する数字を記入し，それ以外の質問項目については4件法で回答する．18の質問項目を7つの要素，すなわち，「主観的睡眠の質」「入眠時間」「睡眠時間」「有効睡眠時間」「睡眠障害」「睡眠薬の使用」および「日常生活における過度の眠気」などの障害にカテゴリー化し，各要素に0〜3点までの点数を与え，その合計を0〜21点とし，点数が高いほど睡眠の質がより悪いと評価する．項目数が多く，採点方法がやや複雑だが，不眠症だけでなく，睡眠不足，過眠，睡眠時無呼吸症候群など，幅広い睡眠障害をカバーしていることが特徴である．

2 ストレスに関するアセスメント

特定健診の「標準的な質問票」には，ストレスに関する項目は含まれていない．実施者が質問を追加することが可能な場合は，うつ病に関する以下の2項目の追加を検討する価値がある．

①過去1カ月のあいだに，気分が落ち込んだり，元気がなくなる，あるいは絶望的になって，しばしば悩まされたことがありますか

②過去1カ月のあいだに，物事をすることに興味あるいは楽しみをほとんどなくして，しばしば悩まされたことがありますか

この2項目のいずれかに該当する場合，高い感度と特異度でうつ病が検出されることが先行研究で指摘されている[14]．この抑うつ気分と興味・関心の喪失に関しては，問診で確

表25-1 アテネ不眠尺度

下に示す各項目で，過去1カ月間に，少なくとも週3回以上経験したものを選んでください
問1　寝床についてから実際に眠るまで，どのくらいの時間がかかりましたか
0．いつも寝つきはよい
1．いつもより少し時間がかかった
2．いつもよりかなり時間がかかった
3．いつもより非常に時間がかかった，あるいは全く眠れなかった
問2　夜間，睡眠の途中で目が覚めましたか
0．問題になるほどのことはなかった
1．少し困ることがある
2．かなり困っている
3．深刻な状態，あるいは全く眠れなかった
問3　希望する起床時刻より早く目覚めて，それ以降，眠れないことはありましたか
0．そのようなことはなかった
1．少し早かった
2．かなり早かった
3．非常に早かった，あるいは全く眠れなかった
問4　夜の眠りや昼寝も合わせて，睡眠時間は足りていましたか
0．十分である
1．少し足りない
2．かなり足りない
3．全く足りない，あるいは全く眠れなかった
問5　全体的に睡眠の質について，どう感じていますか
0．満足している
1．少し不満である
2．かなり不満である
3．非常に不満である，あるいは全く眠れなかった
問6　日中の気分は，いかがでしたか
0．いつもどおり
1．少し滅入った
2．かなり滅入った
3．非常に滅入った
問7　日中の身体的および精神的な活動の状態は，いかがでしたか
0．いつもどおり
1．少し低下した
2．かなり低下した
3．非常に低下した
問8　日中の眠気はありましたか
0．全くなかった
1．少しあった
2．かなりあった
3．激しかった

[Soldatos CR, et al.: J Psychosom Res, 48: 555-560, 2000 ; Okajima I, et al.: Psychiatry Clin Neurosci, 67: 420-425, 2013 をもとに作成]

表25-2 ピッツバーグ睡眠質問票

過去1カ月間における，あなたの通常の睡眠の習慣についてお尋ねします．過去1カ月間について大部分の日の昼と夜を考えて，以下の質問項目にできる限り正確にお答えください
問1　過去1カ月間において，通常何時ごろ寝床につきましたか
___時　　　___分
問2　過去1カ月間において，寝床についてから眠るまでにどれくらい時間を要しましたか
___分
問3　過去1カ月間において，通常何時ごろ起床しましたか
___時　　　___分
問4　過去1カ月間において，実際の睡眠時間は何時間くらいでしたか．これは，あなたが寝床の中にいた時間とは異なる場合があるかもしれません
___時　　　___分
問5　過去1カ月間において，どれくらいの頻度で，以下の理由のために睡眠が困難でしたか　最もあてはまるものを1つ選んでください

A. 寝床についてから30分以内に眠ることができなかったから	F. ひどく寒く感じたから
1. なし 2. 1週間に1回未満 3. 1週間に1～2回 4. 1週間に3回以上	1. なし 2. 1週間に1回未満 3. 1週間に1～2回 4. 1週間に3回以上
B. 夜間または早朝に目が覚めたから	G. ひどく暑く感じたから
1. なし 2. 1週間に1回未満 3. 1週間に1～2回 4. 1週間に3回以上	1. なし 2. 1週間に1回未満 3. 1週間に1～2回 4. 1週間に3回以上
C. トイレに起きたから	H. 悪い夢をみたから
1. なし 2. 1週間に1回未満 3. 1週間に1～2回 4. 1週間に3回以上	1. なし 2. 1週間に1回未満 3. 1週間に1～2回 4. 1週間に3回以上
D. 息苦しかったから	I. 痛みがあったから
1. なし 2. 1週間に1回未満 3. 1週間に1～2回 4. 1週間に3回以上	1. なし 2. 1週間に1回未満 3. 1週間に1～2回 4. 1週間に3回以上
E. 咳が出たり大きないびきをかいたから	J. 上記以外の理由があれば次の空欄に記載してください
1. なし 2. 1週間に1回未満 3. 1週間に1～2回 4. 1週間に3回以上	

問6　過去1カ月間において，ご自分の睡眠の質を全体として，どのように評価しますか
1. 非常によい 2. かなりよい 3. かなり悪い 4. 非常に悪い
問7　過去1カ月間において，どのくらいの頻度で，眠るために薬を服用しましたか（医者から処方された薬あるいは薬屋で買った薬）
1. なし 2. 1週間に1回未満 3. 1週間に1～2回 4. 1週間に3回以上

[Buysse DJ, et al.: Psychiatry Res, 28: 193-213, 1989; Doi Y, et al.: Psychiatry Res, 97: 165-172, 2000 をもとに作成]

表25-2 ピッツバーグ睡眠質問票（つづき）

問8	過去1カ月間において，どれくらいの頻度で，車の運転や食事中，その他の社会活動中に，眠くて起きていられなくなりましたか
	1．なし 2．1週間に1回未満 3．1週間に1〜2回 4．1週間に3回以上
問9	過去1カ月間において，物事をやり遂げるために必要な意欲を持続するのに，どのくらい問題がありましたか
	1．全く問題なし 2．ほんのわずかだけ問題があった 3．いくらか問題があった 4．非常に大きな問題があった

[Buysse DJ, et al.: Psychiatry Res, 28: 193-213, 1989；Doi Y, et al.: Psychiatry Res, 97: 165-172, 2000をもとに作成]

表25-3 質問票K6

以下の項目のそれぞれについて，該当する0〜4の数字に○を付けて下さい					
質問	全くない	少しだけ	ときどき	たいてい	いつも
神経過敏に感じましたか	0	1	2	3	4
絶望的だと感じましたか	0	1	2	3	4
そわそわ，落ち着かなく感じましたか	0	1	2	3	4
気分が沈み込んで，何が起こっても気が晴れないように感じましたか	0	1	2	3	4
何をするのも骨折りだと感じましたか	0	1	2	3	4
自分は価値のない人間だと感じましたか	0	1	2	3	4

[Kessler RC, et al.: Psychol Med, 32: 959-976, 2002；Furukawa TA, et al.: Psychol Med, 33: 357-362, 2003をもとに作成]

認することも可能である．

　ほかに，うつ・不安に関する代表的な自己記入式質問紙には「K6」がある[15, 16]（表25-3）．「K6」は6項目で，総得点の範囲は0〜24点である．米国では「K6」が13点以上の者の頻度が重症精神障害の頻度とほぼ一致するとされ[17]，わが国の厚生労働省の研究班では5点以上で心理的ストレス相当，10点以上で気分・不安障害相当，13点以上で重症精神障害相当とされており[18]，国民生活基礎調査をはじめ大規模な調査・研究でもよく用いられている質問紙である．

具体的な情報提供および指導方法

1 基本的な指導の方針

　保健指導を行う立場になると，往々にして，対象者の行動を変えなくてはならないというプレッシャーや義務感のようなものを感じてしまうものである．しかし，病院を受診する患者とは異なり，保健指導の対象者は自分自身の健康上の課題を自覚していないことも

珍しくない．行動変容の準備ができていない対象者に対して，1回限りの，しかも限られた時間のなかで行動変容の動機を高めることは，そもそも簡単ではない．

睡眠障害に関して，睡眠時無呼吸症候群とレストレスレッグス症候群については，治療法がある疾患であるにもかかわらず，自覚もなく放置されていることが少なくないため，発見して医療機関につなぐことが望ましい．しかし，もっとも頻度の高い睡眠不足や不眠症，ストレスに関しては，保健指導を行う側が少し肩の力を抜いて，対象者が「次回（または来年）の保健指導にまた来ようと思ってくれればよい」というくらいの気持ちで臨んでみるとよいかもしれない．

これは，睡眠不足や不眠症が重要ではないという意味ではけっしてない．プレッシャーや義務感，対象者の行動を変えたいという「欲」のようなものを手放すと，保健指導を行う側に少し余裕が生まれ，個々の対象者が抱えている背景への理解に注力しやすくなり，そのことがしばしば行動変容へのヒントを生むように，筆者には思われる．

2 睡眠時無呼吸症候群への対応

睡眠時無呼吸症候群（SAS）は，睡眠中の10秒以上の無呼吸および低呼吸の1時間あたりの回数である無呼吸低呼吸指数 apnea hypopnea index（AHI）で定義され，一般に AHIが5を超えると睡眠時無呼吸症候群があるとされる[19]．睡眠不足や不眠症とは異なった対策が必要であるため，適切に発見する必要性が高い．わが国における有病率は，労働者（男性）において7.6％[20]，地域住民（男性）において9.0％[21]と報告されている．

なお，睡眠時無呼吸症候群には，睡眠時の気道の閉塞により適切な換気が行われなくなる閉塞性睡眠時無呼吸症候群 obstructive sleep apnea syndrome（OSAS）と，中枢神経系や心機能の低下が原因の中枢性睡眠時無呼吸症候群があるが，ここでは圧倒的に頻度の高い閉塞性睡眠時無呼吸症候群についてだけ述べる．

閉塞性睡眠時無呼吸症候群では習慣性のいびきや，いびきが止まって大きな呼吸とともに再びいびきをかきはじめるといった特徴がみられることが多い．自覚的には，睡眠中のいびきや低酸素状態のため，起床時に口が渇いていたり頭痛がしたりといった症状がしばしば認められる．また，中途覚醒や日中の耐えがたい眠気，集中力の低下，頭痛などの身体症状，抑うつなども認められ，これらの症状はうつ病と間違えられることもある．

いびきをかいている人がすべて閉塞性睡眠時無呼吸症候群の診断基準を満たすわけではないが，特定保健指導では，いびきを中心に，すでに述べた症状を確認していくことが望ましい．同居家族がいない対象者も多いと思われるが，近年では睡眠中のいびきを録音できるスマートフォンのアプリも活用することができる．そして，閉塞性睡眠時無呼吸症候群が疑われる場合は専門医療機関への受診をすすめる．

なお，閉塞性睡眠時無呼吸症候群の原因として，もっとも多いのは肥満であり，対策としてはまず減量や節酒が考えられる．ただ，「顎が小さい」「舌が大きい」などの理由で空気の通り道が狭いと，肥満でなくても閉塞性睡眠時無呼吸症候群になることも十分にありうる．閉塞性睡眠時無呼吸症候群の治療法としては，マウスピースの装着や，鼻に装着したマスクから空気を送り込む経鼻持続陽圧呼吸 continuous positive airway pressure（CPAP）とよばれる方法がある．

3　レストレスレッグス症候群への対応

　　レストレスレッグス症候群（RLS）は，おもに夕方から夜にかけて，下肢の不快な感覚や足を動かしたくなる欲求が生じる疾患である．「下肢の深部を虫が這う」ような感覚と表現されることもある[22]．睡眠が障害されるため，日中の眠気や疲労感，抑うつがしばしば認められる．睡眠障害をきたす疾患として比較的頻度が高く，わが国の有病率としては，妊婦の約19.9％[23]，65歳以上の高齢者の4.6％にレストレスレッグス症候群がみられるとする報告などがある[24]．

　　レストレスレッグス症候群には，明らかな誘因がない本態性レストレスレッグス症候群と，腎不全や鉄欠乏性貧血などで誘発される続発性レストレスレッグス症候群がある．なかでも貯蔵鉄（フェリチン）の減少と関連することはよく知られている．治療法としては，続発性レストレスレッグス症候群の基礎疾患の検討のあとに，ドパミン作動薬をはじめとする薬物療法が行われることが多い．

　　性差でみると女性に多いため，特定保健指導では，とくに女性で睡眠による休養が十分にとれていない対象者に対して，夕方から夜にかけての下肢の不快な「ムズムズ感」があるかどうかを確認することが望ましい．そして，貧血があれば下肢のムズムズ感と関連している可能性があることを伝えたうえで，専門医療機関への受診をすすめる．

4　睡眠不足への対応

　　睡眠で十分な休養をとれていない人の多くは，睡眠不足によるものである．睡眠不足の症状としてよくみられるのは，日中（とくに午後）の異常な眠気，身体のだるさ，イライラしやすくなったり他者に対して攻撃的になったりする，集中力・思考力の欠如，急に不安になったりすることなどがあげられる．また，すでに述べたように，中・長期的には身体への影響も少なくない．

　　睡眠不足の原因としては，睡眠をとりたくても忙しくて睡眠時間が確保できない場合もあれば，短時間でも一定の睡眠時間（たとえば6時間程度）をとっていれば睡眠に関しては問題がないと考えている場合，睡眠よりもほかのこと（ゲーム，ネットサーフィンなど）を優先して長い時間を費やしている場合，または睡眠不足による疲労を仕事やストレスによる疲労と勘違いしている場合などがある．

　　最適な睡眠時間についてはかなり個人差が大きいが，大まかな目安として，平日と休日の睡眠時間の差が2時間以上あれば，平日の睡眠時間が足りていない（睡眠負債が蓄積している）と考えられる．短時間の睡眠でも健康を保つことができる，いわゆるショートスリーパーの人は，平日も休日も6時間の睡眠で日中の活動に支障をきたさない．平日は6時間睡眠でも休日に8時間以上の睡眠をとっていれば，その人の最適な睡眠時間は「6時間よりは長い」ということが示唆される．確かに，毎日8時間を睡眠のために確保することは難しいかもしれない．しかし，たいていの場合，1時間もしくは30分程度の睡眠時間を増やすための生活上の工夫はできるものである．

　　保健指導では，対象者にとって最適な睡眠時間を自覚してもらうために，平日と休日の睡眠時間の差を確認する．「よく休日に寝だめするといいますが，本当は貯めているのではなくて，平日にたまっていた睡眠の借金を返しているのですよ」といった表現は対象者

に理解されやすい．そして，睡眠不足の悪影響だけでなく，十分な睡眠は日中の仕事（家事）のパフォーマンスを上げることについても合わせて伝えることで，睡眠不足解消のための行動を促したい．対象者に，睡眠についてさらに深く知りたいというニーズがある場合は，厚生労働省が出している「健康づくりのための睡眠指針2014」[25]がインターネットから無料でダウンロードできることを情報提供する．

5 不眠症への対応

不眠症とは，睡眠のための時間が確保されているにもかかわらず，入眠困難，中途覚醒，早朝覚醒などのために睡眠の質が低下し，日中の活動に支障をきたすものである．頻度は高く，わが国では2型糖尿病患者の43.9％[26]，男性労働者の23.6％[27]，成人女性の8.8％[28]に不眠がみられるとする報告がある．

不眠には，身体的要因（痛みなどの睡眠を妨げる身体症状），生理学的要因（騒音，温度・湿度など，睡眠にふさわしくない生活環境），薬理学的要因（コーヒー，アルコール，タバコ，薬物および薬物の急な中断など），心理学的・精神医学的要因（ストレス，うつ病など）があるため，保健指導ではそれらの要因について確認する．

睡眠指導の内容としては，体温の下降とともに睡眠が始まることを理解しておくとさまざまなアドバイスがしやすくなる．たとえば，就寝1〜2時間前に入浴すると体温の下降と睡眠の始まりがうまく合って眠りに入りやすいこと，筋トレなどの運動は体温を上げるので寝る直前は避けたほうがよいこと（ストレッチであれば心身をリラックスさせ，それほど体温を上げないのでよいと考えられる），就寝前に水を飲むと睡眠が始まったばかりの時期に汗をかくので体温を下げるのに役立つと考えられること（夜間の頻尿などのため，すすめられないケースもある），寝る直前に食べ過ぎると，消化によってエネルギー代謝が高まり，体温が上がって睡眠に影響しうることなどが具体的なアドバイスとして考えられる．

また，どうしても眠りにつけないときはいったんリビングに戻り，眠くなってから就寝すること，就寝時刻が遅くなっても同じ時刻に起床して睡眠-覚醒リズムを整えていくことも重要な点と考えられる．その他のよりよい睡眠をとるためのさまざまな方法については「健康づくりのための睡眠指針2014」[25]を参照してほしい．

6 不安が入眠困難の要因になっている場合への対応

身体的要因，生理学的要因，薬理学的要因を整え，睡眠指導を行っても不眠症が改善しない場合は，ストレスなどの心理学的・精神医学的要因が不眠の主たる要因として考えられる．とくに「心配ごとで頭がいっぱいになって眠れない」という訴えが珍しくないことからもわかるように，不安は入眠困難と関連しやすい．

そのような場合に筆者（西）が推奨しているのは Y.M. Dolan の「54321法」[29]である．もともとは性被害サバイバーのために開発されたものだが，安全性や効果の観点から，さまざまな現場で活用しやすいと考えている．

「54321法」の具体的な手順は以下のようなものである（なお，本来の「54321法」では「見えるもの」を数えるプロセスもある．入眠困難への対処法として用いる際は，筆者の判断

で「見えるもの」を省略している).

① 聞こえるものを5つ数える
「エアコンの音,自分が息を吸う音,自分が息を吐く音,遠くで車が走る音,……」
このとき,数えるものが5つ見つからなければ,同じものを繰り返してもかまわない.
② つぎに,感じるものを5つ数える
「エアコンの風が体に当たるのを感じる,頭が枕に支えられているのを感じる,……」
身体の感覚は,どんなときでも5つ以上数えることができると思われる.
③ 聞こえるものを4つ数える
④ 感じるものを4つ数える

以下,聞こえるものを3つ,感じるものを3つ,とつづけて1つまで減らしていく.途中でいくつ数えたかわからなくなっても気にしなくてよいこと,同じプロセスを何度か繰り返したければ繰り返してもよいことを伝える.

これはマインドフルネス(注意訓練)とも共通点がある手法で,未来の不安に圧倒されている状態から,自分が存在している「いま,ここ」に戻ってくるための方法としてしばしば有効である.副作用がほぼないことから,保健指導の場でも活用しやすいと考えられる.

おわりに

保健指導で受けたアドバイスを実行したときの自分の状態の変化に,対象者自身が気づけば,健康行動は継続しやすい.睡眠日誌や生活記録表などで日々の変化を記録に残しておくことは,変化に気づくためには有用な方法である.また,労働者の場合は,睡眠状態が改善することで,職場で行われるストレスチェックの結果も改善しうるため,それが自己効力感を向上させて健康行動の継続に寄与すると考えられる.

ただし,現在の特定健診・保健指導のシステムの枠内では,その有効性を正確に評価しにくい面もある.現在も行われているさまざまな好事例の共有とともに,特定健診・保健指導をさらに有効にするための方策を検討するような学術的研究も求められているのではないかと考えられる.

文献

1) 総務省統計局: 平成28年社会生活基本調査―生活時間に関する結果―, 2017. http://www.stat.go.jp/data/shakai/2016/pdf/gaiyou2.pdf (2018年7月現在)
2) NHK放送文化研究所: 日本人の生活時間. 2015, 66 (5), 2-27, 2016.
3) 厚生労働省: 平成27年国民健康・栄養調査結果の概要, 2016. http://www.mhlw.go.jp/file/04-Houdouhappyou-10904750-Kenkoukyoku-Gantaisakukenkouzoushinka/kekkagaiyou.pdf (2018年7月現在)
4) Spiegel K, et al.: Lancet, 354: 1435-1439, 1999.
5) Spiegel K, et al.: Ann Intern Med, 141: 846-850, 2004.
6) Scheer FA, et al.: Proc Natl Acad Sci U S A, 106: 4453-4458, 2009.
7) Baglioni C, et al.: J Affect Disord, 135: 10-19, 2011.
8) Scott KM, et al.: J Affect Disord, 103: 113-120, 2007.
9) Prince M, et al.: Lancet, 370: 859-877, 2007.
10) Soldatos CR, et al.: J Psychosom Res, 48: 555-560, 2000.
11) Okajima I, et al.: Psychiatry Clin Neurosci, 67: 420-425, 2013.

12) Buysse DJ, et al.: Psychiatry Res, 28: 193-213, 1989.
13) Doi Y, et al.: Psychiatry Res, 97: 165-172, 2000.
14) Whooley MA, et al.: J Gen Intern Med, 12: 439-445, 1997.
15) Kessler RC, et al.: Psychol Med, 32: 959-976, 2002.
16) Furukawa TA, et al.: Psychol Med, 33: 357-362, 2003.
17) Kessler RC, et al.: Arch Gen Psychiatry, 60: 184-189, 2003.
18) 川上憲人：全国調査におけるK6調査票による心の健康状態の分布と関連要因．平成18年度厚生労働科学研究費補助金（統計情報高度利用総合研究事業）「国民の健康状況に関する統計情報を世帯面から把握・分析するシステムの検討に関する研究」分担研究報告書, 2007.
19) 中島 亨：今日の精神疾患治療指針, 樋口輝彦 ほか 編, p.537-541, 医学書院, 2012.
20) Tanigawa T, et al.: Am J Hypertens, 19: 346-351, 2006.
21) Tanigawa T, et al.: Hypertens Res, 27: 479-484, 2004.
22) 水野創一, 堀口 淳：今日の精神疾患治療指針, 樋口輝彦 ほか 編, p.557-559, 医学書院, 2012.
23) Suzuki K, et al.: Sleep, 26: 673-677, 2003.
24) Mizuno S, et al.: Psychiatry Clin Neurosci, 59: 461-465, 2005.
25) 厚生労働省健康局：健康づくりのための睡眠指針2014, 2014. http://www.mhlw.go.jp/file/06-Seisakujouhou-10900000-Kenkoukyoku/0000047221.pdf（2018年7月現在）
26) Narisawa H, et al.: Neuropsychiatr Dis Treat, 13: 1873-1880, 2017.
27) Nakata A, et al.: Soc Sci Med, 59: 1719-1730, 2004.
28) Kawada T, et al.: Sleep Med, 4: 563-567, 2003.
29) Dolan YM: Resolving sexual abuse: Solution-Focused Therapy and Ericksonian, W. W. Norton & Co. Inc., 1991.

Ⅳ 保健指導の実際

26 口腔保健

加藤　元

> **Point**
> - 歯を失い噛みにくくなると，野菜・果実，肉類（タンパク質，ビタミン，ミネラル）の摂取量が減り，穀類が増えて栄養バランスが崩れる．
> - はや食いは肥満につながることが多くの研究から明らかとなっており，メタボリックシンドローム対策として「よく噛むこと」に注力する．
> - 歯の喪失原因となるう蝕（むし歯）や歯周病の予防は，共通リスク因子へのアプローチという点から，生活習慣病対策の一環として取組んでいく必要がある．

> **Keyword**
> - 咀嚼障害　　● はや食い　　● う蝕と歯周病

はじめに

　歯と口は，栄養を体内に取込む消化器としてのはたらきのみならず，話をしたり，表情をつくったりなど，コミュニケーションをとるためにも大切な役割を果たしている．しかし，歯と口の健康を守るために必要な健診項目はいまだ特定健診にはなく，保健指導に関するテキストのなかには「はや食い」や歯周病と全身疾患との関連についての記述はあるものの，保健指導の際に，十分には取組めていないのが現状であろう．

　一方，平成30年（2018年）度から特定健診・特定保健指導における「標準的な質問票」の質問項目の13番目に，つぎの質問が加えられた（p.149，第18章 参照）．

> 食事をかんで食べる時の状態はどれにあてはまりますか
> 　①何でもかんで食べることができる
> 　②歯や歯ぐき，かみあわせなど気になる部分があり，かみにくいことがある
> 　③ほとんどかめない

　14番目の「人と比較して食べる速度が速い」，15番目の「就寝前の2時間以内に夕食をとることが週に3回以上ある」，16番目の「朝昼夕の3食以外に間食や甘い飲みものを摂取していますか」についても，引き続き，栄養のみならず口腔保健の観点からの保健指導が大切である．

　そこで本章では「よく噛めない」「よく噛まない」ことが，全身の健康にどのような影響があるのか，またどのような対処が必要かについて解説し，噛めない状況に陥る歯の喪失の原因となるう蝕（むし歯）と歯周病の機序や予防法についてもふれる．

26-1 よく噛めないこと（咀嚼障害）と栄養

ヒトは，生後6カ月ころから乳歯の萌出が始まり，乳歯と永久歯の交換を経て12歳ころに永久歯が生えそろい，智歯（親知らず）を除くと28本の永久歯で生涯，咀嚼と嚥下によって栄養を体内に取込み生命を維持していく．ところが，40歳代で1歯，50歳代で2～3歯失い，60～64歳では平均すると4.6歯の歯を失っているのが現状である[1]．若年層で歯を失う原因のほとんどはう蝕だが，40歳以降は歯周病がう蝕を上まわり，職域年代での歯周病改善・予防対策が退職後の豊かな食生活を担保するといっても過言ではない．

それでは，歯を失い咀嚼障害（よく噛めないこと）が起こると，栄養にどのような影響があるのであろうか．40歳以降の現役世代では，栄養の偏りによりメタボリックシンドロームを引き起こす危険性が，高齢者層には低栄養に陥る危険性が高まる．

咀嚼と食品・栄養摂取の関連を，厚生労働省「国民健康・栄養調査」の個票データによる解析を行った結果，歯の本数が減り，咀嚼障害が起こると，野菜や果実類の摂取量が減り，穀類が増えるということがわかった（図26-1）．具体的には，ホウレンソウやセロリ，ゴボウなどの野菜類は歯でしっかり咀嚼しないと嚥下しづらいものが多く，硬い食品を避け，噛み切らなくてもすむ食品に偏り，結果としてミネラル，ビタミン，食物繊維の摂取量が低くなって栄養の摂取バランスが崩れることがわかっている[2]．また，咀嚼しなくても味を感じられるよう味つけの濃いものに偏り，塩分や糖分を過剰に摂取してしまう恐れもある．

図26-2は，現在の歯の数とメタボリックシンドロームの割合を示すグラフである．歯の本数が減り咀嚼障害が大きくなるほど，メタボリックシンドロームに罹患するオッズ比（OR）が増加することも明らかとなっている．ただし，歯がまったくないと顎堤で咀嚼することができるようになり，数本噛み合わせが悪い歯が残っているよりオッズ比が低くなるという皮肉な結果も読み取れる[3]．しかし，自分の歯でよく噛める人ほど，明らかに，

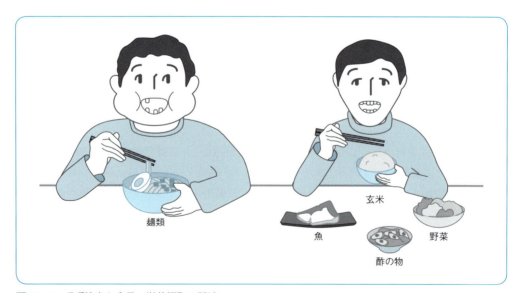

図26-1　咀嚼障害と食品・栄養摂取の関連

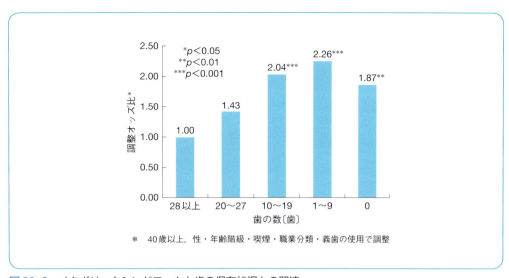

図26-2 メタボリックシンドロームと歯の保有状況との関連
[北村雅保 ほか：口腔衛生学会雑誌, 59: 328, 2009を一部改変]

そのリスクが低いことは疑いの余地はない.

　高齢者にとって，咀嚼障害は低栄養につながる可能性が高い．低栄養は，体力や免疫力ならびに筋肉量や筋力の低下，骨の脆弱化につながり，活動量が減り気力がなくなる．低栄養の疑いがある場合には，きちんと口腔内の状況を確認することが大切である．また，厚生労働科学研究の長寿科学総合研究事業の追跡調査から，高齢者では歯を失って咀嚼能力が低くなると，身体のバランスを崩し転倒しやすくなる，要介護状態の発生リスクが高まる，認知症発症のリスクが高まるなど，全身の健康状態を左右しかねないデータが次々と明らかとなってきている．職域年代で歯の喪失を抑制することが，将来的に増大していく医療費の適正化につながる可能性も示唆されている.

よく噛めないこと（咀嚼障害）への対策

　歯を失ったら，そのまま放置せずに歯科医院を受診して噛み合わせを回復させることが大切である．歯の欠損を放置すると欠損に近接した歯や噛み合わせの相手の歯が経年的に動き，噛み合わせに支障が出たり，歯並びが変わって歯垢（デンタルプラーク）が残りやすくなり，う蝕や歯周病にかかるリスクを高めてしまう（図26-3）．欠損した位置にもよるが，通常は失った歯に隣接する歯を利用して，ブリッジや取り外しができる義歯を装着したり，顎骨にインプラントを植立させたりして噛み合わせを回復する.

よく噛まないことと肥満

　ゆっくりよく噛んで食べることは健康のためによく，よく噛まないと太る．これは従来からいわれてきたことだが，近年次々にそのエビデンスが明らかとなってきている．「よく噛まない」ことには，さまざまな要因が想定できる．飲料と一緒に流し込む，テレビ

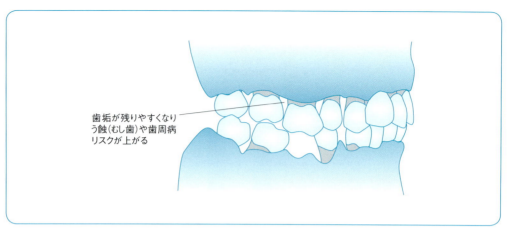

図26-3　歯の欠損放置による歯並びの変化

やスマートフォン，タブレットの画面を見ながら軟らかい食品ばかりを偏食するなどの悪い習慣が考えられる．なかでも食事時間が短い「はや食い」に着目した調査研究が多い．はや食いの習慣をもつ大学生を3年間追跡調査した結果，はや食いでない者よりも4.4倍肥満（BMI ≧25）になりやすく，男性は女性よりも2.8倍肥満になりやすいことがわかった[4]．はや食いを自覚する者は，そうでない者より一口あたりの量が多く，噛む回数が少ない傾向にある．これに対し，特定保健指導時に，咀嚼法（はや食いを是正するため噛む回数を自分で決めて習慣化する方法）をすすめた結果，体重や腹囲の減少に効果があったという報告もある[5]．

　大脳の視床下部にある満腹中枢への信号としては，胃壁の膨満感，血糖値，脂肪細胞のレプチン，胃粘膜のグレリンなどがある．しかし，これらが満腹感として中枢に認識されるまでにはタイムラグがあり，それより早く食べ切ってしまうと過食に至ると考えられている．一方，咀嚼筋や歯と歯槽骨のあいだにある歯根膜の感覚受容器からの情報はリアルタイムに視床下部の満腹中枢に伝わるため，咀嚼回数を増やすことで満腹感が得られ，過食を予防できる．さらに，この経路の情報伝達物質である神経ヒスタミンは，交感神経を介して脂肪組織の脂肪を分解する作用をもつことがわかっている．したがって，食べ切る速さの修正のみならず，咀嚼回数を増やすことが肥満の抑制につながる．日本肥満学会「肥満症診療ガイドライン2016」にも，「咀嚼法」が肥満治療における行動療法[6]の1つとして明記されている．

　また，よく噛むと唾液の分泌も促進されるが，唾液には，単に潤滑作用や消化酵素としてのはたらきだけではなく，抗炎症作用や抗癌作用，抗加齢作用，う蝕を修復する再石灰化作用など，枚挙にいとまがないほどの効能がある．よく噛むことで脳の血流量が増加し脳神経細胞が賦活化されること，咀嚼と嚥下時に口唇閉鎖を行うことで口輪筋の筋力が増大し，口呼吸の抑制につながることなど，全身の健康を維持していくためにも「よく噛む」ことにはさまざまな効用があり，注力すべきである．

よく噛まないことへの対策

現代の食事は軟食化が進み，噛む回数や食事に要する時間も極端に減少してきている．環境を変え，意識をしないとよく噛むことを実践しづらい．そこで，はや食いを是正させるヒントを以下に列記すると，

- 20～30回噛む．飲み込もうと思ったら，そこから10回噛む
- 食事中に1度箸を置いて，箸休めをする
- 麺類や丼ものに偏らない
- 一口の量を意識して少なくする
- 噛みごたえのある食品を選ぶ
- はや食い防止用の特殊な箸などを利用するなど，また，ゆっくりよく噛んで食事を摂ることができるよう環境を整備する
- 噛みごたえのある食品をメニューに加える
- 社員食堂などでは，1人席を用意する
- 食堂のテーブルメッセージに，はや食い予防のポイントを掲載する

などがあげられる．

歯を失う二大原因とその予防法

1 う蝕が発生する機序

若年層で歯を失う原因の大半はう蝕である．う蝕は歯の表面に付着する歯垢のなかのう蝕原性細菌（*Streptococcus mutans*，いわゆるミュータンス菌）がショ糖を代謝して酸を産生し，その酸によって歯の表面のカルシウムやリン酸が奪われ（脱灰），穴があいてしまう疾患である．食事を摂取するたびに，歯の表層がミクロのレベルで脱灰するが，唾液によるカルシウムやリン酸を歯の表面に再沈着させる再石灰化作用と，酸性になった環境を緩衝する作用によって，食後30分ほどかけて脱灰した歯の表層が修復されるという現象を，潮の満ち引きのように繰り返している．しかし，頻繁に間食を摂ったり，唾液の分泌が減少する就寝の直前に，ショ糖を多く含む飲食物を摂取してしまったりすると，脱灰と再石灰化のバランスが崩れて歯の脱灰が進み，う蝕が発生してしまう（図26-4）．

2 う蝕の予防

ⅰ）フッ化物を活用する

フッ素化合物含有の歯みがき剤，歯みがきジェル，洗口剤などを日常のセルフケアで使用する．フッ素化合物は，再石灰化を促進する作用に加え，歯の表層の耐酸性を上げる作用，ミュータンス菌の活性を抑制する作用があると考えられている．う蝕予防には科学的根拠が明確にあり，世界的規模で普及している方法となっている．

ⅱ）ショ糖と唾液をコントロールする

ショ糖の過度な摂取を避け，唾液による緩衝や再石灰化が及びにくい「だらだら食い」や

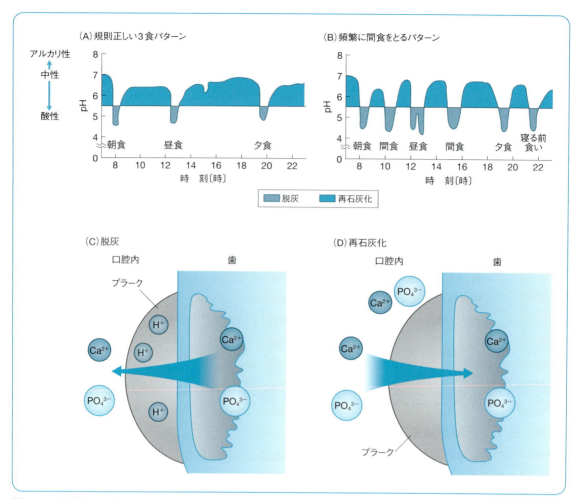

図26-4 う蝕(むし歯)の発生機序と口腔内の pH の変動パターン

「寝る前食い」を避ける．また，よく噛むと唾液の分泌量が増えるため，すでに述べたように肥満予防だけでなく，う蝕予防にも咀嚼回数を増加させることは大切である．う蝕を誘発させない成分(キシリトールなど)の入ったガムを活用するのもよい．また，緊張，ストレス，加齢，自己免疫疾患(シェーグレン症候群)，薬剤の副作用などで唾液の分泌量が低下したり性状が変化したりするので，う蝕のリスクを高めることがある．とくに多くの薬剤には口腔乾燥の副作用があるため，服用中に口渇がある場合には，薬剤の種類の見直しなども必要となる．

ⅲ) プラークをコントロールする

歯ブラシとフロス，歯間ブラシといった歯間清掃用品を用い，発症しない量まで歯垢を減らすプラークコントロールを行う．う蝕原性細菌であるミュータンス菌は，乳臼歯の萌出時期(生後19〜31カ月)におもに養育者からの食べ物の口移しやスプーンや箸の共用で伝播することがわかっており，この時期に伝播させない配慮も必要である．

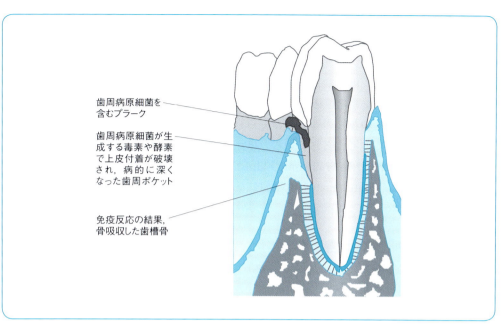

図26-5　歯周病の機序

3　歯周病の機序

　歯周病は，成人の8割以上が罹患し，40歳代以上の歯を失う大きな原因となっている．歯肉出血や口臭程度で自覚症状に乏しく，重症化するまで気づきにくいのでサイレントディジーズとよばれている．歯周病は，歯垢のなかの嫌気性の歯周病原細菌（*Porphyromonas gingivalis*，*Prevotella intermedia*，*Treponema denticola* など）が生成する毒素や酵素とそれを防ごうとする免疫反応によって，歯を支える歯周組織が壊れていく疾患である．

　歯肉が赤く腫れ，歯ブラシをあてると出血しやすくなるのも，歯垢のなかの細菌に対抗する免疫細胞を運ぶための毛細血管が拡張するせいである．歯周病の原因菌が生成する毒素や酵素によって，歯根に付着している歯肉の上皮がはがされると，病的に歯肉の溝が深くなり歯周ポケットが形成される．歯周ポケットの内壁から歯肉の内部へ歯周病の原因菌が侵入すると，免疫細胞からの伝達物質によって破骨細胞を活性化し歯槽骨が吸収されていく（図26-5）．歯槽骨の支持を失った歯が動揺するようになり，最終的には歯が脱臼して抜けてしまう．典型的な成人型歯周病は，職域年代に発症して長く慢性的に進行していくため，軽度なうちに気づかせ，改善させることが肝要である．

　歯周病の原因は歯垢のなかの細菌だが，これに喫煙，ストレス，食習慣，口呼吸といった環境因子や，糖尿病，ホルモンバランスの崩れなどの宿主因子，歯ぎしりや食いしばりといった咬合因子などのリスク因子が加わり，重症化していく．なかでも喫煙は最大のリスクであり，微小血管障害や免疫機能の低下，嫌気性環境の助長などにより，喫煙の本数が増えるほど歯周病の罹患リスクが高まる．また，糖尿病は歯周組織の微小血管障害や白血球の機能低下，唾液の減少による口腔乾燥などが原因で，歯周病が悪化しやすい状態になり，糖尿病の第6の合併症であるともいわれている．

4　歯周病と全身の健康

　近年，歯周病が進行すると，原因菌や生成される毒素や酵素，そして免疫物質が歯肉の毛細血管に侵入し，身体の各部に運ばれて全身の健康状態に影響を及ぼすことがわかってきている．糖尿病は述べたように歯周病の悪化させる因子であるが，逆に歯周病は既存の糖尿病を悪化させる因子，つまり双方向のリスク因子であることが明らかとなってきた．歯周病の免疫の過程でつくられたサイトカイン（TNF-α）がインスリンのはたらきを落とすためと考えられている．ほかにも動脈硬化性疾患や早期低体重児出産，関節リウマチ，慢性腎臓病 chronic kidney disease（CKD），非アルコール性脂肪性肝炎 non-alcoholic steatohepatitis（NASH）などとの関連も報告されており[7]，今後のさらなる解明が待たれる．

5　歯周病の改善と予防

ⅰ）プラークをコントロールする

　歯周病の改善・予防の基本は，プラークコントロールである．プラークコントロールには毎日のセルフケアと定期的に歯科医院で受けるプロフェッショナルケアがある．歯垢はバイオフィルムなので，まずは歯ブラシや歯間清掃用品によって機械的に除去するのがセルフケアの基本で，歯みがき剤や洗口液は補助的に使用する．また歯と歯のあいだの歯垢は歯ブラシでは60％程度しか除去できないため，フロスや歯間ブラシによる歯間清掃は必須である（図26-6）．なお，舌の表面に付着した舌苔も，嫌気性細菌の貯蔵場所となるため，舌クリーナーによる舌清掃も行う．プラークが石灰化して固まった歯石は自分では取ることができないため，歯科医師や歯科衛生士による専門器具を使ったクリーニングが必要である．さらにプラークの磨き残し癖をチェックしてもらうとよい．

ⅱ）リスク因子をコントロールする

　リスク因子である喫煙や食事など，日々の生活習慣にも目を向ける必要がある．これは歯周病だけへの対処ではなく，ほかの生活習慣病と共通するリスク因子という視点で，全身の健康づくりの一環として歯周病対策に取組んでいくことが期待される．

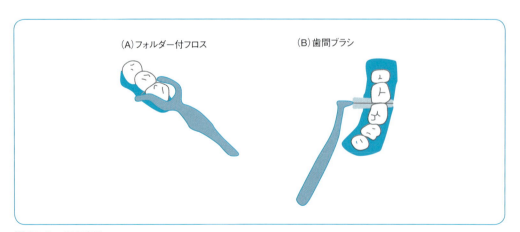

図26-6　歯間清掃

文献

1) 厚生労働省：平成28年歯科疾患実態調査, 2017. https://www.mhlw.go.jp/toukei/list/62-17b.html（2018年7月現在）
2) 安藤雄一 ほか：歯の保有状況と食品群・栄養素の摂取量との関連（その1）～平成17年国民生活基礎調査とリンケージした国民健康・栄養調査データによる解析～．平成23年度厚生労働科学研究費補助金（循環器疾患・糖尿病等生活習慣病対策総合研究事業）分担研究報告書, 2011. https://www.niph.go.jp/soshiki/koku/kk/sosyaku/report11/report2011_17.pdf（2018年7月現在）
3) 北村雅保 ほか：口腔衛生学会雑誌, 59: 328, 2009.
4) 山根真由 ほか：厚生の指標, 62: 7-11, 2015.
5) 森田 学 ほか：歯科保健指導が肥満に及ぼす効果―観音寺市における調査―分析結果．平成22年度厚生労働科学研究費補助金（循環器疾患等生活習慣病対策総合研究事業）分担研究報告書, 2009. https://www.niph.go.jp/soshiki/koku/kk/sosyaku/report/report2010_2.pdf（2018年7月現在）
6) 吉松博信, 坂田利家：日本内科学会雑誌, 90: 902-913, 2001.
7) 日本歯周病学会 編：歯周病と全身の健康, 医歯薬出版, 2016.

Ⅳ 保健指導の実際

27 保健指導の評価

村本あき子

> **Point**
> - 保健指導を評価する目的は成果の出る保健指導を実施することであり，評価結果を次年度以降の保健指導の改善につなげることが重要である．
> - 糖尿病などの生活習慣病有病者や予備群の減少，医療費適正化などのアウトカム（結果）だけでなく，プロセス（過程）やアウトプット（事業実施量）についても評価する必要がある．

Keyword
- PDCA サイクル
- 評価の視点
- 評価指標

1 保健指導における評価の目的

　特定保健指導の評価には，実際に保健指導を行う保健指導実施者および保健指導事業をマネジメントする立場である保険者がかかわる．両者の立場は異なるが「成果の出る保健指導を実施すること」が共通の目的である．PDCA（plan-do-check-action）サイクルを意識した保健事業を展開すること，すなわち，評価結果を保健指導の質の向上や保健指導プログラムの改善，事業の見直しに活用し，次年度以降の保健指導の改善につなげることが重要である[1]（図27-1）．

　保健指導実施者（委託事業者を含む）の場合は，実施した保健指導の質を点検し，「自分あるいは自分の所属するチームの保健指導はうまくいっているか」「保健指導の継続率や効果を高めるためにはどうしたらよいか」を評価することにより，必要な改善方策を見いだし，内容の充実を図ることができる．

　個人に対する保健指導の評価だけでなく，事業所単位や地域単位など集団に対しての評価も重要である．集団全体の特徴を評価するとともに，性別や年齢階級別，地域別，参加前の身体状況・生活習慣別，参加プログラム別などの視点で深掘りした評価を行う．とくに対策を講じるべき対象や効果的な保健指導プログラムを見いだすことが目的である．

　保険者は，事業評価として「効果的な保健事業ができているか」「加入者の健康状態は改善しているか」を評価する．費用対効果や対象者の満足度，対象者選定方法の妥当性，保健指導の実施率・継続率や，受診勧奨された者の受診率などを評価し，保健指導の運営体制のあり方や予算の見直しなど，体制面の改善にも評価結果を活かすことが必要である．

　保健指導の評価を適切に行うためには，保健指導計画の作成段階で評価指標を決めておき，評価の根拠となる資料を保健指導の実施過程で作成する必要がある．具体的な資料と

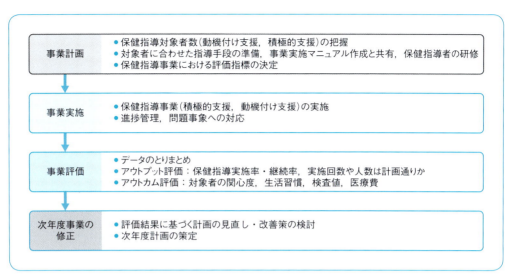

図27-1 保健指導事業の進めかたの一例

表27-1 保健事業評価の視点

評価の構造	評価の視点・内容
ストラクチャー 「実施体制は整っているか」	・達成したい目標に向けて,保険者・事業主,産業医などの理解は得られているか ・保健指導の実施体制が構築できたか(直営・委託) ・委託の場合,十分に事業を実施できる事業者であるか.保険者などとの連絡,協力体制ができているか
プロセス 「うまく運営できているか」	・事業実施手順書を作成し,関係者間で共有できているか ・募集,初回実施,継続,評価の各段階でチェックしているか ・対象者に合わせた内容が準備できているか ・参加者の健康状態を事前に把握,指導者に提供できるか
アウトプット 「ちゃんと実施できたか」	・計画した事業が実施できたか ・ねらったセグメントの対象者が参加できているか ・最後まで継続できたか ・実施回数,人数は計画どおりか
アウトカム 「結果は出ているか」	・目的とした成果が上がっているか 〔関心度,行動・生活習慣,健康状態(肥満度・検査値),医療費〕

出典:津下一代:国立保健医療科学院 生活習慣病対策健診・保健指導に関する企画・運営・技術研修(事業評価編)資料.

しては,保健指導記録,質問票,健診データ,レセプトデータなどがある.

保健指導を評価する視点

　評価は一般的に,「ストラクチャー(構造)」「プロセス(過程)」「アウトプット(事業実施量)」「アウトカム(結果)」の観点から行う(表27-1).保健指導の評価は最終的に,糖尿病などの生活習慣病有病者や予備群の減少状況,医療費適正化などのアウトカムでなされることになるが,結果のみでは問題点を明らかにできない場合が多い.結果に至るプロセスやアウトプットについても評価することが必要である.

①**ストラクチャー評価**:「実施体制は整っているか」を評価することである.具体的には,

保健指導に従事する職員の体制，保健指導の実施にかかる予算，施設・設備の状況，他機関との連携体制などがある．

② **プロセス評価**：「事業をうまく運営できているか」を評価することである．事業実施手順書を作成し，関係者間で共有できているか，対象者募集，初回支援時，継続的支援時，評価の各段階でチェックするなど進捗管理が適切に行われているか，対象者に合わせた保健指導手段や使用する教材の準備がなされているかなどが評価指標となる．進捗管理には共通のチェックシートを用いると漏れがなく，複数のスタッフ間の情報共有にも役立つ（表27-2）．

③ **アウトプット評価**：「予定どおり事業を実施できたか」を評価することである．保健指導実施率ならびに継続率，実施回数や人数が計画どおりであったかなどを評価する．

表27-2 保健指導事業進捗管理シートの一例

	項目	内容	着手	済
事業計画	対象者概数	保健指導（動機付け支援，積極的支援）対象者数を把握している	☐	☐
	保健指導実施法の決定	具体的な実施方法（集団・個別指導，面談・手紙・電話・FAX・E-mail）を決定している	☐	☐
	計画書作成	事業実施計画書を作成している	☐	☐
	マニュアル作成	事業実施マニュアルを作成し共有している	☐	☐
	保健指導の準備	対象者に合わせた指導手段を準備している，保健指導者の研修を実施している	☐	☐
	評価指標の決定	保健指導事業における評価指標を決定している	☐	☐
	外部委託の場合	外部委託の場合には，実施方法，連携体制，評価について事前に協議している	☐	☐
	個人情報の取り決め	個人情報の取り扱いについて，ルールを確認できている	☐	☐
	苦情，トラブル対応	トラブル発生時の相談窓口が明確である	☐	☐
事業実施	対象者	事業実施計画書に基づいた対象者に対し，予定人数が確保できている	☐	☐
	初回面接	指導マニュアルに従い初回面接ができている	☐	☐
	継続的支援	指導マニュアルに従い，面談・手紙・電話・FAX・E-mail 等により継続的支援を実施できている	☐	☐
	記録	保健指導の内容について記録を残している	☐	☐
	データ登録	評価に必要なデータを取得し，登録している	☐	☐
	安全管理	安全管理に留意した運営ができている	☐	☐
	個人情報	個人情報を適切に管理している	☐	☐
	チーム内の情報共有	関係者間で情報共有やカンファレンスを実施している	☐	☐
	マニュアル修正	必要時マニュアルの見直しや修正を行っている	☐	☐
事業評価	3カ月後情報を登録する場合	3カ月後のデータを収集し，登録している	☐	☐
	6カ月後情報の登録	6カ月後のデータを収集し，登録している	☐	☐
	1年後情報の登録	翌年健診時のデータを収集し，登録している	☐	☐
	改善点の明確化	事業の進捗や評価について関係者間で共有し改善点を明確にしている	☐	☐
次年度事業の修正	次年度計画	次年度の計画策定を行っている	☐	☐
	長期追跡体制	長期的に特定健診データやレセプトデータを評価できる体制を整えている	☐	☐
	長期追跡情報の登録	長期的に特定健診データやレセプトデータを収集し，登録している	☐	☐

④**アウトカム評価**：「目的とした成果が上がっているか」を評価することである．対象者の関心度や満足度，運動や食事，喫煙状況など生活習慣の変化，肥満度や健診結果の変化を指標とする．長期的には医療費や要介護率，死亡率も指標となる．職域においては休業日数，長期休業率も評価指標となる．

これらの観点から行う評価の結果をもとに，健康課題を明確にして課題解決に向けた計画の修正を行うなど，保健指導の改善（PDCA サイクルのうちの A = action）に活用する．

具体的な保健指導の評価指標と評価時期

実際の保健指導現場で行う具体的な評価について，時系列に沿ってまとめる[2]（図27-2）．

1　初回支援当日：保健指導実施者を評価責任者とする場合

特定健診時の標準的な質問票や，初回支援当日のアンケート（図27-3）を活用することにより，参加者のメタボリックシンドロームに関する理解や知識習得の状況，生活習慣改善に対する意欲を評価することができる（プロセス評価）．

たとえば，初回支援開始前に参加動機を，支援終了直後に参加した感想を尋ねることにより，初回支援内容の理解度や満足度を把握することができる（図27-4）．支援直後には生活習慣改善についての意欲を聞きとり，改善意欲の高まりを確認する．図27-4（B）では，初回支援直後に，参加者の75.7％が生活習慣を「今日から変えようと思う」あるいは「明日から変えようと思う」と回答したことを示している．

「変えたいと思うが難しい」と回答のあった場合には，その理由を確認しておく．支援開

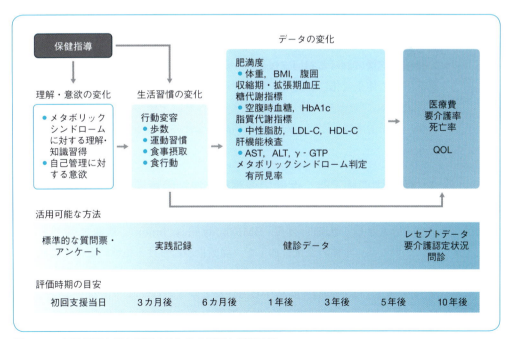

図27-2　保健指導事業を評価するための指標と評価時期
　　　　　［津下一代：糖尿病予防のための行動変容，公益財団法人 健康・体力づくり事業財団，p.68, 2006 を一部改変］

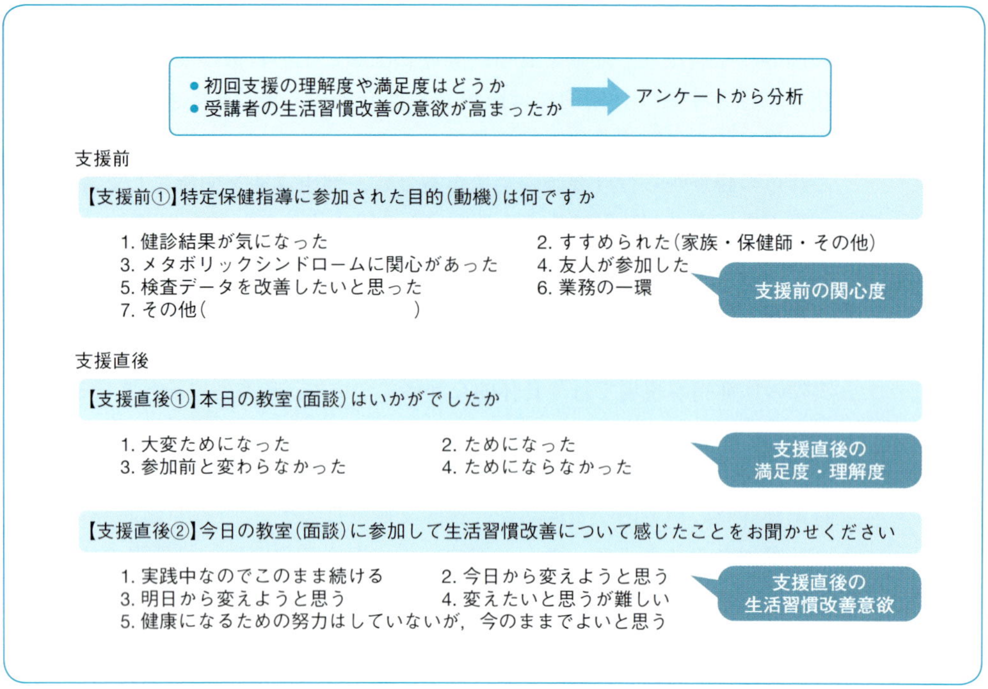

```
┌─────────────────────────────────────────────────────────────────────┐
│      ●初回支援の理解度や満足度はどうか                              │
│      ●受講者の生活習慣改善の意欲が高まったか  ➡ アンケートから分析 │
│                                                                     │
│   支援前                                                            │
│   【支援前①】特定保健指導に参加された目的(動機)は何ですか          │
│                                                                     │
│      1.健診結果が気になった      2.すすめられた(家族・保健師・その他)│
│      3.メタボリックシンドロームに関心があった  4.友人が参加した     │
│      5.検査データを改善したいと思った  6.業務の一環  ┌──────────┐  │
│      7.その他(            )                        │支援前の関心度│ │
│                                                     └──────────┘   │
│   支援直後                                                          │
│   【支援直後①】本日の教室(面談)はいかがでしたか                    │
│                                                                     │
│      1.大変ためになった      2.ためになった      ┌──────────┐      │
│      3.参加前と変わらなかった 4.ためにならなかった │支援直後の  │   │
│                                                   │満足度・理解度│ │
│                                                   └──────────┘    │
│   【支援直後②】今日の教室(面談)に参加して生活習慣改善について感じたことをお聞かせください│
│                                                                     │
│      1.実践中なのでこのまま続ける  2.今日から変えようと思う ┌──────────┐│
│      3.明日から変えようと思う    4.変えたいと思うが難しい  │支援直後の  ││
│      5.健康になるための努力はしていないが,今のままでよいと思う │生活習慣改善意欲││
│                                                             └──────────┘│
└─────────────────────────────────────────────────────────────────────┘
```

図27-3 初回支援当日のアンケートの一例

［公益財団法人　愛知県健康づくり振興事業団にて作成］

始前は硬い表情であったが，帰りには笑顔がみられるなど，数値には表せない対象者の様子を観察しておくことも，その後の支援に役立つ．

2　継続支援期間中：保健指導実施者を評価責任者とする場合

積極的支援における初回支援から3カ月以上の継続支援期間中には，実践記録用紙などを活用し，体重変化に加えて，歩数や運動習慣，食習慣，喫煙状況などの生活習慣の変化を評価する（プロセス評価）．行動目標の実践状況を確認し，達成率が低い目標がある場合には，継続的支援の際に，対象者と相談のうえ必要に応じて目標の修正あるいは変更を検討する．

3　保健指導終了時：保健指導実施者を評価責任者とする場合

保健指導終了時には脱落者数を把握し，保健指導継続率を評価する（アウトプット評価）．アウトカムとして肥満度〔体重，BMI（body mass index），腹囲〕の変化を評価する．肥満度については，全体の変化に加えて，保健指導における積極的支援や動機付け支援別の変化や，メタボリックシンドローム関連検査値改善のために有効と考えられる「3％以上減量」を達成した者の割合を評価する方法などが考えられる[3]（p.242，図27-5）．アンケートにより，行動目標の実践状況や生活習慣改善への意識の変化を聞き取っておく．対象者に，保健指導プログラムに参加した感想やプログラム期間中に取組んできた行動，現在困っていることなどを聞き記録に残しておくと，次年度以降の保健指導方法の改善や支援

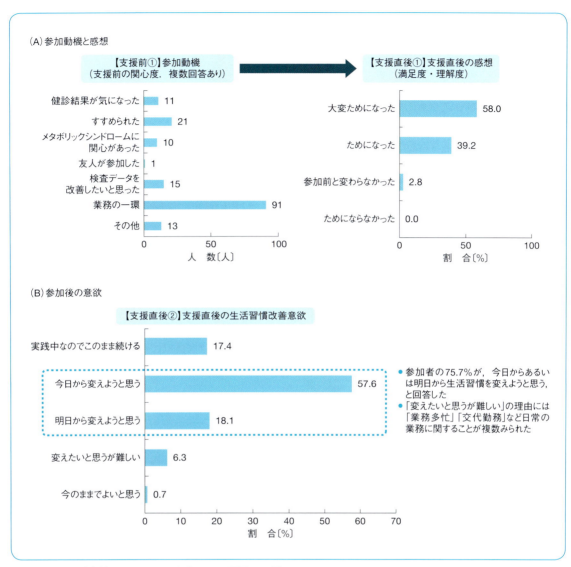

図27-4　初回支援当日のアンケートを用いた評価の一例
アンケートから満足度，関心度を確認（n=146）．

[公益財団法人　愛知県健康づくり振興事業団にて作成]

実施時のヒントになる．

　保健指導の評価を，保健指導実施者のスキルアップのために活用することも重要である．プロセス評価として，保健指導終了後に，指導記録を振り返り指導手段や記録状況を確認することや，カンファレンスの機会を設け保健指導実施者間で評価結果を共有することなどが考えられる．筆者らのチームでは，初回支援終了時に支援参加者を対象としてアンケートを行い，保健指導実施者別に支援内容に関する満足度や，支援を受けてどのくらい生活習慣改善意欲が高まったかを評価している．これらの結果を職場内教育 on-the-job training（OJT）の資料とし，とくに評価が高かった保健指導実施者からコミュニケーション技術を学ぶなど支援の改善に活用している（図27-6）．

(A) 参加状況

支援コース	初回支援参加者数〔人〕						合 計〔人〕	脱 落〔人〕	継続率〔%〕
	40歳代		50歳代		60歳代				
	男	女	男	女	男	女			
積極的支援	56	3	19	3	13	0	94	2	97.9
動機付け支援	24	7	8	7	6	0	52	2	96.2
合 計	80	10	27	10	19	0	146	4	97.3

(B) 平均体重・腹囲の変化 (n=142)

	人数〔人〕	体重変化〔kg〕	腹囲変化〔cm〕
全 体	142	−1.5	−1.9
積極的支援	92	−1.7	−2.6
動機付け支援	50	−1.2	−0.6

(D) 行動変容ステージの変化 (n=142)

(C) 全体の体重変化率 (n=142)

(E) 生活習慣の変化 (n=142)

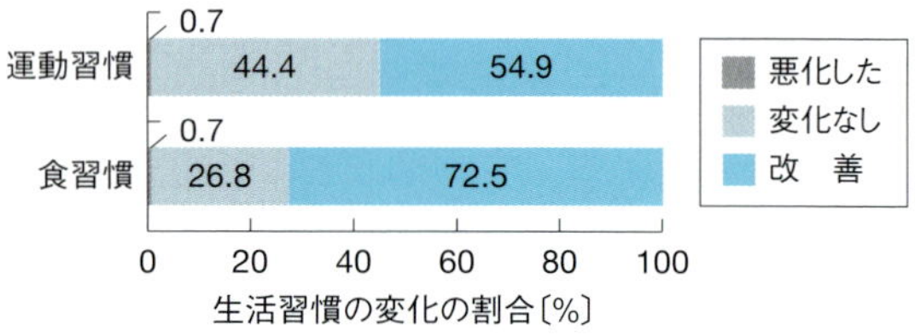

図27-5 保健指導終了時の評価の一例　［公益財団法人　愛知県健康づくり振興事業団にて作成］

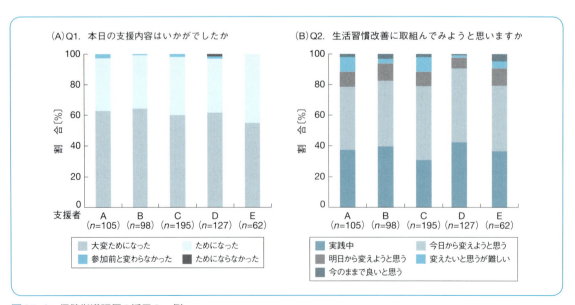

図27-6 保健指導評価の活用の一例

特定保健指導（個別支援）初回支援終了時アンケート結果（支援者別）.　［公益財団法人　愛知県健康づくり振興事業団にて作成］

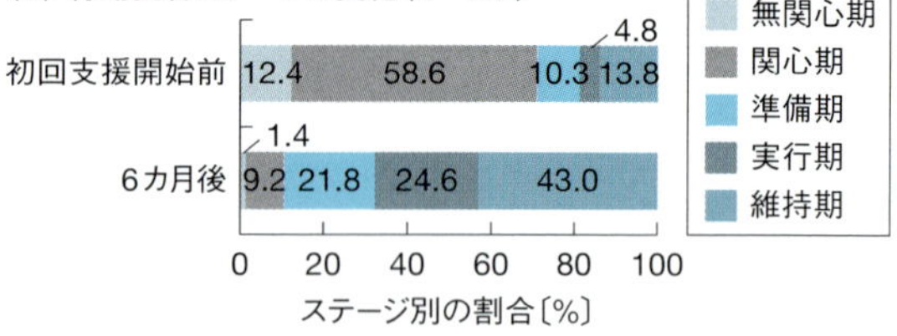

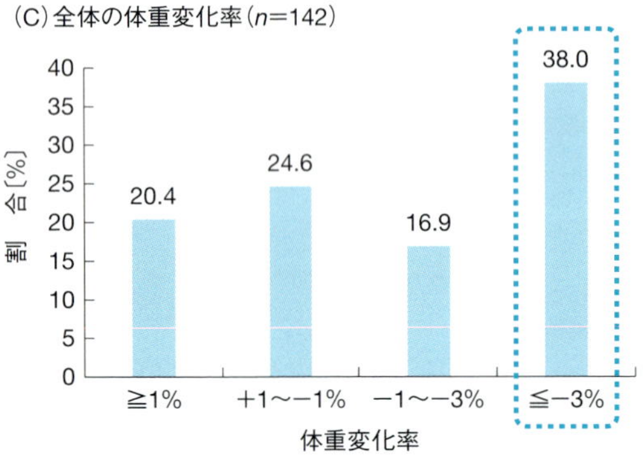

4 保健指導1年後：保険者を評価責任者とする場合

　保健指導1年後には，アウトプット評価として，保健指導対象となった者のうち実際に介入できた割合（保健指導実施率）を評価する．したがって，保健指導実施率を高めることが必要であり，保健指導実施率が極端に低い場合には，アウトカム評価を行うことができない．

　アウトカムは，健診データを用いた肥満度，血圧，糖代謝・脂質代謝指標など検査値の変化により評価する．各検査値の変化に加えて，メタボリックシンドロームおよび予備群該当者割合の変化や，各検査値の有所見率（保健指導判定値あるいは受診勧奨判定値該当者の割合）の変化も評価指標とする．図27-7は，厚生労働科学研究 生活習慣病予防活動・疾病管理による健康指標に及ぼす効果と医療費適正化効果に関する研究（研究代表：津下一代）において多施設共同研究を行った結果であるが，支援開始時に42.5％であったメタボリックシンドローム該当者割合が，積極的支援1年後に21.9％に減少，メタボリックシンドローム該当者と予備群の合計は92.3％から55.3％に減少するとともに，血圧，脂質

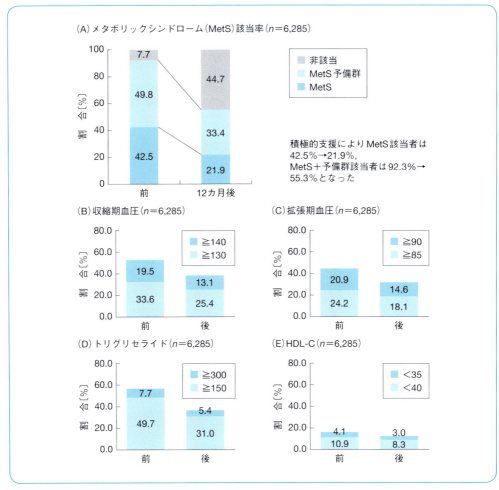

図27-7　保健指導（積極的支援）による1年後のメタボリックシンドローム（MetS）判定，有所見率変化
〔津下一代：生活習慣病予防活動・疾病管理による健康指標に及ぼす影響と医療費適正化効果に関する研究，平成24年度 総括・分担研究報告書, p.20-32, 2013を一部改変〕

代謝指標などの各検査値の有所見率が有意に低下していた[4]（図27-7）．

同時に「対象者の選定は適切であったか」「対象者に対する支援方法の選択は適切であったか」「対象者の満足度」などを指標としたプロセス評価を行い，より効果的な保健指導の実施につなげる．支援方法については，これまでに，体重測定と記録などのセルフモニタリングを客観的評価のツールとして用いることの有効性[5]や，集団支援では個別支援に比べて有意に改善した検査項目が多いとの報告がある[6]．

5　保健指導3年後，5年後，10年後：保険者を評価責任者とする場合

保健指導終了数年後には，マクロ的な評価として，健診・保健指導の最終評価となる全体の健康状態の改善を評価する．健診データに加えてレセプトデータや死亡・疾病統計の分析を行うことにより，生活習慣病の有病者や予備群の数，医療費の推移や生活習慣病関連薬剤使用の有無，要介護率，死亡率による評価を行う．

文献

1) 厚生労働省健康局：標準的な健診・保健指導プログラム【平成30年度版】, 2018. http://www.mhlw.go.jp/file/06-Seisakujouhou-10900000-Kenkoukyoku/00_3.pdf（2018年4月現在）
2) 津下一代：糖尿病予防のための行動変容, 公益財団法人 健康・体力づくり事業財団, p.68, 2006.
3) Muramoto A, et al.: Obes Res Clin Pract, 8: e466-e475, 2014.
4) 津下一代：多施設共同研究による保健指導効果の検証〜特定保健指導の短期的評価,長期的評価〜. 生活習慣病予防活動・疾病管理による健康指標に及ぼす影響と医療費適正化効果に関する研究, 平成24年度総括・分担研究報告書, p.20-32, 2013.
5) 工藤明美 ほか：保健師ジャーナル, 68: 126-133, 2012.
6) 古橋啓子 ほか：日本未病システム学会雑誌, 16: 277-279, 2010.

Ⅳ 保健指導の実際

28 保健指導の新たな取組み

野村恵里　栄口由香里　津下一代

Point
- 宿泊型新保健指導（スマート・ライフ・ステイ）は，多職種連携・地域連携による体験学習などにより行動変容を促す指導法である．
- 生活習慣改善を促し継続をサポートする方法として，IoT (internet of things) 機器の活用が試みられている．
- 糖尿病性腎症重症化予防プログラムは，国保などの医療保険者が主体となり，医療機関などと連携して受診勧奨・保健指導を実践する，地域連携型プログラムである．

Keyword
- 宿泊型新保健指導（スマート・ライフ・ステイ）
- IoT (internet of things)
- 糖尿病性腎症

　平成20年（2008年）度より開始された特定保健指導は，内臓脂肪蓄積による肥満者を対象に一定の効果を得てきた．しかし，2回目以降の参加者では改善効果が得られにくい，非肥満の脳・心血管疾患リスク因子保有者や治療者への介入が十分にできていないなどの課題が顕在化している．より効果的な保健指導を行うためには，病態や改善法の説明にとどまらず，対象者が普段感じている疑問に答えること，生活行動をよく観察することが重要である．受け手側の関心事に合わせてプログラムを選択できることは，生活習慣の改善意欲を高めることにつながる．本章では，新たな保健指導プログラムの選択肢として，宿泊型新保健指導（スマート・ライフ・ステイ），IoT (internet of things．身のまわりの電化製品などのモノがインターネットにつながることにより実現する技術）を活用した生活習慣改善支援，糖尿病性腎症重症化予防プログラムについて紹介する．

宿泊型新保健指導（スマート・ライフ・ステイ）

1 スマート・ライフ・ステイに取組む意義

　「『日本再興戦略』改訂2014 ―未来への挑戦―」のアクションプランにおいて，健康寿命の延伸と新たな保健サービスの開発に向けて，

> 糖尿病が疑われる者等を対象として，ホテル，旅館などの地元観光資源等を活用して行う宿泊型新保健指導プログラム（仮称）を年度内に開発し，試行事業等を経た上で，その普及促進を図る

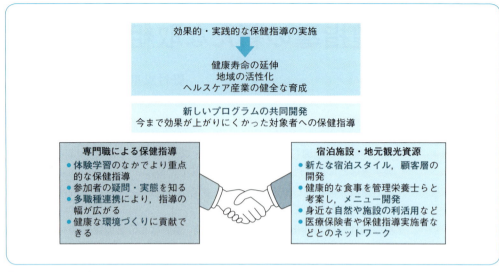

図28-1　スマート・ライフ・ステイのねらい
　　　　［津下一代 ほか：生活習慣病予防のための宿泊を伴う効果的な保健指導プログラムの開発に関する研究．
　　　　宿泊型新保健指導（スマート・ライフ・ステイ）スタートアップマニュアル，2016を一部改変］

と掲げられている．

　これまでの保健指導は，個別面談や集団教育により，短時間で食事指導や運動指導を行うことにとどまっていた．近年，旅のなかで楽しく健康を学ぶ，専門職が現地で個人に合わせたアドバイスを行うという，旅と保健指導の両方のメリットを活かしたスマート・ライフ・ステイの取組みが注目されており，プログラムの効果が報告されている[1]．

　本プログラムは，「標準的な健診・保健指導プログラム【平成30年度版】」に新たに追加され，参加者の健康改善だけでなく，地域連携の強化や資源発掘，健康な地域づくり推進にも貢献できると記載されている（図28-1）．

2　スマート・ライフ・ステイの概要

　「その土地の食材を使った料理」「自然や歴史を感じながら歩く」ことは，旅の楽しみである．非日常の体験で心や身体がリフレッシュされ，明日の活力へとつながる．そのさまざまな体験は，保健指導教材として健康への気づきに活用できる．保健指導者が同伴し，「非日常のなかで日常を考える」きっかけを促すことが本プログラムのねらいである．宿泊中に健康目標・行動計画を立案し，対象者の改善意欲が途切れることのないよう，継続支援へとつなげていくことが重要である（図28-2）．

i）食　事

　「健康的な食事」の考えかたに十分配慮しつつ，地元の食材や調理法などを尊重するため，宿泊施設や料理長と十分に調整しながら献立の作成を進める．エネルギー調整については，献立の修正だけでなく，それぞれに合った適切な食事の摂りかたを指導することが大切である．旅の場であるためアルコールの提供は禁止しないが，適正飲酒の解説や，必要時は多量飲酒指導を行う．栄養成分の資料を配布したり，ごはんの計量体験やバイキングを活用した選択学習，簡易血糖測定と組み合わせたりすることで，日常生活に反映でき

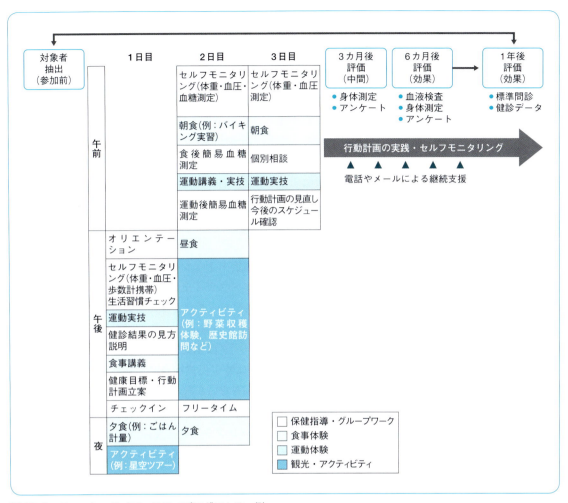

図28-2 スマート・ライフ・ステイプログラムの一例

[津下一代 ほか：生活習慣病予防のための宿泊を伴う効果的な保健指導プログラムの開発に関する研究．宿泊型新保健指導（スマート・ライフ・ステイ）スタートアップマニュアル，2016を一部改変]

る情報の提供を心がけ，食習慣改善への意欲を高める．一方，スマート・ライフ・ステイのメニュー調整のノウハウが，ほかの料理などにも反映され，健康を意識したサービスに努める宿泊施設が増えてきている．

ⅱ) 運　動

　自然や歴史を感じながらのウォーキングは気持ちよさを感じる一方で，傾斜や階段できつさを感じたり，周りのペースについていけないと，体力への自信を減退させたり，運動意欲を低下させることになりかねない．保健指導者は，健康づくりに必要な運動・身体活動について科学的な根拠をおさえ，リスクマネジメントの視点をもって運動プログラムを企画することが重要である．具体的には宿泊施設周辺の環境を活かした体験，簡単な体力テストや運動効果を実感できる工夫を取入れることが望ましい．さらに対象者の健康状態に合わせ複数のコースを設定したり，天候不良時のプログラム変更や緊急時の対応に備えた準備をしておく．

ⅲ）観光，アクティビティ

地域の豊かな自然や文化にふれ，保養，学びを促す観光要素をプログラムに取入れる．観光協会などの専門家や地元にくわしい地域ボランティアと連携してプログラムを提供することが望ましい．希望により選択できるアクティビティも用意しておくとよい．

ⅳ）健康目標・行動計画の立案から継続支援まで

宿泊を伴うことで参加者どうしにグループ意識が生まれ，自主的な情報交換や，6カ月後に向けて応援し合う姿がみられる．また，指導時間を十分に確保できることから，困難事例に対応したり，具体的な行動計画支援ができる．参加者は宿泊中から，体重や歩数測定などのセルフモニタリングを開始することで，日常での実践へとつなげやすい．宿泊時の担当者と継続支援担当者が異なる場合は，対象者の様子を確実に引き継いで，統一した指導内容で継続支援へ移行することが大切である．

ⅴ）事業評価

宿泊プログラムの評価は，宿泊前後の行動変容ステージの変化，指導内容（体験）や施設への満足度について行った．スマート・ライフ・ステイ全体の評価は，参加前，3カ月後，6カ月後の行動変容ステージの変化，翌年の健診データの変化について行った．平成27年（2015年）度厚生労働省試行事業によると，宿泊後の満足度は非常に高く，6カ月後まで食事や運動への改善意欲を維持，翌年の健診データは BMI（body mass index）や HbA1c の検査値が有意に改善していた．また，過去に特定保健指導の参加歴がある人においては，今回のスマート・ライフ・ステイのほうが有意に大きな改善効果を示していた[2]．

平成26〜28年（2014〜2016年）度の日本医療研究開発機構（AMED）研究事業「生活習慣病予防のための宿泊を伴う効果的な保健指導プログラムの開発に関する研究（津下班）」において開発したスマート・ライフ・ステイプログラム，運営マニュアル，進捗管理アプリ，事例集などは本研究班ホームページ上で公開している[3]．

2 IoTを活用した生活習慣改善支援

1 IoTを活用したプログラムに取組む意義

20歳以降の体重増加と生活習慣病の発症との関連が明らかとなり[4]，若年期から適正な体重維持に向けた啓発などの40歳以前の肥満対策が重要視されている．企業に向けた健康寿命延伸のためのはたらきかけとして，「健康経営」の促進，「健康経営優良法人」制度も開始され，労働者の健康づくりに力を入れる企業，保険者が増えている．それに伴い職域からは，若年世代にも受け入れがよく，低コストで大勢の参加が見込める事業が求められている．

近年，ICT（information and communication technology）が急速に進歩し，スマートフォンアプリを仕事や日常生活のなかで活用することも増えている．昨今ではIoTを用いたサービスが広がり，ヘルスケア分野では，活動量計や体重計などのIoTウェアラブルデバイスが市販されるようになってきた．IoTデバイスによる測定データはクラウドに蓄積されるため，その情報はスマートフォンを介して，いつでも閲覧できる．

IoTという新たな技術を利用した，生活習慣改善プログラムの例を1つ紹介する．生活

習慣改善に取組む対象者に，スマートフォンアプリ「七福神」が応援，継続を支援する取組みである[5]．なお，本プログラムは，平成28年（2016年）度，経済産業省のモデル事業「IoTを活用した糖尿病予防管理事業」の公募に対し，われわれが実施した「IoTを活用した生活習慣改善支援実証事業」〔毎日の糖尿病管理を「七福神」が伴走！未受診・脱落・コントロール不良をなくせ!!（事業代表：津下一代）〕[6]に関するものである．

2 「七福神」アプリが生活習慣改善を応援：IoTを活用した保健指導プログラムの事例

ⅰ）「七福神」アプリのねらいとプログラム概要

健診で血糖高値を指摘された者に対する保健指導ならびに糖尿病教育入院後のフォローにおいて，IoT使用の有無によりその後の体重や検査値変化を比較する実証研究を実施した．糖尿病の管理には，体重維持，身体活動量の増加が重要であることに着目し，IoT機能をもつ活動量計，体重計，血圧計を支援対象者に貸与して，自宅でのモニタリングを促した．体重測定や運動療法の取組みを支援するため，クラウド上に蓄積されたIoT機器からのデータに基づき，週2回「七福神」が応援や励ましを行う「七福神」アプリを開発した（図28-3）．さらに，親しみを感じてもらえるよう，「七福神」のイメージと健康行動の指標（記録日数，歩数，身体活動量，体重変動，血圧値，全体の取組み）を関連づけ，科学的根拠に基づいてあらかじめ作成したロジックに沿ってメッセージを発信する．たとえば，急激な減量や歩き過ぎが確認された場合などには注意メッセージを配信している．対象者から，アプリによる支援について，「いつも誰かがみていてくれる安心感がある」「メッセージが楽しみ」との声を得た一方，「アプリに変化がないと飽きる」との意見が出た．

保健指導者の継続支援時，診察時には，「七福神」アプリから配信されたメッセージ内容やIoTデバイス記録を確認し，対象者の取組み状況，経過を把握したうえで指導を行った．検査値だけでなく，これまでみえなかった生活上の行動もIoT情報から把握でき，指導者からは「メールでの支援時間の短縮ができた」「指導の焦点が絞りやすい」「相手の取組み姿勢がわかり，指導に活かせる」との声を得た．ただ，「指導現場にインターネット環境がなくIoT情報が確認できない」状況もあることが判明した．

IoT情報からは，行動変化やそれに伴う体重の変化などが数値で確認できる．肥満度別の評価では，BMI $25\ \mathrm{kg/m^2}$ 未満の者では測定日数，継続率が高いが，BMI $30\ \mathrm{kg/m^2}$ 以上の者では開始2カ月以降から測定率が低下するなどの結果を得た．糖尿病治療薬を服用していない者での検討では，HbA1cの3カ月，6カ月の変化量が，IoT機器使用群において，非IoT機器使用群よりも有意に大きな改善を認めた．

ⅱ）プログラム実施上の留意点

IoTデバイスやアプリがうまく活用できると行動の継続につながりやすいが，使いかたの理解が不十分であると行動中断につながりやすい．初回支援時にデバイスの扱いかたやデータ転送方法などを十分に案内し，対象者自身が容易に扱えるようにすることが大切である．一方，保健指導者がスマートフォンに慣れていないと，手順が難しい，データがうまく飛ばないなどの事象が起こり，対象者の意欲を減退させることになる．そのため，指導者側のマニュアルも充実させて習熟度を高めることも必要である．

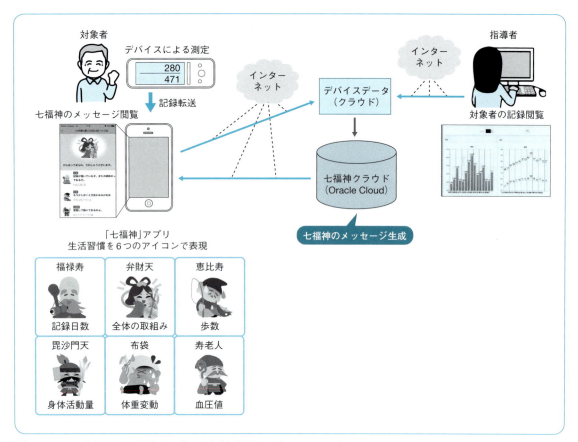

図28-3 IoTを活用した指導プログラムと「七福神」アプリのイメージ

3 今後の期待

　本保健指導プログラムの特徴は，対象者が日常生活で取組む行動に対する応援を「七福神」アプリに任せ，定期的な診察・面接時には専門職が，クラウドにあるIoT情報も加味して指導を行う，という役割分担をしたことである．IoTを利用すると，対象者から直接情報が得られない場合でも，遠隔から確認することができるというメリットが大きい．行動の中断や急な測定値の変化などを確認した場合には，指導者が早期介入できる利点もある．

　さらにIoTデバイスデータ，アプリのメッセージ配信状況やログなどを用いると，行動の評価が可能となる．昨今，ビッグデータを用いてアルゴリズムをつくるといった，AI（人工知能）や機械学習などの技術が急速に発展しているが，IoT情報と検査値変化を活用して対象者の行動を予測できれば，中断や脱落防止に向けたアプローチの強化を図ることが可能となる．

　内閣府「未来投資戦略2017―Society 5.0の実現に向けた改革―」[7]において，2025年には，ビッグデータ・AIなど技術革新を最大限活用し，最適な健康管理と診療など「新しい健康・医療・介護システム」の確立を目指すとしている．さらに，予防・健康づくりとして，保険者・経営者による「個人の行動変容の本格化」を掲げ，医療においても，遠隔医療，

保健医療分野での AI 開発などにも取組むと明記されている．今後，保健指導や医療分野においても IoT の活用が広がり，多様なプログラム開発がなされていくことであろう．これまで受診を中断しやすかった対象者へのアプローチや，医療者にみえない日常生活の状況をふまえた指導により，コントロール改善，ひいては重症化を予防できるものと考えられる．

糖尿病性腎症重症化予防プログラム

1 糖尿病性腎症重症化予防プログラムに取組む意義

糖尿病性腎症は，高血糖や高血圧が長期間つづくことで，腎糸球体組織の変性，機能障害を起こす合併症である．新規透析導入患者のうち，糖尿病性腎症は 43.7 %（2015年）ともっとも多く[8]，糖尿病患者を腎不全へと進行させない対策が急務である．

2015年に発足した日本健康会議では「健康なまち・職場づくり宣言2020」の「宣言2」として，

> かかりつけ医等と連携して生活習慣病の重症化予防に取り組む自治体を 800 市町村，広域連合を 24 団体以上とする．その際，糖尿病対策推進会議等の活用を図る

を掲げ，おもに糖尿病性腎症重症化予防に取組むこととなった[9]．

市町村国保などの保険者は，健診・レセプトデータを活用して対象者を把握できることが強みである．未治療者や中断者に受診勧奨を行うことや，治療中コントロール不良者に対し医療機関と連携して保健指導介入することが可能である．ただし，対象者の選定基準や介入方法については地域の医療機関や保健指導機関と十分に協議して，事業を展開することが重要である[10〜12]．

2 対象者抽出

医療保険者のなすべき第1の点は，健診・レセプトデータから糖尿病性腎症の対象者がどのくらいいるのか，現状の把握である．日本糖尿病学会・日本腎臓学会による糖尿病性腎症合同委員会が発表した「糖尿病性腎症病期分類2014」[13]を参照し，各病期の対象者人数を算出する．さらに，問診やレセプト情報から糖尿病治療の有無を確認する．図28-4は，対象者抽出の考えかたを示している[14]．抽出基準をどうするか，どの対象セグメントを優先して介入するかについて，早い段階で地域の医師会や専門医に相談し決定する．

3 介入方法

図28-4の対象セグメントに対する介入フロー例を p.253の図28-5に示す．糖尿病性腎症と判定された A・B に対しては，「糖尿病性腎症であり治療が必要であること」を伝え，治療状況の確認を行う．未治療や中断の場合は A，受診勧奨とともに食事や運動などの保健指導を行う．治療中の場合は B，かかりつけ医と連携し必要に応じて保健指導を行う．糖尿病と判定された C に対しては，医療機関の検査で尿アルブミン値や推算糸球体濾過量 estimated glomerular filtration rate（eGFR）などから腎機能低下の有無を確認し，必要に応じて保健指導を行う．レセプトから糖尿病性腎症治療中と判定される D に対して

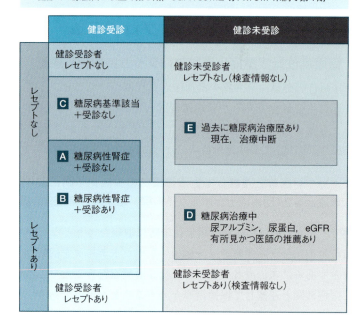

図28-4 対象者抽出の考えかた(健診受診の有無,レセプトの有無による分類)
[津下一代 ほか:平成28年度糖尿病性腎症重症化予防プログラム開発のための研究,厚生労働科学研究,2018を一部改変]

は,かかりつけ医の判断にて必要があれば保健指導介入をする.過去に糖尿病治療歴のある治療中断者 E に対しては,状況の確認と受診勧奨が重要である.

p.254の図28-6には,重症化予防事業の進めかた例を示す[15].糖尿病性腎症対象者の現状把握,地域の関係機関との連携,対象者選定基準や介入方法の決定,運営・保健指導マニュアル整備などの系統的な計画立案を目指す.

i)受診勧奨事業

未治療・中断者に対する受診勧奨は,100%実施する必要がある.しかし,予算や人的資源などの理由から,保健師が訪問や面談を行うことが難しい場合も考えられる.その際は,糖尿病性腎症の病期や HbA1c などの検査値レベルに応じて介入方法を工夫する.たとえば,糖尿病性腎症第4期は専門職による訪問あるいは個別面談,第3期は専門職による電話,第2期以下は非専門職が協力して通知発送というように役割分担することも重要である.

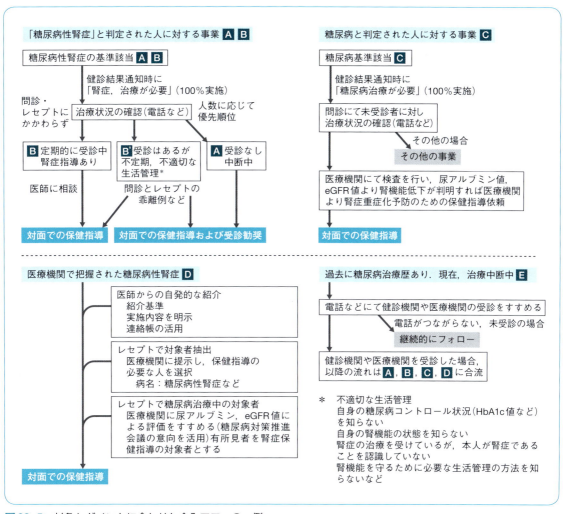

図28-5 対象セグメントに合わせた介入フローの一例
[津下一代 ほか：平成28年度糖尿病性腎症重症化予防プログラム開発のための研究，厚生労働科学研究，2018を一部改変]

ⅱ）保健指導事業

医療機関で十分な生活指導を行うことが難しいなどの状況においては，かかりつけ医と連携し，治療患者にも必要に応じて保健指導介入をすることが望ましい．その際は，かかりつけ医に治療状況や生活上の留意点を確認し，治療方針をふまえた保健指導を行う．訪問，面談，電話などを組み合わせたり，既存の教室と合同で行うなど，効果的かつ効率的な方法を検討する．後期高齢者は，タンパク質や塩分の制限により低栄養状態に陥らないよう留意する．病期や年齢に応じた標準的な保健指導を行うためには，各種ガイドラインを参照し，運営・保健指導マニュアルを整備することが重要である．

平成27～29年（2015～2017年）度の厚生労働省科学研究「糖尿病腎症重症化予防プログラム開発のための研究（津下班）」において開発したプログラム，全国96自治体での実証，運営マニュアルや各種様式，保健指導教材，事例集などは本研究班ホームページ上で公開している[16]．

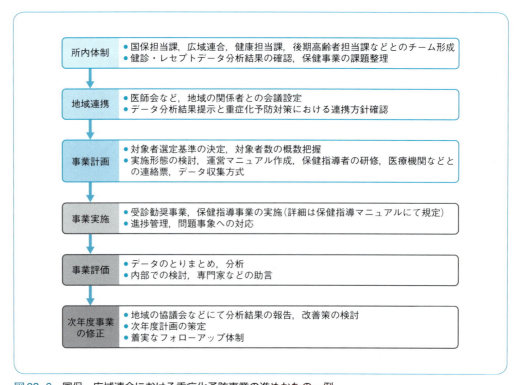

図28-6　国保・広域連合における重症化予防事業の進めかたの一例
[津下一代 ほか：平成27年度糖尿病性腎症重症化予防プログラム開発のための研究，厚生労働科学研究，2017を一部改変]

4　保健指導時の留意点

対象者自身が定期受診と血糖・血圧管理の必要性を十分に理解することが，もっとも重要である．治療中断者のなかには医療費を負担に感じて中断したという人が少なくないが，重症化することで心身や生活への負担がさらに増大することを理解してもらう．減塩指導，肥満者への減量指導，禁煙，口腔保健をはじめとする衛生管理を中心に，対象者に合わせた行動計画を立案する．糖尿病患者は腎症のみならず，脳卒中などの循環器疾患，網膜症や神経障害，感染症，認知症，その他の合併症を併存または悪化させやすい状態にあることに留意し，その予防に配慮した包括的な保健指導を行う．

5　事業評価

基本的な事業評価の枠組みは，第27章「保健指導の評価」で示される考えかたと同様であるが，本プログラムの特徴的な評価指標を取上げる．

i）保険者が行う評価

医療機関や保健指導機関との連携体制などのストラクチャー評価，対象者の抽出や進捗管理などのプロセス評価，抽出対象のうち受診勧奨や保健指導を実施した割合などのアウトプット評価，健診やレセプト追跡による受診状況や検査値変化などのアウトカム評価を行う．中長期的に腎機能，病期，介護状況，医療費，透析導入について追跡評価を行う．

ⅱ）保健指導者が行う評価

　　糖尿病性腎症の病態や血糖・血圧管理への対象者の理解が得られたか，病期や年齢に応じた行動計画が立案できたか，継続実施状況を評価する．アンケート，食生活や運動問診，検査データから対象者の行動変容やその結果，検査値の改善などの効果が得られたかを検討する．

文献

1) 津下一代 ほか：生活習慣病予防のための宿泊を伴う効果的な保健指導プログラムの開発に関する研究．宿泊型新保健指導（スマート・ライフ・ステイ）スタートアップマニュアル，2016.
2) 津下一代 ほか：平成28年度生活習慣病予防のための宿泊を伴う効果的な保健指導プログラムの開発に関する研究報告書．国立研究開発法人日本医療研究開発機構（AMED），2017. https://www.amed.go.jp/program/houkoku_h28/0105021.html（2018年7月現在）
3) 宿泊型新保健指導（スマート・ライフ・ステイ）研究班ホームページ：http://tokutei-kensyu.tsushitahan.jp/sls/index.html（2018年7月現在）
4) Nanri A, et al.: J Epidemiol Community Health, 65: 1104-1110, 2011.
5) 津下一代：月刊糖尿病，9: 11-23, 2017.
6) 経済産業省 平成27年度補正予算IoT推進のための新産業モデル創出基盤整備事業（企業保険者等が有する個人の健康・医療情報を活用した行動変容促進事業）成果報告書「毎日の糖尿病管理を七福神が伴走！未受診・脱落・コントロール不良をなくせ！！」．http://tokutei-kensyu.tsushitahan.jp（2018年7月現在）
7) 内閣官房 日本経済再生総合事務局 未来投資戦略2017―Society 5.0の実現に向けた改革―: https://www.kantei.go.jp/jp/singi/keizaisaisei/pdf/miraitousi2017_t.pdf（2018年7月現在）
8) 日本透析医学会：わが国の慢性透析療法の現況．http://docs.jsdt.or.jp/overview（2018年7月現在）
9) 日本健康会議：日本健康会議とは．http://kenkokaigi.jp（2018年7月現在）
10) 津下一代：全国で進める糖尿病性腎症重症化予防プログラム，Diabetes Frontier, 28: 17-29, 2017.
11) 津下一代：糖尿病腎症重症化予防プログラム．糖尿病学2017, p.121-131, 診断と治療社，2017.
12) 津下一代：地域で進める重症化予防プログラム．腎と透析，84: 310-318, 2018.
13) 糖尿病性腎症合同委員会：糖尿病性腎症病期分類2014の策定（糖尿病性腎症病期分類改訂）について．日本腎臓学会誌，56: 547-552, 2014.
14) 津下一代 ほか：平成28年度糖尿病性腎症重症化予防プログラム開発のための研究，厚生労働科学研究，2018.
15) 津下一代 ほか：平成27年度糖尿病性腎症重症化予防プログラム開発のための研究，厚生労働科学研究，2017.
16) 糖尿病性腎症重症化予防プログラム研究班ホームページ：http://tokutei-kensyu.tsushitahan.jp/jushoka/（2018年7月現在）

健診・保健指導を効果的に実施していくための体制

Ⅴ 健診・保健指導を効果的に実施していくための体制

29 都道府県の立場から

藤内修二

Point

- すべての保険者が特定健診・特定保健指導を効果的に実施できるように，保険者協議会や保健事業支援・評価委員会を通じて，PDCAサイクルの各段階において支援を行う．
- 実施においては，市町村の庁内連携により，加入する医療保険の種別によらず，確実に特定健診・特定保健指導が実施できる体制を構築する．
- 評価においては，医療費分析や特定健診結果の分析にくわえて，生活習慣の実態や生活習慣に影響を及ぼす社会環境などについても評価を行う．

Keyword
- データヘルス計画
- 評価指標の階層構造
- 健康経営

はじめに

　都道府県には，保険者による特定健診・特定保健指導（以下，特定健診・保健指導）が効果的に実施されるために重要な役割があり，①特定健診・保健指導の確実な実施に向けての支援，②特定健診の精度管理，③データヘルス計画の策定ならびに推進の支援，④生活習慣病対策における市町村の庁内連携の推進，⑤職域における効果的な実施に向けての支援，⑥市町村における生活習慣病対策の評価，⑦保険者協議会の活性化があげられる．本章では，これらの役割について具体的に紹介する．

特定健診・特定保健指導の確実な実施に向けての支援

1 集合契約における支援

　特定健診・保健指導はほとんどの場合，健診・保健指導の実施機関に委託して行われるため，保険者と実施機関との契約が必要となる．この契約はそれぞれの保険者と実施機関が個別に行うのではなく，事務の省力化を図るため，集合契約の形で行われている．具体的には，保険者・実施機関の双方で，集合契約グループを形成し（実施機関では県医師会単位），それぞれの契約代表者間で契約を交わすこととし，その事務調整などは都道府県の保険者協議会が行っている．現行では，保険者協議会の事務局は都道府県国民保険団体連合会（都道府県国保連合会）に置かれているが，平成30年（2018年）度からは都道府県も保険者になることから，保険者協議会を通じて集合契約の締結に積極的に関与することが重要である．

契約の更新においては，単価の確認にとどまらず，独自に追加する検査項目や問診項目を含めたデータの入力や提供など，契約内容についても検討することが必要である．こうした契約の更新を通して，特定健診・保健指導の質の向上につながるように，市町村国保をはじめとする県内保険者からの情報収集を行うとともに，実施機関からも意見聴取を行うことが望ましい．

2　各保険者による特定健診・特定保健指導の実施状況の把握

特定健診の受診率や特定保健指導の実施率は，国保の「保険者努力支援制度」の評価指標であり，健康保険組合と共済組合の「後期高齢者支援金」の加算・減算の根拠となることから，保険者ごとに正確に把握されている．こうした実施状況だけでなく，年齢階級別の受診率や実施率を確認するなど，実施状況の改善に向けて，どの集団にはたらきかけることが必要かを明らかにすることも重要である．さらに，保健を担当する部署と連携してがん検診などと同時に実施するなど，受診率の向上に向けた各保険者の取組みについて情報を収集し，優れた取組みについて情報提供することも都道府県の役割として求められる．

3　特定保健指導の質の評価

特定保健指導については，実施率というアウトプットの評価だけでなく，「標準的な健診・保健指導プログラム【平成30年度版】」に基づいて確実に実施されているか，プロセスやストラクチャーの評価を行うことが重要である．

プロセスとしては，保健指導の実施過程，すなわち，情報収集，アセスメント，問題の分析，目標の設定，指導手段(コミュニケーション技術，教材を含む)，保健指導実施者の態度，記録状況，対象者の満足度などについての評価が，ストラクチャーとしては，保健指導に従事する職員の体制(職種，職員数，職員の資質など)，保健指導の実施にかかる予算や施設および設備の状況，他機関との連携体制，社会資源の活用状況などを評価することが求められている．

特定保健指導については，初回面接および3カ月後の支援形態や実施時間，実施者の職種，3カ月後の食生活と身体活動の改善状況について，国への報告が求められていることから，こうしたデータを集計することにより，特定保健指導の質を評価することが可能である．

さらに，保健指導の記録様式を工夫して，対象者一人ひとりの指導の実施過程を記録し，データを管理することにより，実施機関ごとに指導の実施過程を「見える化」し，より効果的な指導が行えるように改善すべき点を明らかにすることが望まれる．

4　保健指導の企画・実施者を対象とした研修会の共催

都道府県ごとに，市町村(国保担当や保健担当の部署など)の保健師および管理栄養士などを対象に，健診・保健指導事業の企画・評価および保健指導の知識，技術の向上に関する研修が開催されている．また，民間事業者などの医師，保健師，管理栄養士などを対象に，保健指導の知識や技術に関する研修が開催されている．こうした研修については厚生労働省の「健診・保健指導の研修ガイドライン」(平成30年4月版)に，職務・経験別の研修で

表29-1 健診・保健指導にかかる研修で習得すべき能力

1．健診・保健指導事業の企画，立案，評価ができる能力
①医療関連データなどを分析し，優先課題が選定できる
②目標設定ができ，事業計画が立てられる
③健診・保健指導に関する社会資源を活用した実施体制が構築できる
④事業などの効果を評価でき，評価結果を改善につなげられる
2．行動変容につながる保健指導ができる能力
①健診結果などから身体変化やリスクおよび生活習慣との関連が説明できる
②行動変容ステージ，ライフスタイルなどから対象者のアセスメントができる
③対象者の健康観を尊重しつつ，対象者の前向きな自己決定を促す支援ができる
④集団的支援（グループワークなど）ができる
⑤継続的なフォローアップができる
⑥保健指導の評価から，保健指導方法の改善ができる
3．個別生活習慣に関して指導できる能力
・日常生活全体，食生活，身体活動・栄養，喫煙，飲酒

習得すべき能力が明確にされている（表29-1）．

　自治体職員向けの健診・保健指導事業の企画，立案，評価に関する研修では，「医療費適正化計画」や「健康増進計画」などとの整合性を図りながら，ハイリスクアプローチとポピュレーションアプローチの相乗効果をねらった事業計画を策定できるようにする．事業の評価については，生活習慣病対策全体の評価ができるように，評価指標の構造を明確にし，各評価指標と個々の保健事業との「ひもづけ」ができるようにすることがポイントである．

　行動変容につながる保健指導技術に関する研修では，対象者が自身の健診データなどから，メタボリックシンドロームをはじめとする身体状況とそのリスクを理解するとともに，生活習慣の振り返りから，生活習慣の改善に具体的に取組むなどの目標設定ができるようにする支援技術を学ぶ．対象者の健康観を尊重しつつ，対象者の前向きな自己決定を促す支援をするためには，コミュニケーション技術の習得が必要であり，講義だけでなく，ロールプレイを行うなど，研修には工夫が必要である．

特定健診の精度管理

　「標準的な健診・保健指導プログラム【平成30年度版】」では，健診実施者が「健康増進事業実施者に対する健康診査の実施等に関する指針」の精度管理に関する事項に準拠して，内部精度管理および外部精度管理を行うことを求めており，都道府県は，県内の健診実施機関における内部精度管理および外部精度管理の状況を確認するとともに，必要に応じて助言などを行う．

　内部精度管理では，健診機関内における検体の採取，輸送，保存，測定，さらに検査結果などについて，管理者の配置などの管理体制，安全性の確保などの措置を講じているかを確認する．

外部精度管理では，日本医師会，日本臨床衛生検査技師会，全国労働衛生団体連合会などが実施する外部精度管理調査の少なくともいずれか1つを定期的に受け，検査測定値の第三者による精度管理が行われているかを確認する．

データヘルス計画の策定ならびに推進の支援

平成25年（2013年）6月に「日本再興戦略」が閣議決定され，

> 全ての健康保険組合に対し，レセプト等のデータの分析，それに基づく加入者の健康保持増進のための事業計画として「データヘルス計画」の作成・公表，事業実施，評価等の取組を求めるとともに，市町村国保が同様の取組を行うことを推進する

ことになった．

「データヘルス計画」は，被保険者の健康の保持増進に資することを目的として，保険者などが効果的かつ効率的な保健事業の実施を図るため，特定健診などの結果，レセプトデータなどの健康情報や医療情報を活用して，PDCA（Plan-Do-Check-Action）サイクルに沿って運用するものであり，「都道府県健康増進計画」「市町村健康増進計画」「都道府県医療費適正化計画」「介護保険事業計画」と調和のとれたものとする必要がある．

平成28年（2016年）8月時点で，市町村国保でデータヘルス計画の策定を終えていたのは64.9％で，11.3％では未着手という状況であった．主担当部署のみで策定したのは34.4％で，主担当の部署となったのは，大規模保険者では90.9％が国保担当の部署であったが，小規模保険者では38.0％が保健担当の部署であった．外部機関などを含む委員会で策定したのは6.1％と少なかった．事業の優先順位づけを行っている割合は46.8％で，これまでの事業について「事業内容」や「成果」などは計画に記載されていたが，「事業目標の達成要因」が記載されていたのは20.4％，「事業目標の未達成の理由」の要因分析まで記載されていたのは13.9％であった．質的情報（日頃の保健活動における住民の声，地域の状況について課題と感じていることや思いについて，数値では把握できないもの）の分析を行っていたのは15.3％，地域資源（住民組織，民間企業，専門職団体など）について記載したのは9.1％にとどまっていた．

また，健康課題の抽出や分析において，被保険者の生活習慣の実態まで明らかにしている保険者は少なく，生活習慣の改善を，目標や評価指標に掲げている保険者も少なかった．生活習慣の実態を把握することが困難であることや「保健事業の実施計画（データヘルス計画）策定の手引き」のなかで，生活習慣の指標がアウトカム，アウトプット，プロセス，ストラクチャーのいずれにもあげられていなかったことなどが影響していると思われる*．

このように，データヘルス計画策定の体制，プロセス，内容とも，生活習慣病対策としては十分といえるものではなかった．都道府県国保連合会は，「保健事業支援・評価委員会」を設置し，市町村国保および国保組合，後期高齢者医療広域連合が行うデータヘルス

---

* 平成29年（2017年）9月8日に改正された「保健事業の実施計画（データヘルス計画）策定の手引き」では，保健事業の対象となる健康課題の抽出，明確化として，健診データ（質問票を含む）により，有所見者割合の高い項目，性・年齢階層別や生活習慣の傾向を把握・分析することが明記されており，データヘルス計画の改定において生活習慣の分析や評価指標への採用が期待される．

事例1：大分県におけるデータヘルス計画の策定・推進の支援

大分県では，平成28年(2016年)度までに18市町村中17市町でデータヘルス計画の策定を終え，平成29年(2017年)度には全市町村が第2期計画の策定に着手している．

大分県国保連合会の「保健事業支援・評価委員会」では，11市町の国保および後期高齢者医療広域連合のデータヘルス計画の評価と第2期計画の策定支援を行っている．委員会では，10人の委員(うち4人が県職員)が4班に分かれ，それぞれの班で3つの保険者に対する個別の支援(40分×3)を行っている．委員会には，日頃から地域保健法に基づく市町村支援の一環として，市町村データヘルス計画の策定・推進を支援している保健所職員も同席し，委員からの助言を実践に活かせるようにしている．

平成29年(2017年)10月に行ったデータヘルス計画策定チェックリストの集計によれば，保険者がもっとも苦労しているのは評価の段階で，アウトカム，アウトプット，プロセス，ストラクチャーという4つの評価指標を設定し，各指標についての情報収集がうまくできずにいた．委員会では，図に示すような評価指標の階層構造について具体的に解説を行った．

また，計画の推進において後期高齢者医療広域連合との連携ができていないという自治体も多かった．市町村国保のデータヘルス計画の評価において，後期高齢者医療費の分析は74歳までの健康づくりの成果を評価するために不可欠である．「老人保健法」時代には70歳以上の医療費が保健活動の重要な指標であったように，後期高齢者医療広域連合との連携により，市町村ごとの後期高齢者の医療費分析結果をフィードバックし，評価に活かすように助言が行われた．

(A) アウトカム指標

Quality of Life 指標
- 生活満足度や生きがい，エンパワメント，自尊感情など

健康指標
- 平均寿命，健康寿命，主観的健康度
- 生活習慣病の死亡率，罹患率，受療率，要介護認定率
- 健診有所見率，メタボリックシンドローム該当率，予備群の割合，肥満率

生活習慣・保健行動の指標
- 生活習慣(6つの領域)
  食事，運動，睡眠，喫煙，飲酒，歯磨きなど
- 特定健診受診率，がん検診受診率

学習の指標
- 自分の身体状況の理解
- 生活習慣改善への態度
- 健康づくりのための技術

組織・社会資源・環境の指標
- 家族や周囲からの手段的支援
- NPOや住民組織などの活動状況
- 生活習慣改善に資する社会資源

(B) アウトプット指標
- 特定保健指導の実施率，教室の参加者数
- 普及啓発事業の回数，参加者数
- 糖尿病性腎症重症化予防プログラム利用者数

(C) プロセス指標
- 対象集団の特性の把握，優先順位の検討
- 保健指導の実施過程，保健指導実施者の態度
- 指導の記録状況，対象者の満足度など

(D) ストラクチャー指標
- 保健指導に従事する職員の体制(職種・職員数・職員の資質など)，保健指導の実施に係る予算や施設・設備の状況，他機関との連携体制，社会資源の活用状況など

図　生活習慣病対策評価指標の階層構造

計画の策定，実施，評価などの支援をしているが，その策定において「保健事業支援・評価委員会」を活用した保険者は，市町村国保で55.0％，組合国保で49.2％，広域連合で55.3％といずれも半数程度にとどまっていた．

平成30年（2018年）度から，都道府県が市町村とともに国保の財政運営の責任を担うことをふまえ，都道府県は，市町村国保によるデータヘルス計画の策定・推進に関して，策定会議などへの出席にとどまらず，より積極的に支援・協力することが求められる．また，計画の策定・推進に対して，郡市区医師会などの協力が得られるように，都道府県医師会を通じて，郡市区医師会などにはたらきかけることも都道府県の役割として重要である．

生活習慣病対策における市町村の庁内連携の推進

市町村における生活習慣病対策は，加入している医療保険の種別や年齢にかかわらず，すべての住民が対象である．このため，特定健診・保健指導を所管する国保担当部署だけでなく，保健担当部署や介護保険担当部署，さらには生活保護を担当する部署とも連携して，生活習慣病対策を進めることが肝要である．

たとえば，国保加入者で特定保健指導対象者に，指導終了後，保健担当部署が実施している各種健康教室などの利用を促すことにより，効果の持続が期待でき，教室後の自主グループ化を図ることで，地域の健康づくりを推進する人材を育成することも可能である．また，特定保健指導の対象とならない非肥満のリスク者に対する健康相談・健康教育についても，保健担当部署が実施している各種の健康教室などを活用することが有効である．さらに，後期高齢者に対する保健指導は，広域連合だけでは対応が困難なことから，保健担当部署と地域支援事業を担当する介護保険部署が連携しながら，生活習慣病対策と介護予防を一体のものとして進めることが望ましい．

このように，市町村の国保担当部署，保健担当部署，介護保険担当部署が連携をとりながら，生活習慣病対策が推進できるよう連携状況を確認し，必要に応じて庁内連携のための協議の機会を設けるとともに，具体的な連携事例を紹介するなど都道府県の役割は重要である．

職域における効果的な実施に向けての支援

平成14年（2002年）度から「地域・職域連携共同モデル事業」がスタートし，全国の保健所で，地域・職域連携推進協議会などを通じた連携の試みが行われてきた．平成20年（2008年）度から特定健診・保健指導がスタートし，地域保健と職域保健が「同じ土俵」で議論ができるようになったが，地域・職域連携による生活習慣病対策は思うようには成果を上げることができなかった．協議会で課題を共有することができても，その課題を解決するための方策が乏しかったのである．

平成25年（2013年）6月に閣議決定された「日本再興戦略」において，成長戦略の1つとして健康寿命の延伸が掲げられ，その方策として，経済産業省により「健康経営」が提唱され，推進されてきたことから，企業経営者などの関心を集めるようになってきた．

事例2：大分県における健康経営の推進

Column

　全国健康保険協会(以下，協会けんぽ)大分支部が平成25年(2013年)度から「一社一健康宣言」として，健康経営に取組みはじめており，平成26年(2014年)度には，県との協働で，健康経営事業所拡大事業を開始した．この取組みでは，県独自に定めた5つの要件(①健診受診率100％と健診結果の把握，②社内宣言など事業主主導の健康づくり，③事業所内禁煙または敷地内禁煙，④月1回以上，従業員に健康情報を提供，⑤イベントの参加など事業所ぐるみの健康増進)をすべて満たした事業所を「健康経営事業所」として認定するとともに，毎年，とくに優れた5事業所について，知事顕彰を行っている(図)．健康経営の認定基準を具体的に設定するとともに，知事顕彰を通して，優れた取組みを広く紹介することで，何をすれば健康経営につながるのかを明示したことは大きな意義があった．

　また，具体的な取組みを支援するために，保健所や市町村の保健師が協会けんぽとともに，事業所を訪問して〔平成28年(2016年)度は延べ695社〕，実践における課題をヒアリングするとともに，具体的なアドバイスを行ったことも有効であった．こうした取組みにより，健康経営事業所の登録数は平成26年(2014年)度末の367社から，平成28年(2016年)度末には936社に，認定事業所は45社から285社まで増え，健康経営事業所に登録している事業所の特定健診の受診率は74.6％〔平成25年(2013年)度〕から86.1％〔平成27年(2015年)度〕へと大きく上昇している．

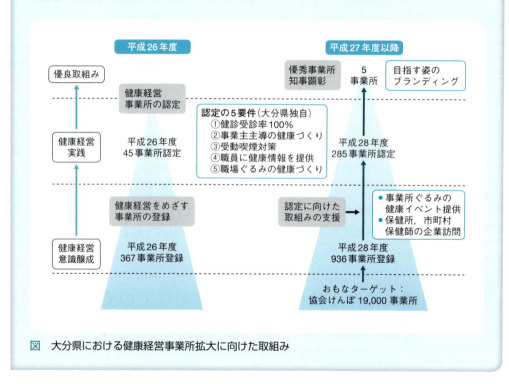

図　大分県における健康経営事業所拡大に向けた取組み

　「健康経営」とは，1992年に経営学と心理学の専門家であるR. H. Rosenらが出版した「The Healthy Company」で提唱した概念があるが，「企業が従業員の健康に配慮することによって，経営面においても大きな成果が期待できる」との基盤に立って，健康管理を経営的視点から考え，戦略的に実践することを意味する(特定非営利法人 健康経営研究会により登録商標されている)．

わが国において，健康経営がクローズアップされるようになった背景には，この40年間で高齢化の進展により，就労人口の平均年齢が7歳上昇し，その結果，生活習慣病のリスクが倍増したことがあげられる．これまで，生産性の向上が職員の健康づくりよりも優先されることが多かったが，就労者の高齢化に伴って，生産性の維持・向上のために就労者の健康づくりが不可欠になってきたのである．

　平成27年（2015年）7月に経済団体，医療団体，保険者などの民間組織や自治体が連携し，健康寿命の延伸に向けて，職域と地域で具体的な対応策を実現していくことを目的に，「日本健康会議」が発足し，その活動指針として「健康なまち・職場づくり宣言2020」が示された．この宣言の目標として，健保組合などの保険者と連携して健康経営に取組む企業を500社以上とする（ホワイト500），協会けんぽなどの保険者のサポートを得て「健康宣言」などに取組む企業を1万社以上とすることが掲げられた．

　健康経営の推進により，職域における特定健診・保健指導の効果的な実施が期待されるが，こうした支援において重要なことは，職域における保健指導や健康教育を行う人材の確保である．地域・職域連携協議会などを通じて，積極的に地域産業保健センターや健康経営アドバイザーなどの活用を促すとともに，市町村との連携により，保健センターなどで実施されている健康教育や健康相談などの活用を促すことが望ましい．

6　市町村における生活習慣病対策の評価

　特定健診・保健指導は，糖尿病などの生活習慣病を25％減らすことを目標に実施されてきた．こうした意味で，特定健診や特定保健指導の実施状況の評価にとどまらず，生活習慣病対策全体としての効果を評価することが重要である．医療費分析や人口動態統計（死亡に関するデータ）に加え，生活習慣病の発生状況や受診状況などを把握し，生活習慣対策全体の評価を行うとともに，医療費適正化計画や健康増進計画をふまえた効果的な対策の提案を行うことが必要である．

　データヘルス計画の評価においても，生活習慣病対策全体の評価ができるよう支援する．具体的には，市町村ごとの脳血管疾患，急性心筋梗塞などの標準化死亡比の推移，レセプト分析による糖尿病や虚血性心疾患，脳血管疾患の標準化受診率の推移，特定健診受診者におけるメタボリックシンドローム該当者・予備群の比率の推移，HbA1c 6.5％以上の割合の推移，肥満者〔腹囲が基準（男性85 cm，女性90 cm）以上，BMI（body mass index）25以上〕の割合の推移，生活習慣の変化（運動習慣，歩行速度，朝食の欠食，食べる速さ，間食の摂取状況）など，取組みの成果を階層的にとらえることが重要である．

　p.262の Column の図は，生活習慣病対策の評価指標の階層構造を紹介したものであるが，アウトカム，アウトプット，プロセス，ストラクチャーという指標のうち，アウトカム指標を階層化していることがポイントである．具体的には，アウトカム指標を，最上位の QOL（quality of life）の指標，次いで，健康指標，さらに健康指標を改善するための生活習慣や保健行動（健診受診など）の指標，くわえて，生活習慣の改善のための条件として，学習の指標や組織・社会資源・環境の指標というように4層に分けている．このような階層化により，指標間の「ひもづけ」を確実にできることが大きな利点である．

7 保険者協議会の活性化

　保険者協議会は,「高齢者の医療の確保に関する法律」で,①特定健診・保健指導の実施などに関する保険者などの関係者間の連絡調整,②保険者に対する必要な助言または援助,③医療費などの調査や分析を行うとされている.

　平成30年(2018年)度からは,都道府県が国保の財政運営を担うことから,都道府県における健康増進と医療費適正化について,都道府県が中核となって取組みを的確に進めることができる体制を確保する観点からも,保険者協議会における都道府県の位置づけや役割を明確化することが重要である.

　都道府県には,医療費適正化計画の的確な進捗管理(PDCA)を行うことが求められ,国から提供されるデータなども活用して,県内の保険者横断的な医療費などの分析を行う機能を強化するとともに,保険者,自治体,医療関係者,企業などの多様な主体と連携を図ることが必要である.

V 健診・保健指導を効果的に実施していくための体制

市町村における効果的な健診・保健指導

野口 緑

Point

- 超高齢化の到来により，市町村の役割は健康づくりの推進にとどまらず，高齢者の多くが加入する市町村国保の医療保険者として，健診・保健指導を活用した積極的な健康寿命延伸対策が求められている．
- 脳卒中や心筋梗塞，糖尿病合併症のおそれがある未治療ハイリスク者を対象とした「受療行動促進モデルによる保健指導」が，一般的な保健指導と比べて，医療機関の受診に効果的であることが確認された．
- 市町村における健康づくり対策を進めるためには，庁内関連部署や企業との連携が重要であるとともに，健康課題に応じた業務委託の内容が鍵になる．

Keyword

- 市町村の役割
- 重症化ハイリスク者
- まちの健康づくり

市町村における特定健診・特定保健指導の基本的な考えかた

生活習慣病予防に関する健診の根拠法であった「老人保健法」が平成20年（2008年）に廃止され，代わって「高齢者の医療の確保に関する法律」が施行されたことで，これに基づく特定健診・特定保健指導（以下，特定健診・保健指導）制度が始まった．新たな制度は，それ以前の健診・保健指導*と比べて，健診の実施主体や健診の目的が大きく変わっている．効果的な特定健診・保健指導を展開するためには，これら変更点やその意図を理解しておく必要があることから，あらためて確認する．

1 特定健診・特定保健指導に対する市町村の役割の変化

特定健診・保健指導の達成目標は健康寿命の延伸であり，早世することや，より若い年齢で障害者になることを防ぐことである．これは，平成12年（2000年）からスタートした「21世紀における国民健康づくり運動（健康日本21）」の目標でもあり，特定健診・保健指導は，この目標達成のための具体的手段として位置づけられている．

これまでは，国の健康づくり運動を進める中心的な役割を市町村が担ってきた．しかし，働き盛り世代の多くは健診などの健康づくり施策の対象であるが，企業内にいて，市町村ではその世代の診療情報を把握できない．そのため，疾病の有無や有病状況に合わせた施策を展開することが難しいこと，さらには個人管理をしている医療保険者のほうが，

---

* 本章では，「高齢者の医療の確保に関する法律」に基づく制度上の動機付け支援・積極的支援を「特定保健指導」とし，それも含めた保健指導全体を「保健指導」とよぶこととする．

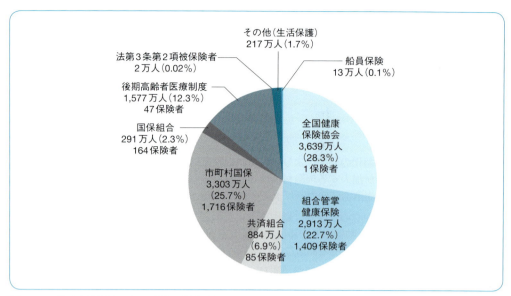

図30-1　医療保険制度の加入者数と割合〔総数1億2,839万人*，平成27年（2015年）3月現在〕
＊　総数については実際の総人口数や医療保険適用者数と相違している．
〔国民健康保険中央会：国民健康保険の安定を求めて（平成28年11月）をもとに作成〕

より健診の受診履歴を把握・管理しやすいことなどから，特定健診・保健指導の実施主体は医療保険者に変更された．これに伴い，市町村は，国民健康保険（以下，国保）の医療保険者として，国保加入者を対象とした特定健診・保健指導の推進，強力な生活習慣病対策の担い手としての役割がいっそう求められることになった．

　市町村国保の加入者割合は，すべての医療保険加入者のうちの26％程度（図30-1）であるが，おもに退職に伴う社会保険脱退後の受け皿の役割も担うため，加入者の半数は60歳以上（図30-2）という特徴がある．したがって，すでに生活習慣病を発症しているか，その予備群である可能性が高い加入者も多い．そのため，市町村国保では，加入者が後期高齢期においても，脳卒中や虚血性心疾患，糖尿病合併症などにならないよう，国保の加入期間中に重症化予防対策を講じておくことが重要な役割である．特定健診の機会やデータを活用し，国保加入者の生活習慣病の有無を確認し，生活習慣病がある場合はそれを重症化させないよう保健指導を通じてサポートすることが求められる．また，より若い年代から連続的な指導・介入が行えるよう，退職以前に加入している社会保険との連携体制が課題である．

2　保健指導対象者を抽出するための健診の意味

　かつての「老人保健法」のもとでの基本健康診査と，現在の特定健診とを比較すると，その健診目的も大きく変わった．かつての健診・保健指導の目的は「個別疾患の早期発見・早期治療」であったが，特定健診では「内臓脂肪型肥満に着目した早期介入・行動変容」と変化した[1]．かつての健診では，要治療の者を発見して受診勧奨を行うことに重点が置かれていた．その結果，脳卒中による死亡の減少など，一定の成果が確認された．そこで，より強力な生活習慣病の予防策として，直ちに治療を要しないが，将来に重症化するおそ

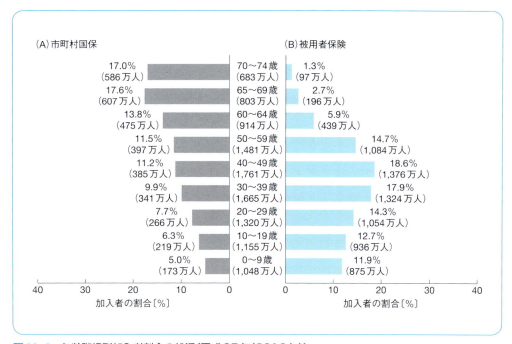

図30-2　年齢階級別加入者割合の状況〔平成25年(2013年)〕
〔国民健康保険中央会：国民健康保険の安定を求めて（平成28年11月）をもとに作成〕

れがある者（内臓脂肪蓄積があって，リスクが集積している者）を抽出し，より早期からの生活習慣の改善指導によって，より積極的に重症化を予防しようとするのが特定健診制度の目的である（図30-3）．

　特定保健指導の対象者に対し，一定の期間にわたりフォローアップすることが医療保険者に義務づけられたのも新たな特徴である．肥満の改善と，それによるリスク改善効果は1回の保健指導だけでは十分に得られない[2]ため，継続的なフォローアップが必要である．こうした特定保健指導により，リスク改善効果はもちろん，医療費適正化効果についても明らかになっている[3]．

　しかし，一方では，脳卒中や虚血性心疾患の患者の半数以上は，発症前に医療機関を受診しておらず[4]，健診時に重症高血圧を指摘された未治療者の約4割が，健診後に医療機関を受診していない[5]．また，糖尿病を強く疑われる者の23.4％は未治療である[6]といった状況から，引き続き重症者対策も課題であることが明らかになっている．すでに述べたように，市町村国保では，ほかの医療保険者と比べて高齢の加入者割合が高いことから，未受診の重症者の割合も多いと考えられ，内臓脂肪蓄積者に対する特定保健指導にとどまらず，これら重症化ハイリスク者対策も重要である．

重症化ハイリスク者に対する効果的な保健指導

　特定健診結果で，内臓脂肪の有無にかかわらず，収縮期血圧が160 mmHg 以上，または収縮期血圧100 mmHg 以上，HbA1c 7％以上（空腹時血糖140 mg/dL 以上または随時

	かつての健診・保健指導		現在の健診・保健指導
健診・保健指導の関係	健診に付加した保健指導		内臓脂肪の蓄積に着目した生活習慣病予防のための保健指導を必要とする者を抽出する健診
特徴	プロセス(過程)重視の保健指導		結果を出す保健指導
目的	個別疾患の早期発見・早期治療	最新の科学的知識と,課題抽出のための分析	内臓脂肪の蓄積に着目した早期介入・行動変容 リスクの重複がある対象者に対し,医師,保健師,管理栄養士などが早期に介入し,生活習慣の改善につながる保健指導を行う
内容	健診結果の伝達,理想的な生活習慣に係る一般的な情報提供		自己選択と行動変容 対象者が代謝等の身体のメカニズムと生活習慣との関係を理解し,生活習慣の改善を自らが選択し,行動変容につなげる
保健指導の対象者	健診結果で「要指導」と指摘された者		健診受診者全員に対し情報提供,必要度に応じ,階層化された保健指導を提供 リスクに基づく優先順位をつけ,保健指導の必要性に応じて「動機付け支援」「積極的支援」を行う
方法	主に健診結果に基づく保健指導 画一的な保健指導	行動変容を促す手法	健診結果の経年変化および将来予測を踏まえた保健指導 データ分析などを通じて集団としての健康課題を設定し,目標に沿った保健指導を計画的に実施. 個人の健診結果を読み解くとともに,ライフスタイルを考慮した保健指導
評価	アウトプット(事業実施量)評価を重視		アウトプット評価に加え,ストラクチャー評価,プロセス評価,アウトカム評価を含めた総合的な評価
実施主体	市町村		保険者

図30-3 内臓脂肪の蓄積に着目した生活習慣病予防のための健診・保健指導の基本的な考えかた
[厚生労働省健康局:標準的な健診・保健指導プログラム【平成30年度版】,2018をもとに作成]

血糖200 mg/dL 以上),LDL コレステロール(LDL-C) 180 mg/dL 以上ならびに尿蛋白2＋以上の者は,放置することによって脳卒中,虚血性心疾患,糖尿病合併症の発症リスクがきわめて高い重症化ハイリスク者である.とくに,高齢者に占める重症化ハイリスク者の割合は高く,65～74歳のうち,Ⅱ度高血圧以上は10.2％,空腹時血糖140 mg/dL 以上は9.8％を占めることが報告[7]されている.この年代の加入者が約半数を占める市町村国保では,これら重症化ハイリスク者の対策も重要である.まずは受診勧奨の保健指導を行い,必要に応じて,減量や減塩などの生活習慣の改善指導も行うことが望ましい.

筆者らが行った J-HARP 研究では,これら重症化ハイリスク者に対し,一般的な保健指導に比べて,「受療行動促進モデルによる保健指導」が有意に受診率を上げることを立証した.介入全期間を通じた医療機関の累積受診率の多変量調整ハザード比は1.41（95％信頼区間1.20-1.67）であった[8]（図30-4）.「受療行動促進モデルによる保健指導」は,資料などを使って,対象者自身が自らのリスクや今後生じるおそれがある身体の変化を客観的に理解できるよう説明し,どのような行動をとるべきかを自ら選択し,決定できるよう支援するとともに,受診後も治療脱落がないかどうかをレセプトで確認しながら,継続的に保健指導を行うものである.当初,受診に難色を示した人も,自らの高血圧や高血糖が,どのように血管にダメージを与えつづけることになるのかを理解できれば,多くが行動につ

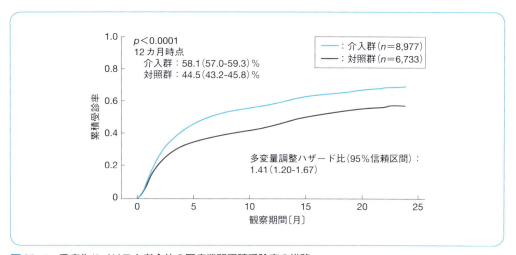

図30-4　重症化ハイリスク者全体の医療機関累積受診率の推移
[磯 博康：厚生労働科学研究費補助金（循環器疾患・糖尿病等生活習慣病対策総合研究事業）生活習慣病重症化予防のための戦略研究「自治体における生活習慣病重症化予防のための受療行動促進モデルによる保健指導プログラムの効果検証に関する研究」平成25年度〜平成27年度 総合研究報告書, p.20, 2017より一部改変]

ながることが明らかになった．つまり，重症化ハイリスク者の対策としては，内臓脂肪蓄積の有無にかかわらず，受診を促進する保健指導とレセプト情報を確認しながら継続的な支援を行うことが重要である．

効果的な運用

1　国民健康保険部門と保健部門との連携

　特定健診制度を医療保険者に義務づけることによって，レセプト情報から対象者の治療状況が把握できる利点があった．たとえば，特定健診結果で受診勧奨判定値に該当している人が見つかれば，まず治療状況をレセプトで調べる．その人が未治療者であれば医療機関受診に向けた支援を，また，治療中断者であれば，保健指導でその理由を聞きながら，治療再開のサポートが行える．一方，治療中であるにもかかわらず，基準値を大きく超える結果であれば，保健指導を通じて服薬の脱落や服薬方法の間違いはないかの確認や，かかりつけ医と連携した治療コントロールの改善に向けた支援ができる．

　このように，特定健診後の保健指導において，レセプト情報はきわめて重要になるが，一般的には国保に配置された職員以外がレセプト情報を閲覧することはできないため，保健部門で特定健診・保健指導を担う「保健部門引き受け型」の場合，健診時に得られた問診情報だけで保健指導を行うケースがしばしばあり，大きな課題である．また，現在，市町村における国保部門への保健師の配置は，保健所設置市および市町村を合わせて1.5％にとどまり，保健部門への配置割合が46％である状況[9]をみると，市町村国保加入者の特定健診・保健指導事業は，保健部門引き受け型で実施している自治体が多いことがうかがえる．

　同じ行政内では，国保から保健部門の部署への業務内部委任の措置が可能であり，特定健診や保健指導の会場などでその旨を明示することで，国保引き受け型で行う事業と同様に実施できる．こうした対応は，生活習慣病の重症化予防に向けた適切な保健指導を行う

ための必要な措置であるため，行政内部での調整をしっかり行い，効果的な運用につなげることが必要である．

2 業務委託

　マンパワー確保の観点から，外部機関に特定健診や保健指導を委託し，事業運営している自治体が多い．外部機関に業務を委託する場合は，自治体と外部機関とのあいだで，「地方自治法」第234条に基づく業務の請負契約を締結する必要がある．

　法に基づく契約の方法は，「一般競争入札」「指名競争入札」「随意契約」または「せり売り」のいずれかであるが，自治体が契約相手方を決定する場合，基本的には一般競争入札によることが多い．しかし，契約の性質または目的が一般競争入札に適しないものをするときは指名競争入札が許されており，競争入札に付することが不利と認められるときは随意契約でも可能である（「地方自治法施行令」第167条および第167条の2）．いずれの契約方法についても，自治体が作成した仕様書に基づき，企業が業務運営方法を検討したうえで価格を決定し，入札する．したがって，どのような業務を遂行してもらうかを詳細に記載した仕様書作成が重要で，その内容によって，業務の質や量が決まるため，保健師や管理栄養士などの専門職もこの段階から参加しておくことが重要である．

　とくに保健指導は，保健指導実施者の経験や知識量が指導結果に影響すると考えられるため，保健指導に必要な日数や時間数から計算した人数をもとにした一般競争入札にはな

表30-1　保健指導サービス品質管理システムガイドライン（抜粋）

3.3 保健指導の方法
3.3.1 保健指導プログラム
保健指導の方法について，標準プログラムを明確にしている
3.3.2 委託元に応じたプログラムの修正
標準プログラムにかかわらず，委託元の要望や対象者などの事情に基づき改変する場合の承認手順を定めている
3.3.3 再委託を前提としたプログラム
保健指導サービスの一部を再委託する場合には，再委託を前提としたプログラムを明確にしたうえで，両者間の役割分担，情報伝達や連携の方法および様式についても明確にしている
3.3.4 対象者への連絡
保健指導対象者との日程調整やその他の連絡方法，保健指導未受診者および保健指導中断者への対応方法を明確にしている
3.3.5 支援のための材料，学習教材
保健指導の実施支援のための材料・学習教材の作成・維持管理について，以下の事項を満たしている
＋科学的妥当性や品質を確保し，組織として活用する材料・学習教材を承認する手続きが定められている
＋保健指導を実施するために必要な材料・学習教材が準備されている
＋作成された材料・学習教材についてリストを作成して管理されている
＋組織で開発した材料・学習教材については，作成日が明確になっている
＋すべての材料および学習教材は，時期を決めて見直しが行われている
3.3.6 医療的対応などが必要な場合
保健指導対象者に医療的な対応が必要と判断された際に保健指導実践者がとるべき対応の手順が明確になっている

出典：産業医科大学産業医実務研修センター：保健指導サービス品質管理システムガイドライン．

じみにくいと考えられる．自治体が外部委託先の検討に活用できる「保健指導サービス品質管理システムガイドライン」[10]が作成されており(表30-1)，参考にするとよい．また，複数企業から直接，企業ごとの強み・弱みをプレゼンテーションしてもらいながら，自治体が求めるものにもっとも近い業務を提供してもらえる請負先を決定するプロポーザル方式の活用も有効である．その際，これまでの「特定保健指導実施数」「データ改善実績」「改善率」を提示してもらうことも忘れてはならない．自分たちはどのような業務内容を提供してもらいたいのかを検討し，契約担当部署と相談しながら契約方法を決定することが望ましい．

30.4 まちの健康づくり

市町村では，これら市町村国保加入者を対象とした特定健診・保健指導だけでなく，ほかの医療保険に加入している市民も含めた全市民の健康づくりを担っている．したがって，ほかの医療保険加入者も含めたすべての市民が，受診できる健診と保健指導を活用し，健康づくりにつなげるためのはたらきかけを実施する必要がある．

1　健康づくりインセンティブ

多くの自治体において，健診受診率の向上や健康づくり行動の定着化を図ることを目的にインセンティブ事業を導入している．健康づくりに無関心な層を取込み，特定健診の受診率を向上させるため，健診や健康イベントなどに参加することで，対象者にポイントが付与され，一定のポイントが貯まると，商品や電子マネーに交換できる仕組みである．高知県や広島県など，県と医療保険者が連携して県単位で健康ポイント事業に取組んでいるところもある．兵庫県尼崎市では，ポイント事業を市と商工会議所，社会福祉協議会，PTA連合会と事業協賛する30以上の民間企業からなる「尼崎市未来いまカラダ協議会」で運営し，民間企業の商品やサービスにもポイント(未来いまカラダポイント)が付与される仕組みがとられている．市からの助成金と民間企業の協賛金によって運営されるなど，商工会議所や民間企業と市が一緒に運営しているところに特徴がある．

このようなインセンティブ事業による健診受診率の上昇や医療費適正化の効果は，いまのところ明らかでないが，医療保険者の枠を越えて，健康づくりの機運を高める1つのきっかけとしては重要であろう．

2　民間企業との連携による健康づくり

保健指導の実施者は，市町村国保の高齢者が半数を占める特定保健指導を通じて，内臓脂肪蓄積の原因になる生活習慣は，働き盛り世代，さらにさかのぼって幼少期から継続していることを実感することが多い．このようなことから，働き盛り世代の健康管理を担う社会保険や企業と連携し，より若年期から連続した予防施策を行う必要があると考えられる．企業においては「健康経営」の推進がホワイト企業としてのイメージづくりにつながり，採用応募者の増加につながるなど，社員の健康への関心は企業ブランドになる時代がやってきた．市町村においては，これら企業と連携し，労働者を対象とした健康づくりを

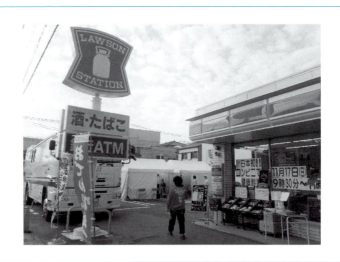

図30-5　コンビニエンスストアと連携による特定健診

進めることは，ひいては将来の国保加入者の生活習慣病対策になりうる．

　尼崎市では「健康経営」をいち早く推進している大手コンビニエンスストア（コンビニ）と健康協定を締結し，コンビニ店舗横の駐車場に検診車を止め，仮設の健診会場を設営して実施する「コンビニ健診」を平成25年（2013年）度から始めている[11]（図30-5）．フランチャイズ型のコンビニでは，経営者が国保加入者である場合も多く，従業員はアルバイトやパート従業員がほとんどで，健診の機会が乏しい．また，公共機関に出向いてまで健診を受診するのはおっくうだが，近所のコンビニなら受診してみたいというニーズがある．このような健診未受診層を健診に結びつけるねらいが市側にあり，一方，コンビニ側は顧客に直接PRできる機会になり，顧客との距離感も近づくことから，顧客の囲い込みやイメージアップにつながるメリットがあるなど，毎年継続して実施している．尼崎市の取組みをきっかけとして，同様の取組みを行う自治体も出てきている．

　まちの商店や企業が，あらゆるところで健康づくり情報を発信してくれれば，自治体の施策対象のアウトリーチに情報が届く可能性が高く，また企業従業員の健康づくりにも，つながる．今後は，このような民間企業と協働で行う健康づくり施策が求められている．このようなダイナミックなアプローチができるのも市町村の強みである．なお，このような施策を進める場合，自治体内では健康づくりを担当する分野と商業分野との連携が必須である．

おわりに

　市町村で取組む特定健診・保健指導は，市町村国保として，実施率の向上を求められる側面と，地域住民の健康増進のための環境づくりの側面がある．本制度をうまく活用し，将来の脳卒中や心筋梗塞などを予防することで，地域住民の健康寿命の延伸を確実に図れば，ひいては要介護者の減少にもつながり，国保だけでなく，後期高齢者医療費，介護給付費の適正化へ波及する．さらには，地域住民一人ひとりの税負担，被保険者負担の軽減

にもなり，国民皆保険制度の持続による高齢者の医療の確保にもつながる．これこそが「高齢者の医療の確保に関する法律」で求められている特定健診・保健指導のねらいである．これを真のものにするため，それぞれ市町村が，自治体の特徴をうまく活かして特定健診・保健指導をよりよく運用することを通じて，住民の健康寿命の実現を目指したい．

文献

1) 厚生労働省健康局：標準的な健診・保健指導プログラム【平成30年度版】, 2018. http://www.mhlw.go.jp/stf/seisakunitsuite/bunya/0000194155.html（2018年7月現在）
2) Munakata M, et al.: Hypertens Res, 34: 612-616, 2011.
3) 厚生労働省：第19回保険者による健診・保健指導等に関する検討会 資料1：特定健診・保健指導の医療費適正化効果等の検証のためのワーキンググループ（平成27年度に実施した分析について）, 2016. http://www.mhlw.go.jp/stf/shingi2/0000121287.html（2018年7月現在）
4) 古城隆雄, 印南一路：日本循環器病予防学会誌, 45: 22-31, 2010.
5) Report of behavior change promotion project for Osaka citizens and insurers 2010 and 2011 (in Japanese). http://www.osaka-ganjun.jp/effort/cvd/commissioned/（2018年7月現在）
6) 厚生労働省：平成28年 国民健康・栄養調査結果の概要, 2017. http://www.mhlw.go.jp/stf/houdou/0000177189.html（2018年7月現在）
7) 厚生労働省：平成27年 国民健康・栄養調査報告, 2017. http://www.mhlw.go.jp/bunya/kenkou/eiyou/h27-houkoku.html（2018年7月現在）
8) 磯 博康：厚生労働科学研究費補助金（循環器疾患・糖尿病等生活習慣病対策総合研究事業）生活習慣病重症化予防のための戦略研究『自治体における生活習慣病重症化予防のための受療行動促進モデルによる保健指導プログラムの効果検証に関する研究』平成25年度～平成27年度 総合研究報告書, 2017. http://www.pbhel.med.osaka-u.ac.jp/common/images/pdf/themes/jharp/sougou_1.pdf（2018年7月現在）
9) 厚生労働省：平成29年度 保健師活動領域調査（領域調査）の結果について, 2017. http://www.mhlw.go.jp/toukei/saikin/hw/hoken/katsudou/09/ryouikichousa_h29.html（2018年7月現在）
10) 産業医科大学産業医実務研修センター：保健指導サービス品質管理システムガイドライン. http://ohtc.med.uoeh-u.ac.jp/hokenshidouHP/jitsumusha100427/municipality/index.html（2018年7月現在）
11) 野口 緑：J Natl Inst Public Health, 63: 449-462, 2014.

V 健診・保健指導を効果的に実施していくための体制

31 保険者の立場から（データヘルス計画）

鎌形喜代実

Point
- 5年ごとに特定健診等実施計画を作成し，実施してきた保険者が，2014年（平成26年）度よりデータヘルス計画策定に取組みはじめた．
- データヘルス計画策定のなかでの着眼点などを中心に，保険者がどのようにかかわっていたのか取組み状況を記載している．

Keyword
- データヘルス計画
- 国保・後期高齢者ヘルスサポート事業
- 国保データベース（KDB）システム

31-1 データヘルス計画推進の背景

1 国によるデータヘルス計画の推進

平成25年（2013年）に閣議決定された「日本再興戦略」において，

> 全ての健康保険組合に対し，レセプト等のデータ分析，それに基づく加入者の健康保持増進のための事業計画として「データヘルス計画」の作成・公表，事業実施，評価等の取組を求めるとともに，市町村国保が同様の取組を行うことを推進する．

との方針が示された．
　これらをふまえ，平成26年（2014年）に国民健康保険（以下，国保）におけるデータヘルス計画の推進を目指し，「国民健康保険法に基づく保健事業の実施等に関する指針」の改正が行われた．この改正により国保保険者は，効果的かつ効率的な保健事業の実施を図るために，健康・医療情報を活用してPDCA（Plan-Do-Check-Action）サイクルに沿った保健事業の実施計画を策定し，実施および評価を行うことが必要とされた．同様に，「国民健康保険法に基づく保健事業の実施等に関する指針」の改正も行われた．

2 健診・医療情報の電子化によるデータの蓄積

平成18年（2006年）度から本格化したレセプトなどの電子化，および平成20年（2008年）度から開始された特定健診・特定保健指導（以下，特定健診・保健指導）により，健診・医療情報が電子データとして保険者などに蓄積されてきた．また，これらのデータを保険者は，被保険者の健診・医療情報として把握し，現状分析，健康課題の解決に活用していくなど，データを活用した保健事業を実施するための基盤が整ってきた．

3　保険者の果たすべき機能

　厚生労働省は，平成25年（2013年）3月，「保険者機能のあり方と評価に関する調査研究報告書」を委託研究によりまとめた．このなかで，①被保険者の適用，②保険料の設定・徴収，③保険給付，④審査・支払，⑤保健事業などを通じた加入者の健康管理，⑥医療の質や効率性の向上のための医療提供側へのはたらきかけ，以上の6項目を保険者機能として整理している．

　また報告書では，保険者として強化する必要があると考える役割については，被用者保険，市町村国保（特別区を含む．以下同じ），国保組合いずれもが「健診・保健指導などの実施」が上位となっている．保健事業では「健診・レセプトデータ分析の実施と保健事業への活用」は，保険者種別ごとに取組み状況に違いがある．また「PDCAに基づいた保健事業の実施」はすべての保険者で4割を切っており，これからのいっそうの取組みが必要と指摘している．この報告書が出された以降，保険者機能の役割が明確になり，被保険者の健康増進や医療費適正化に向けた保険者としての取組みが進んできている．

データヘルス計画策定に向けた取組み：市町村国保の活動を中心に

1　第一期データヘルス計画の取組み状況

ⅰ）データヘルス計画と個別保健事業実施計画の関係

　データヘルス計画は，保険者の全体計画として，データを活用して抽出した健康課題に対し，複数年にわたり，どのように対応していくか，そのために，いつ，どのような事業を展開していくかという保健事業の方向性と事業の実施・評価の概要を定めたものであり，それを達成するために，具体的で実行性のある個別保健事業の詳細な内容などを定めたものが個別保健事業実施計画となる（以下，「計画」はデータヘルス計画を，「実施計画」は個別保健事業実施計画を表す）．

ⅱ）データヘルス計画策定の流れ

　多くの市町村は，計画を策定するにあたり国保担当部門だけではなく，衛生部門，介護部門などの庁内横断的な体制で協議をしており，また，ほかの施策に関する計画との整合性を図るよう留意している．計画の実効性を高めるためには，幹部を含めた体制づくりを進めることが仕組みとして必要になる．また，事務職と専門職が互いにデータを分析し協議を行っていく過程を大切にすることで，その後の事業実施のやりやすさにもつながってくる．庁内連携の体制整備の構築状況については保険者により違いがあった．

①現状分析に基づく健康課題の明確化

　保険者は，「現状分析の方法について」「健康課題をどのように抽出したらよいのか」「誰を保健事業の対象としたらよいかわからない」などを課題として感じていた．

　［既存事業の評価］ 計画の策定に先立ち，各保険者はこれまでどのような内容の事業が実施され，その事業が効果的であったのかどうかを評価し，計画のなかに反映していく必要があるが，既存事業の評価において事業目標を達成・未達成の状況まで分析している保険者は少なかった．

[各種データの分析] データ分析の項目としてあげられていたものは，被保険者の性・年齢構成や死亡率，特定健診・保健指導実施率や有所見の状況，医療費については入院・外来の費用割合，1人あたり医療費，疾病別医療費を，介護データについては介護認定率や要介護認定者の有病状況などであった．質問票からの生活習慣の状況の分析については，やや活用が少なかった．また，国保担当部署が主担当で策定している場合は，疾病別医療費，後発医薬品について高い割合でデータ分析しており，衛生部門が主担当となって策定している場合は，生活習慣，健診結果，医療費の状況など幅広くデータ項目を分析していた．

現状分析に使用したデータソースは，§31-4でふれるが，国保データベース（KDB）システムの割合が高く，同システムにより課題を明確にするために全国・全県・同規模との比較や性年齢別・経年的な分析をしていた．また同一保険者内であっても，地域によって生活環境や医療機関・社会資源をはじめ，社会環境に違いが出てくることが多いが，地域別のデータ分析はあまりされていなかった．

また，日頃の保健師活動から感じていることや住民の意見など「質的な情報」の分析についてはあまり行われていなかった．

[被保険者の全体像から考えた健康課題] 被保険者の全体像を俯瞰して，そのデータから健康課題を検討している保険者もみられる．厚生労働省様式6-10（糖尿病等生活習慣病予防のための健診・保健指導）から特定保健指導のみでは，生活習慣病の予防や医療費適正化にはつながっていかないことが読み取られ，治療中者，健診を受診していない者などへの対応や，健康な生活習慣の在り方から重症化予防までの幅広い対応が必要になってくる．

国民健康保険中央会では，平成27年（2015年）度の特定健診と医療機関受診とのマトリックスをKDBシステムから作成し（表31-1），保険者へ情報提供を行った．この表は，全国集計として提供したものであるが，KDBシステムにデータが登録されていた40歳以上の国保被保険者22,599,591人のなかで，特定健診が未受診であってかつ医療機関を受診している者が11,228,174人（49.7％），そのうち生活習慣病の診断名のある者が7,117,886

表31-1 特定健診対象者における特定健診受診と医療機関受診の関係図〔平成27年（2015年）度〕

			医療機関への受診		
			有	無	合　計
特定健診の受診	有	受診者数 （健診対象者に占める割合）	7,179,242人 （31.8％）	546,736人 （2.4％）	7,725,978人 （34.2％）
		うち生活習慣病有 （受診者数に占める割合）	4,926,286人 （68.6％）		4,926,286人 （63.8％）
	無	未受診者数 （健診対象者に占める割合）	11,228,174人 （49.7％）	3,645,439人 （16.1％）	14,873,613人 （65.8％）
		うち生活習慣病有 （未受診者数に占める割合）	7,117,886人 （63.4％）		7,117,886人 （47.9％）
	合計	合計人数 （健診対象者に占める割合）	18,407,416人 （81.5％）	4,192,175人 （18.5％）	22,599,591人 （100.0％）
		うち生活習慣病有 （合計人数に占める割合）	12,044,172人 （65.4％）		12,044,172人 （53.3％）

出典：公益社団法人 国民健康保険中央会：KDBシステムを活用した全国集計，2017．

人（63.4％）となっている．被保険者の構成は60歳以上の割合が高く，医療機関にかかっている者が多いことを考えれば，被保険者に特定健診の受診を促すためにも医療機関との連携が欠かせないこと，また重症化予防の事業を実施していくうえでも連携が必要であることがわかる．さらに，特定健診・医療機関ともに未受診者が3,645,439人（16.1％）となっている．さまざまな要因があると思われるが，まだかかわりがない者たちへの対応に健康課題の焦点を当てている保険者もある．計画のなかで，被保険者の全体像を把握したうえで，どのような事業を実施していくか検討していくことが求められる．

② 優先順位の設定

目標を達成するために事業の優先順位づけを行っている保険者は，半数程度となっている．事業に優先順位を設定している理由は，医療費が高い疾病の発症予防や重症化予防を図るため，あるいは改善の可能性が高いか対象者となる者が多いなど，優先的に取組んでいた．

③ 目的・目標の設定

保険者は，現状から課題を抽出し，その課題に応じた目的ならびに目標を設定している．数年後に実現しているべき「改善された状態」を目的としており，目標値は，保険者などにおける，これまでの実績をふまえながら設定している．事業によっては，国で示す目標値と実際が乖離していることもあり，目標値の設定をどのようにしたらよいのか保険者はずいぶん悩んでいた．具体的な目標については「健康寿命の延伸〔平成30年（2018年）度にX歳延伸〕」「医療費の抑制（総医療費における入院医療費費用額の構成割合をY％減少）」など具体的に数値で表すなど，わかりやすく示されている．

2　第二期データヘルス計画に向けての取組み

ⅰ）第一期データヘルス計画の事業評価

事業の評価は，保健事業の実施状況や，実施量をみるアウトプット評価と，成果をみるアウトカム評価により実施する．アウトカム評価は計画時に設定した評価指標に合わせて実施し，達成・未達成の要因を明確にするために計画立案，実施体制，関係機関との連携などストラクチャーはどうだったのか，また保健事業の実施過程がどうだったのか，プロセス評価を行いながら総合評価をし，つぎの計画に反映していく．評価の体制は，庁内連携のなかでの会議体や関係機関との会議などで行うなど計画策定時に決定しておく．

ストラクチャー，プロセス，アウトプット，アウトカムの4つの視点での評価を行うことについては保険者にはまだ十分に浸透していないが，PDCAサイクルで事業を実施していくためにはこれらの4つの視点での評価が必要となる．事業評価の研修などで演習をしていく機会があると理解しやすくなる．

ⅱ）医療機関との連携を図る

保健事業を実施していくうえで医療機関との連携が不可欠となる．医療機関に定期的に通院中のため，特定健診を受診する必要がないと思っている被保険者もおり，かかりつけ医に健診の受診を促してもらい，健診結果を本人同意のうえかかりつけ医に提供するなど，特定健診・保健指導と連携した受診の啓発も必要になる．

保険者によっては，医師会との連携会議をもち，そのなかで事業の評価結果を報告し，

課題などを検討する体制をつくっているなど，被保険者の健康を増進していくための方策について協力を得ている．

ⅲ）社会資源（人的資源）など地域力の活用

中高年になって健康な状態で日々の生活を送るためには，よりよい生活習慣をもつことが大切であり，とくに若いころからの食生活，運動，睡眠など生活習慣が影響してくることは周知されている．良好な生活習慣をもつためには，個人の努力ばかりではなく，社会環境を整備することも重要である．そこで生活習慣病を予防し，より健康な状況となるために，保険者は商店街や自治会などと協力し，被保険者の予防・健康づくりに向けた個人へのインセンティブ（動機付け）を積極的に推進しているところもある．また，長野県の保健補導員の活動のように，自ら健康に関する学習をし，学んだことを家族や地域の人々に伝え，仲間づくりをしていくなかで地域の健康づくりに貢献する仕組みもある．被保険者の健康意識を醸成するための取組みが地域の特性をふまえながら実施されてきている．

ⅳ）保険者努力支援制度

保険者機能を発揮し，予防・健康づくりに取組む保険者（市町村）に対し，保険者インセンティブとして支援金が交付される制度が平成28年（2016年）度より前倒し〔平成30年（2018年）度から本格実施〕で実施されている．評価指標は，保険者として積極的に取組む内容の事項となっているが，取組み状況には違いが出てきている．保健事業などを実施し成果を上げることにより国より交付金が入る制度は画期的なものであり，保険者はこれを有効に活用すべきではないかと考える．

ⅴ）被用者保険・後期高齢者医療広域連合との連携

市町村国保の被保険者は，住民全体の約30％の構成割合となっており，住民全体からみると被用者保険の被保険者の割合のほうが高い．被用者保険の被保険者は，疾病や定年による退職に伴って市町村国保に加入する人が多い．被用者保険においては，若いときからの健康意識を高めていくことにより，生活習慣病などの重症化を予防し，高齢者になってもQOL（quality of life）が維持できるよう保健事業を実施することが求められており，被用者保険と国保を通じてライフサイクルに合った対応と連携が必要となる．これらについては，後期高齢者に関することも同様で，フレイル対策や介護予防など前期高齢者のときからの一貫した保健事業の対策が必要となる．こうした保険者間の連携については，保険者協議会などを活用していくことにより効果が得られるのではないだろうか．

国保・後期高齢者ヘルスサポート事業

国保・後期高齢者ヘルスサポート事業は国民健康保険中央会・47都道府県国民健康保険団体連合会の事業となっている（図31-1）．

1　概　要

保険者が実施するデータ分析に基づく保健事業の計画・実施・評価（PDCAサイクル）の取組みに際し，平成26年（2014年）度から，全国47都道府県の国保連合会に公衆衛生学などの有識者による保健事業支援・評価委員会を設置し，保険者を支援している．また，

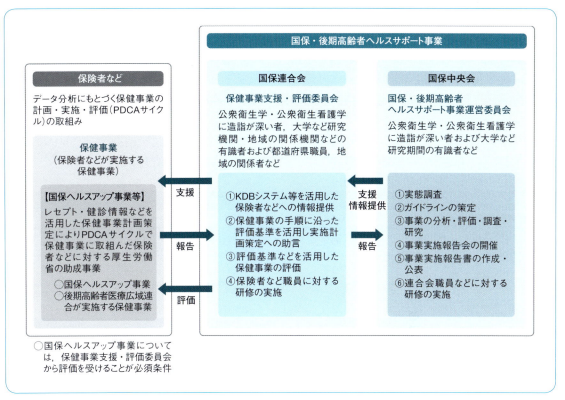

図31-1　国保・後期高齢者ヘルスサポート事業
2014年（平成26年）度，国保中央会・国保連合会では，47都道府県国保連合会に「保健事業支援・評価委員会」を設置し，保険者支援を開始した．

国民健康保険中央会には，有識者で構成された運営委員会を設置し，各保健事業支援・評価委員会の支援の在り方を検討し，ガイドラインで示すとともにその後の事業評価を行うなどの保険者支援の体制を構築した．

2　支援対象保険者数の推移

支援を希望する保険者は平成26年（2014年）度から年々増加しており，平成29年（2017年）8月には市町村国保，国保組合，後期高齢者広域連合の966保険者（全体の50.2％）となり（表31-2），保険者支援を実施する有識者は，全国47都道府県で332人となっている．

第一期のデータヘルス計画の策定に係る支援内容では「現状分析」「課題抽出」「目標設定」などの項目が多くなっている．平成29年（2017年）度は，第二期データヘルス計画策定の時期となるので，第一期データヘルス計画の事業評価に関する事項などが多くなっている．支援内容についてはp.277の§31-2でふれた．

国保データベース（KDB）システム

国保連合会が，国保保険者（市町村および国保組合），後期高齢者医療広域連合および介

表31-2 支援対象保険者数の推移

		平成26年度 (平成27年3月31日現在)	平成27年度 (平成27年10月16日現在)	平成28年度 (平成28年8月19日現在)	平成29年度 (平成29年9月14日現在)
市町村国保					
	管内保険者数	1,716	1,716	1,716	1,716
事業支援保険者数計	ヘルスアップ事業(計)	156	317	359	354
	ヘルスアップ事業以外	375	445	515	519
	合計	531	762	874	873
事業支援率(%)		30.9	44.4	50.9	50.9
国保組合					
	管内保険者数	164	164	163	163
事業支援保険者数計	ヘルスアップ事業(計)	6	6	8	6
	ヘルスアップ事業以外	19	35	40	58
	合計	25	41	48	64
事業支援率(%)		15.2	25.0	29.4	39.3
後期高齢者医療広域連合					
	管内広域連合数	47	47	47	47
	支援広域連合数	24	26	24	29
	事業支援率(%)	51.1	55.3	51.1	61.7
合計					
Ⅰ. 管内保険者等数		1,927	1,927	1,926	1,926
Ⅳ. 事業支援保険者等数	Ⅱ. ヘルスアップ事業支援保険者数	162	323	367	360
	Ⅲ. ヘルスアップ事業以外の支援保険者等数	418	506	579	606
	合計	580	829	946	966
Ⅴ. 事業支援率(%)		30.1	43.0	49.1	50.2

出典:公益社団法人 国民健康保険中央会:国保・後期高齢者ヘルスサポート事業 保健事業支援・評価委員会及び国保連合会の保険者等への支援状況,2017.

護保険者(以下,保険者等)の委託により保管している医療レセプト,特定健診など結果データおよび介護レセプトを,保険者などの委託により被保険者ごとにひもづけし,保険者などの保健事業に活用してもらうためのツールとして国民健康保険中央会が開発し,平成25年(2013年)10月より公開した.参加保険者等は,約99.5%となっている.各保険者等は,データヘルス計画のデータ分析や事業評価,事業対象者の抽出,関係機関などへの事業説明などに幅広く活用されている(図31-2).

おわりに

保険者はデータヘルス計画を策定したことによる保健事業の実施や体制における変化に

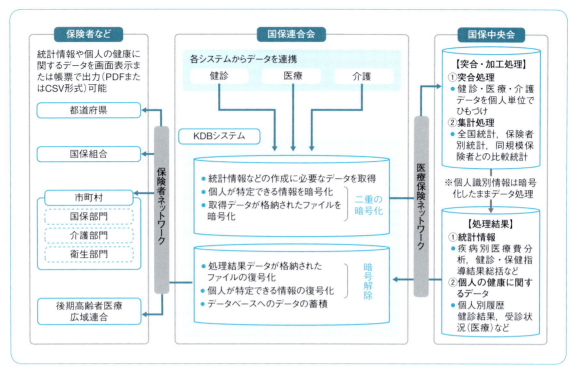

図31-2　国保データベース(KDB)システムの概要
国保データベース(KDB)システムは，国保連合会が各種業務を通じて管理する給付情報(健診・医療・介護)などから「統計情報」を作成するとともに，保険者からの委託を受けて「個人の健康に関するデータ」を作成し，提供する．

ついて「PDCAサイクルを意識した事業の取組みを実施した」「医療費適正化を意識しはじめた」「健康づくりが明確になった」「データに基づく事業対象者を設定した」などあげている．保険者機能を発揮し，被保険者の健康増進を図るとともに医療費の適正化について検討するなどデータを分析するなかで，保険者は効果的な保健事業の必要性と，そのために，どのように保健事業を計画し実行するのかの重要性に気づいてきているのではないだろうか．

文献

1) 公益社団法人 国民健康保険中央会：国保・後期高齢者ヘルスサポート事業ガイドライン，2016. http://www.mhlw.go.jp/file/06-Seisakujouhou-12400000-Hokenkyoku/0000117695.pdf (2018年7月現在)
2) 公益社団法人 国民健康保険中央会：国保・後期高齢者ヘルスサポート事業データヘルス計画・保健事業等に関する実態調査集計結果，2017. https://www.kokuho.or.jp/hoken/lib/2017_jiltutaityusasyuukeikeltuka.pdf (2018年7月現在)
3) 公益社団法人 国民健康保険中央会：国保・後期高齢者ヘルスサポート事業報告書・〈別冊〉事例集，2017. https://www.kokuho.or.jp/hoken/lib/beltusatujireisyuu_201707.pdf (2018年7月現在)

Ⅴ 健診・保健指導を効果的に実施していくための体制

32 産業医の立場から ―健康経営と健診―

岩崎明夫

> **Point**
> - 事業者と保険者はそれぞれ基となる法規，保健事業の責任範囲，立場などは異なるが，いずれも生活習慣病を重要なターゲットにしている．
> - 事業者において，健康経営がキーワードとなり，健康管理はコストから投資へ変化することが期待されている．
> - 今後は，事業者と保険者の連携の必要性から，コラボヘルスガイドラインや保険者のインセンティブ指標の導入などが重要である．

Keyword
- 労働安全衛生法
- 健康経営
- コラボヘルス

32-1 事業者と保険者

1 「労働安全衛生法」と産業医の職務

「労働安全衛生法」（以下，「安衛法」）は昭和47年（1972年）に制定され，第1条において，その目的は，

> 労働基準法と相まって，労働災害の防止のための危害防止基準の確立，責任体制の明確化及び自主的活動の促進の措置を講ずる等その防止に関する総合的計画的な対策を推進することにより職場における労働者の安全と健康を確保するとともに，快適な職場環境の形成を促進することを目的とする．

となっている．また，「安衛法」第13条において，「常時50人以上の労働者を使用する事業場においては産業医の選任が事業者に義務づけられ，事業者は事業場を担当する産業医を選任して，その意見などに基づき，安全配慮の観点から適切に対応していくこと」が求められている．つまり，産業医は事業者に雇用されるか，もしくは契約を締結し，「安衛法」の規定に基づき，その職務を遂行する．事業者は，事業を適切に遂行していくうえで，労働災害の防止と労働者の安全（健康）配慮義務の遂行は欠かせないことであり，そのための体制を整えている．

ⅰ）「労働安全衛生法」による健康診断ならびに「高齢者の医療の確保に関する法律」による特定健診・特定保健指導

「安衛法」における健康診断について，事業者に対して健診を実施する義務が，労働者は受診する義務が規定されている．労働人口でも，生活習慣病がその大きな課題となってい

ることから,「安衛法」の健康診断においても生活習慣病対策がその主柱を成している.実際のところ,労働人口の高齢化とともに健康診断の有所見率は年々上昇をつづけており,現在50％を超えている.つまり,労働の現場においても,生活習慣病,とくにメタボリックシンドロームは大きな課題である.「安衛法」においても健康診断の事後措置として,産業医による就業区分の意見だけでなく,保健指導の実施の努力義務が規定されており,事業場の産業医,産業看護職(保健師,看護師)は必要に応じて保健指導を実施してきた.

一方,2008年(平成20年)より,「高齢者の医療の確保に関する法律」に基づき,メタボリックシンドロームに焦点をあてた特定健診・特定保健指導(以下,特定健診・保健指導)の制度が運用開始された.これは,わが国の高齢化が世界に先駆けたスピードで進んだ結果,医療費の高騰が国家的課題となっていることから,大きな目標として国民の生活の質の確保と医療費の適正化を掲げたことに基づくものである.特定健診・保健指導においては2008年からの第一期,2013年からの第二期の追跡調査により,特定保健指導を受けた場合,翌年以降の医療費が下がることが判明している.「安衛法」の健康診断においても,2008年に健診項目に腹囲長の測定を追加するなど,特定健診の項目との整合性をとることにより,事業場においても特定保健指導の実施が期待された.

ⅱ) 特定健診・特定保健指導の受診率ならびに実施率

現在の重要な課題として,第一期,第二期の追跡調査では,特定健診の受診率,特定保健指導の実施率がかなり低いことが指摘されている.これは,事業場において,特定健診項目を含む「安衛法」の健康診断の受診は義務であるため,おおむね受診率は十分に高いといえるが,事業者と保険者のあいだで,受診者の健診データなどの共有が十分にできていないことや,被扶養者や特定退職者などの健診の受診率は被保険者と比べ,まだ低いことなどが指摘されている.また,事業場では「安衛法」に基づく対応が基本となり,保健指導の実施が努力義務である事業者と,関連法規が異なる保険者とでは,特定保健指導に関する連携が十分に進んでいないこと,特定保健指導は標準化されたプログラムを実施することとなっているが,その一方で,保健指導の評価期間が6カ月に限られるなど,事業場の実情に合わせた柔軟性に乏しいため,事業場ごとの工夫の余地が十分ではないことなどが指摘されてきた.

これらをふまえ,平成30年(2018年)からの第三期に向けて,保健指導に事業場の工夫を取り入れる改定が進んだ.また,厚生労働省においても平成29年(2017年)に「データヘルス・健康経営を推進するためのコラボヘルスガイドライン」(以下,「コラボヘルスガイドライン」)を発行し,事業者と保険者との連携の推進を図っている.

2 コラボヘルスとは

特定健診・保健指導の第一期,第二期を経て,保険者により特定健診・保健指導の受診率や実施率に差があること,とくに事業者との連携がうまくいっている場合とそうでない場合があることが指摘されている.このことは,事業者と保険者のコラボヘルスが必ずしもうまくいっていないことを示唆している.平成29年(2017年)に厚生労働省が公表した事業者と保険者との「コラボヘルスガイドライン」によれば,

表32-1 事業者と保険者の役割とコラボヘルス*

実施主体	事業者	保険者
基本法規	労働安全衛生法 労働基準法	健康保険法 高齢者の医療の確保に関する法律
内　容	・健診の実施と事後措置 ・ストレスチェック ・過重労働対策 ・両立支援対策 ・化学物質管理　　　　　　　など	・特定健診の実施 ・特定保健指導の実施 ・データヘルス計画 ・がん検診 ・保険給付の実施　　　　　　　など
役　割	職場環境の整備	保健事業の実施
目　的	労働災害防止および 安全配慮義務の遂行	保険者機能の発揮
今後の連携	コラボヘルスで保健事業の基盤の強化	
今後の展開の方向	コラボヘルスの実行	
	健康経営の実践	データヘルス計画の推進
今後の目標	従業員の生産性向上	保健事業の円滑な実施
	医療費の適正化	

* 事業者と保険者は上記の役割分担と連携を進める関係にある．
[厚生労働省保険局：データヘルス・健康経営を推進するためのコラボヘルスガイドライン，2017をもとに作成]

> コラボヘルスとは健康保険組合等の保険者と事業主が積極的に連携し，明確な役割分担と良好な職場環境のもと，加入者（従業員・家族）の予防・健康づくりを効果的・効率的に実行すること

とされている．「コラボヘルスガイドライン」では，基本とする法規が異なる事業者と保険者が表32-1のように，それぞれの責任と立場と分担を明確にしつつも，連携し協働することの重要性をあらためて示している．あわせて，保険者と事業者の連携がうまくいっている好事例が紹介されている．

　事業者にとっては，健康診断だけではなく，過重労働対策やストレス対策，さらに治療と就業の両立支援など，労働者の健康に関する安全（健康）配慮義務の範囲が近年，拡大傾向にあり，「安衛法」の枠組みを越えた部分である特定保健指導まで手がまわらない側面もある．保険者にとっては，特定健診・保健指導は保険者機能を発揮するうえでの基本事項であるため，第三期ではインセンティブ（動機付け）が強化されている．そもそも，事業者と保険者には医療専門職の人材が豊富ではないため，限られた人材を適切に活用・連携して，それぞれの役割を果たせるようにすることが必要である．第一期，第二期をとおして，事業者が，このような観点を重視するキーワードが登場してきている．それが，つぎに述べる「健康経営」である．

2 健康経営の潮流と特定健診・特定保健指導

1 健康経営の歴史と潮流

　近年，「健康経営銘柄」の選定など，「健康経営」が急速に重要なキーワードとなっているが，その歴史は古い．米国においては以前より，従業員の健康度と企業業績の関連性につ

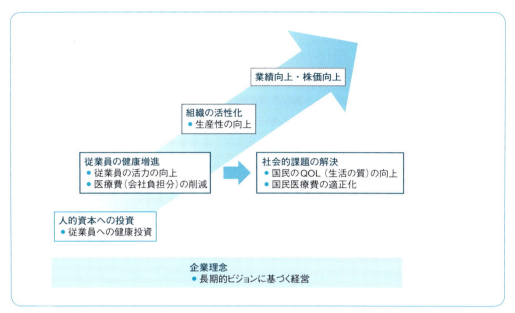

図32-1　健康経営の意義と社会的課題との関係性

[経済産業省：健康経営銘柄のホームページをもとに作成]

いての研究が行われており，1992年にはR. H. Rosenらによる「The Healthy Company」が発刊され，おもに従業員のメンタルヘルスや健康への投資と企業業績への影響の分析から，その重要性が示された．わが国においては，厚生労働省により，労働人口の高齢化の進展を背景に，1979年のシルバー・ヘルス・プラン(SHP)から健康増進の考えかたが導入され，1988年にはトータル・ヘルスプロモーション・プラン(THP)として，生活習慣病からメンタルヘルスまでをトータルにとらえて健康増進を図る考えかたが示された．ここでは労働災害の防止や安全配慮義務の遂行といった「安衛法」の基本的概念を拡張して，従業員の健康増進と企業への貢献という視点が示された．

また，企業の社会的存在やステークホルダーへの配慮といった視点から，企業の社会的責任 corporate social responsibility (CSR)として，事業者の従業員の健康への関心も高まりをみせ，企業のアニュアルレポートにも従業員の健康が取り上げられるようになった．岡田らにより健康経営研究会が2006年に設立され，「健康経営」という言葉と概念が，おもに企業で，産業保健活動を実践する医療専門職や関心の高い事業者に，急速に浸透することになった．

こうした流れのなか，わが国の急速な高齢化を受け，新たな予防的視点によるヘルスケア産業の育成を想定して，経済産業省では「健康経営」を実践する企業に対しての表彰制度を2015年に開始した．それが，「健康経営銘柄」である．図32-1にあるように，企業経営において，健康を企業における人的資本に対する投資と位置づけ，従業員の健康増進が組織の活性化と労働生産性の向上につながり，企業業績の底上げとなる概念を示し，これらがわが国の抱える社会的課題の解決にも貢献することを示した．この制度により「健康経営」は一気に事業者の関心が高い時代のキーワードに変貌した感がある．少子高齢化の時代において，事業を進めるうえでの適切な人材確保が困難な側面が生じてきており，働き

やすい職場環境や制度の整備，高年齢労働者や女性労働者の活躍の場の確保などは，人材の確保と企業経営に欠かせないものとなった．

2　健康経営銘柄と健康経営優良法人（ホワイト500）

　経済産業省が，おもに進める「健康経営」に関する制度では，東京証券取引所と共同で上場企業のなかから「健康経営銘柄」の選定がある．またあわせて，「健康経営」の裾野を広げる意味において，経済産業省が選定する「健康経営優良法人（ホワイト500）」認定制度があり，「健康経営優良法人」の認定基準は大企業向けと中小企業向けがある．「健康経営銘柄」「健康経営優良法人」のいずれも基本的な概念と評価の軸は同様のもの（図32-2）であり，認定基準として「健康経営」を評価する指標（表32-2）が公表されている．

　「健康経営」の評価の軸は，

①経営の理念・方針：経営者の自覚や健康宣言の表明など
②組織体制：経営層の体制と保険者との連携など
③制度・施策実行：従業員の健康課題の把握と必要な対策の検討，「健康経営」の実践に向けた基礎的な土台づくりとワークエンゲイジメント，従業員の心と身体の健康づくりに向けた具体的対策，取組みの質の確保など
④評価・改善：取組みの効果検証と保険者へのデータ提供（保険者との連携）

が指標となる（図32-2）．③と④は，マネジメントシステムにおけるPDCA（Plan-Do-Check-Action）サイクルと同様であり，企業活動でなじみやすい指標となっている．さらに，

⑤法令遵守・リスクマネジメント：「健康経営」の土台部分にあたり，「安衛法」の求める法的水準は，最低限の基準として位置づけられている

と5つの指標がある．つまり，「健康経営」とは，戦略的な取組みとして，企業経営に積

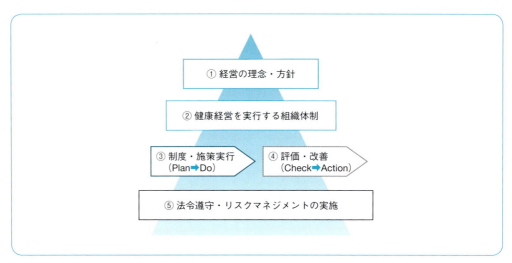

図32-2　健康経営を評価する5本の柱

［経済産業省：健康経営銘柄のホームページをもとに作成］

極的に位置づけられることがその趣旨であることがわかる．

ⅰ）健康経営銘柄

「健康経営銘柄」は「健康経営」の表彰制度のなかで象徴的な意味合いがあり，現在，30を越える業種ごとに1社のみが選定されている．その選定は，まず東京証券取引所の上場会社へ「従業員の健康に関する取組についての調査」が送付され，回答があった上場会社が選定対象となる．第1段階として回答結果を分析し，30を越える業種ごとに数社が「健康経営」に優れた企業として選定される．この基準は総合評価の順位が上位20％であること，重大な法令違反がないことなどが検討される．第2段階として財務指標スクリーニン

表32-2 健康経営を評価する指標

大項目	中項目	小項目	大企業の評価項目	中小企業の評価項目
1. 経営理念（経営者の自覚）			健康宣言の社内外への発信（アニュアルレポートや統合報告書などでの発信）	健康宣言の社内外への発信および経営者自身の健診受診
2. 組織体制		経営層の体制	健康づくり責任者が役員以上	健康づくり担当者の設置
		保険者との連携	健保など保険者と連携	
3. 制度・施策実行	従業員の健康課題の把握と必要な対策の検討	健康課題の把握	• 定期健診受診率（実質100％） • 受診勧奨の取組み • 50人未満の事業場におけるストレスチェックの実施	
		対策の検討	• 健康増進・過重労働防止に向けた具体的目標（計画）の設定	
	健康経営の実践に向けた基礎的な土台づくりとワークエンゲイジメント	ヘルスリテラシーの向上	• 管理職または一般社員に対する教育機会の設定	
		ワークライフバランスの推進	• 適切な働きかた実現に向けた取組み	
		職場の活性化	• コミュニケーションの活性化に向けた取組み	
		病気の治療と仕事の両立支援	• 病気の治療と仕事の両立支援に向けた取組み（メンタルヘルス対策以外）	
	従業員の心と身体の健康づくりに向けた具体的対策	保健指導	• 保健指導の実施および特定保健指導実施機会の提供に関する取組み	
		健康増進・生活習慣病予防対策	• 食生活の改善に向けた取組み • 運動機会の増進に向けた取組み • 受動喫煙対策に関する取組み	
		感染症予防対策	• 従業員の感染症予防に向けた取組み	
		過重労働対策	• 長時間労働者への対応に関する取組み	
		メンタルヘルス対策	• 不調者への対応に関する取組み	
	取組みの質の確保	専門資格者の関与	産業医または保健師が健康保持・増進の立案・検討に関与	―
4. 評価・改善		取組みの効果検証	健康保持・増進を目的とした導入施策への効果検証を実施	―
		保険者へのデータ提供（保険者との連携）	―	（求めに応じて）40歳以上の従業員の健診データの提供
5. 法令遵守・リスクマネジメント			• 定期健診を実施していること（自主申告） • 健保など保険者による特定健康診査・特定保健指導の実施（自主申告） • 50人以上の事業場におけるストレスチェックを実施していること（自主申告） • 従業員の健康管理に関連する法令について重大な違反をしていないこと（自主申告）	

出典：経済産業省：健康経営銘柄のホームページをもとに作成．

グによる選定があり，自己資本利益率 return on equity（ROE）の直近3年間の平均が業界平均値以上であることが必要とされる．

ii）健康経営優良法人

一方，「健康経営優良法人」は「健康経営」の浸透と裾野の拡大を目指し，業種にこだわらず，広く「健康経営」を戦略的に取組む企業を増やすことを目的としている．大企業版では，表32-2の評価指標のうち，①経営理念（経営者の自覚），②組織体制，③制度・施策実行のうちの専門資格者の関与，④評価・改善，⑤法令遵守・リスクマネジメントが必須事項となっており，③制度・施策実行の15項目のうちの12項目を満たす必要がある．これらの総合評価のうち，回答法人の上位50％が「健康経営優良法人」として認定される．また，中小企業版では，より取組みやすい基準としており，①経営理念（経営者の自覚），②組織体制，③制度・施策実行，④評価・改善，⑤法令遵守・リスクマネジメントの5項目は必須事項とされているが，③制度・施策実行においては，中項目ごとに，「従業員の健康課題の把握と必要な対策の検討」から小項目を2つ以上，「健康経営の実践に向けた基礎的な土台づくりとワークエンゲイジメント」から小項目を1つ以上，「従業員の心と身体の健康づくりに向けた具体的対策」から小項目に3つ以上，取組んでいることが必要要件となる．

これらの評価指標の公表は，企業にとって法規以上の取組みをする場合に，どこを目指して戦略的に取組めばよいかという点で重要な道標となる．また，表32-2の「健康経営」を評価する指標には，保険者と事業者のコラボヘルスを推進する視点から，①経営理念（経営者の自覚）では「健康宣言」の発信，②組織体制では保険者との連携，③制度・施策実行では特定保健指導機会の提供，④評価・改善では保険者へのデータ提供（保険者との連携），⑤法令遵守・リスクマネジメントでは，健保など保険者による特定健診・保健指導の実施，などが随所に盛り込まれていることがきわめて重要である．

3　健康経営と第三期のインセンティブ指標

特定健診・保健指導の第三期の改定においては，保険者の取組みの指標としてインセンティブ指標が導入された（表32-3）．このインセンティブ指標は，保険者機能がバランスよく適切に実施されているかを評価するもので，「後期高齢者支援金」の減算の評価指標となり，7つの大項目から構成されている．

そのなかで，大項目7（表32-3）は「事業者との連携，被扶養者への健診・保健指導のはたらきかけ」となっており，6つの中項目のうち，①〜④において，具体的に保険者と事業者の連携が指標として導入されている．具体的には

①産業医・産業保健師との連携では，産業医・産業保健師と連携した保健指導の実施，または産業医・産業保健師への特定保健指導の委託

という項目があり，事業場の産業医などの医療スタッフとの連携が評価として導入された．

②健康宣言の策定や健康づくりなどの共同事業の実施では，事業者と保険者が連携した健康宣言の策定や健保加入者へのはたらきかけ，事業場の特性をふまえた健康課題の分析・把握，健康課題解決に向けた保険者と事業者の共同事業や両者の定期的

表32-3 健康経営に関係した第三期のインセンティブ指標の例（大項目7：事業主との連携，被扶養者への健診・保健指導のはたらきかけ）

中項目	総合評価の項目	重点項目	配点（点）
① 産業医・産業保健師との連携	産業医・産業保健師と連携した保健指導の実施，または産業医・産業保健師への特定保健指導の委託	○	4
② 健康宣言の策定や健康づくりなどの共同事業の実施	事業主と連携した健康宣言（従業員などの健康増進の取組みや目標）の策定や加入者へのはたらきかけ．事業所の特性をふまえた健康課題の分析・把握，健康課題解決に向けた共同事業や定期的な意見交換の場の設置	○	4
③ 就業時間内の特定保健指導の実施の配慮	就業時間中に特定保健指導が受けられるよう事業主による配慮	○	4
④ 退職後の健康管理のはたらきかけ	事業主の実施する退職者セミナーなどで保険者が退職後の健康管理に関する情報提供を実施	○	4
⑤ 被扶養者への特定健診の実施*	前年度の被扶養者の特定健診の実施率が〔目標値×0.7〕以上*	○	4
⑥ 被扶養者への特定保健指導の実施*	前年度の被扶養者の特定保健指導の実施率が〔目標値×0.7〕以上*	○	4
全200点中の大項目7における合計点		—	24

* ⑤と⑥は被扶養者に関する項目のため，一部割愛し灰色で示す．
出典：厚生労働省保険局：第30回保険者による健診・保健指導等に関する検討会資料，2017．

な意見交換の場の設置

が盛り込まれている．これはまさに事業場からみれば，「健康経営」における評価の軸の具体的内容とほぼ同じである．つまり「健康経営」では事業者の評価として，「インセンティブ指標」では保険者の評価の指標として，同じ方向性をもつ項目が提示されている．

32.3 第三期に向けて

1 事業者と保険者の役割分担の見直しと体制の構築

　第一期，第二期をふまえ，平成30年（2018年）度からの第三期に向けて特定健診の受診率ならびに特定保健指導の実施率の向上は，喫緊の課題である．平成27年（2015年）度の実績値では，特定健診の受診率は50.1％，特定保健指導の実施率は17.5％しかない．保険者や事業者ごとに事情も異なり，実績値も大きくばらついている．第一期，第二期の特定健診・保健指導では，標準的なプロセス，健診項目，保健指導をセットで行うことで，健診から保健指導へ，という一連の流れを構築できたことは評価できる．一方，その成果のばらつきは，おもに保険者と事業者のコラボヘルスへの理解と人的資源の不足によるところが大きく，十分な連携と体制の構築ができた保険者と事業者は成果を上げている．このため，第三期に向けて，あらためて事業者と保険者の連携の見直しと体制の再構築が必要である．

　それにはまず，保険者と事業者の関係性の整理が求められる．従来，保険者と事業者はそれぞれの関連法規と責任範囲のもとでそれぞれの保健事業と産業保健活動を進めており，それぞれの責任範囲が優先されていた．保険者と事業者で特定保健指導の業務委託契

約はなされていても，事業者は本来の労災防止や安全配慮義務に関する業務が優先となる．また，保険者から事業者へ上意下達方式の連携だけでは，事業場の現場の創意工夫は得られず，実施率の低迷の一因にもなる．これらに対して，保険者と事業者が対等の立場で連絡会議などを定期開催すること，その際に産業医などの意見を十分に取り入れること，保険者にも事業者にとっての産業医のような人材の配置を考慮すること，保険者と事業者の協働を考慮し，医療人材を確保していくことなどが考えられる．場合によっては，契約形態や組織形態の見直しを伴うこともあるだろう．

2　コラボヘルスの現状と今後

ⅰ）6カ月評価から3カ月評価へ

そもそも「コラボヘルス」なる言葉は，関連法規と責任範囲が異なる保険者と事業者を結びつけることが，その大旨である．保険者の特定健診・保健指導と，事業者の健康診断・保健指導は重複する部分があり，ばらばらに実施する意義は乏しい．第三期に向けては事業者における保健指導の実情を考慮して，特定保健指導の6カ月評価を3カ月評価へ，という柔軟な実施が認められ，事業場で実施しやすい改定がなされている．事業者による健康診断は，ほぼ確実に毎年の健診の機会があり，3カ月評価を可能にしたことは実務上の視点から重要である．

ⅱ）アウトプット管理からアウトカム管理へ

第三期に向けて，もう1つの重要な視点は，受診率，実施率といったプロセスを評価したアウトプット管理から，メタボリックシンドローム率が低減したか，医療費が削減されたか，といったアウトカム管理の視点を導入したことであろう．なぜなら，それこそが保険者にとってのデータヘルスの成果指標であり，事業者にとっての「健康経営」の成果指標であるといえるからである．アウトカム管理の視点をもつならば，たとえば40歳からの特定保健指導では，とくに男性の場合はすでに肥満が完成されていることが多く，メタボリックシンドローム率の低減のためには，より若年層への対応が重要であり，現場に工夫の余地があると予想される．喫煙についても同様に，若年層の喫煙率を上げない方策が重要である．第三期においては特定健診・保健指導の着実な実施とともに，本来の目標と目的を意識して進めていくことが望まれる．

文献

1) 厚生労働省保険局：データヘルス・健康経営を推進するためのコラボヘルスガイドライン，2017. http://www.mhlw.go.jp/file/04-Houdouhappyou-12401000-Hokenkyoku-Soumuka/0000171483.pdf（2018年7月現在）
2) 経済産業省：健康経営銘柄のホームページ．http://www.meti.go.jp/policy/mono_info_service/healthcare/kenko_meigara.html（2018年7月現在）

Ⅴ 健診・保健指導を効果的に実施していくための体制

33 医師会の立場から

今村 聡

Point
- 特定健診は単なる健診制度の1つではなく，国民の健康寿命延伸に資するさまざまな保健事業の起点として，その重要性が増している．
- これからの特定健診や保健事業においては，通院中の患者に対してもさまざまなアプローチを行うことが想定されているが，事業を混乱なく進めるためにも地域医師会と十分に協議し，地域のかかりつけ医，産業医との連携体制をいかに構築するかが重要である．

Keyword
- 地域医師会との連携
- 特定健診を起点とする取組み
- 健診標準フォーマット

33-1 制度の見直しにあたって

　特定健康診査・特定保健指導（以下，特定健診・保健指導）が2008年（平成20年）に開始されてから10年が経過した．制度開始当初は，実施主体が市町村から各医療保険者に変わり，また，健診内容もメタボリックシンドロームに着目した限定的な項目へと変わってしまった印象があり，健診を実施する医療関係者のみならず，国民のなかにも混乱があったと記憶している．

　そのようななかで，われわれ医療者は「国民に対する生活習慣病対策の一環」という制度の趣旨を理解しながらも，多くの国民にとって定期的に自らの健康状態を把握するための唯一の機会であることを考えれば，より魅力ある，より意味のある健診内容とする必要があり，そのことが低迷する受診率の向上にもつながるものと考え，厚生労働省「保険者による健診・保健指導等に関する検討会」などで，健診項目の充実などについて訴えてきた．

　しかし，制度の異なる「労働安全衛生法」（以下，「安衛法」）に基づく定期健診（事業主健診）のデータの利活用を「可」としているにもかかわらず，これまで厚生労働省内に関係部局との横断的な議論を行う場がなかったため，健診項目などを見直すことはきわめて高いハードルとなっていた．

　今般の第三期 特定健診・保健指導に向けた検討にあたっては，すでに述べた課題などをふまえ，厚生労働省内の検討体制が大きく見直されたが，このことは今後の制度の充実にとって非常に大きな出来事ではないかと考える．すなわち，厚生労働省健康局において「科学的エビデンスに基づいた健診の在り方」などについて議論を行い，その結果をふまえて，保険局と労働基準局の双方が，おのおのの健診制度の見直しについて互いの議論の方向性

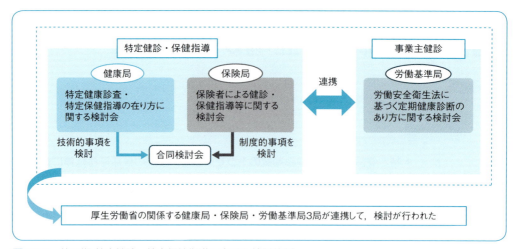

図33-1 第三期 特定健診・特定保健指導に向けた検討体制
〔2016年1月8日 第17回保険者による健診・保健指導等に関する検討会資料2を一部改変〕

を確認しながら，整合性のとれる形で結論を出すという体制が整えられた（図33-1）．

この結果，詳細な健診項目の1つとして，血清クレアチニン検査〔ならびに推算糸球体濾過量 estimated glomerular filtration rate（eGFR）〕が追加されることになったが（後述），これは日本医師会が制度開始当初より，受診者にとってわかりやすい腎機能の評価であるとの観点からその追加を主張してきたものであり，実現までに10年を要したとはいえ，非常に大きな意義があると考えている．

ますます重要となる地域医師会との連携

平成30年（2018年）度以降，特定健診において「診療における検査データの活用」がルール化されるが，すでにデータヘルス計画におけるハイリスクアプローチ，糖尿病性腎症重症化予防の取組みなどの保健事業においても医療機関に通院中の患者に対する介入を念頭に置いた計画の策定が進んでいる（後述）．

それらの事業の起点とされるものが，特定健診などの確実な実施による集団あるいは個々人の健康課題の抽出である．すなわち，特定健診などは単なる健診制度の1つとして義務的に実施し，完結するものではなく，その先のさまざまな保健事業計画などの立案とその効果検証，事業の見直しなどに活用されるものである．したがって，特定健診などに携わる医療関係者は，現在，あるいは将来展開されようとしている特定健診などを取巻く事業の全体像を把握し，それを見すえた実施体制を考えていく必要がある．

そのうえで，地域のかかりつけ医は，自身が管理している患者がどのような保健事業の対象となっているのか，また，各保険者や自治体などにおいても，かかりつけ医によって具体的にどのような診療が行われているのか，それぞれが理解しながらていねいに進めていくことが求められている．その意味で，特定健診などをはじめ各保健事業において都道府県医師会，地域医師会（かかりつけ医，産業医，健康スポーツ医など）が果たすべき役割はますます重要になってくるといえる．

後述するそれぞれの取組みのなかでも，効果的な実施に向けて「医師会などの医療関係者との連携」が重要であるとされており，各保険者や自治体などにおいては早期から具体的な体制構築のため十分に協議をしてほしいと考えている．

3 第三期における実施体制構築にあたっての留意点

　第三期からの特定健診などの見直し内容の詳細については，前章までに解説がなされているため，ここでは，そのなかから契約を取りまとめる医師会ならびに健診実施機関において，とくに留意が必要な項目について取り上げる．

1 特定健康診査（特定健診）

i) 詳細な健診項目の実施

　すでに述べたように，新たに血清クレアチニン検査ならびに eGFR が詳細な健診項目として追加されることとなったが，従来，詳細な健診項目に位置づけられていた心電図検査および眼底検査についても，以下のとおり運用の見直しが行われることとなった．

　　心電図検査：「当該年度の特定健康診査の結果など」で，血圧が受診勧奨判定値以上の者または問診などで不整脈が疑われる者のうち，医師が必要と認める者を対象とする．
　　眼底検査：原則として「当該年度の特定健康診査の結果など」で，血圧または血糖検査が受診勧奨判定値以上の者のうち，医師が必要と認める者を対象とする．

　このように見直しのポイントは，前年の検査結果などではなく，当該年度の結果などにより医師が判断する点である．また，心電図検査は特定健診当日に実施した場合，眼底検査は特定健診当日から1カ月以内に実施した場合，特定健診における詳細な健診項目として実施したものとみなされることになる．

● **詳細健診として実施された場合に記載が必要な「対象者」の記載**
  - 血清クレアチニン検査ならびに eGFR を詳細健診で実施した場合：結果データの対象者項目に「1：検査結果による血清クレアチニン検査対象者」を記載する必要がある．
  - 眼底検査を詳細健診で実施した場合：対象者項目に「1：検査結果による心電図検査対象者」を記載する必要がある．
  - 心電図検査を詳細健診で実施した場合：対象者項目のうち，「1：検査結果による心電図検査対象者」，もしくは「2：不整脈による心電図検査対象者」のいずれかを選択して記載することに留意する必要がある．

ii) 診療における検査データの特定健診への活用

　今般の見直しにおいては，一定のルールのもと，かかりつけ医で実施された診療における検査データについて，保険者が本人の同意を得たうえで特定健診の結果データとして活用できることとなった．しかし，かかりつけ医により実施された検査は，あくまでも治療上の必要があって実施されたものであり，自身の健康状態を定期的に把握し，生活習慣の改善につなげるという健診本来の目的とはまったく異なるものである．したがって，その導入にあたってはあらためて以下の点に留意し，地域における実施体制について検討する

必要がある．
- 特定健診未受診の患者に対し，受診券を確認のうえ，特定健診を受診するよう案内（受診勧奨実施）．
- 受診勧奨しても未受診の場合，患者本人（あるいは本人同意を得た医療保険者）からの依頼に基づき，不足する健診項目を実施のうえ，診療における検査データと合わせ，特定健診データとして保険者にデータを提供（特定健診相当のデータ提供）．
- 患者本人（あるいは本人同意を得た医療保険者）の依頼に基づき，診療における検査データを提供．

● データ提供にかかる保険者との委託契約の締結
- 保険者に対する治療中である患者のデータ提供は，本人の署名による同意が記載された情報提供票（仮称）を医療機関から保険者に提供（郵送）することから，情報提供票の様式や請求書の様式など，別途，事前協議のうえ，委託契約書の締結が必要となる．
- 市町村国民健康保険（市町村国保）におけるデータ提供のための契約パターンでは，委託者が市町村国保と国保連合会の組み合わせになること，受託側が都道府県医師会や郡市区医師会の組み合わせになるなど，複数のパターンが想定されている．
- 市町村国保と同様のスキームで，全国健康保険協会の各都道府県支部が委託契約の締結を求めてくることもあわせて，医療機関の事務処理が煩雑とならないよう，十分な協議が必要である．

ⅲ）特定健診の結果に関する情報提供の評価

　本来，特定健診受診後の結果通知および必要な情報の提供については，受診勧奨対象者，特定保健指導対象者であるか否かにかかわらず，すべての被保険者に自らの健康課題を認識させるとともに，生活習慣の改善・維持など，行動変容を促す動機付けを目的として行われるべきものである．

　地域では，各健診実施機関が受診者本人に結果通知票を対面にて直接，手わたすとともに，医師をはじめとする医療者により個々人の健康状態に応じた，ていねいな説明が実施されており，そのことが，自らの健康状態に対する正しい理解と継続的な健診受診などにつながっていると考えられる．その意味で，今般の見直しにより，医療保険者などが受診者本人に対してわかりやすく付加価値の高い健診結果を情報提供（個別に提供）することについて，新たに評価をしていく方向性が示された意義は大きいといえる．

● 実施形態（個別健診，集団健診）によらない効果的な情報提供の在り方の構築

　集団健診の受診者に対しては個別健診に比べ，郵送による結果通知のみで対応せざるをえない保険者が少なくない．特定保健指導などへ確実に導くため，集団健診の受診者に対してどのようなアプローチを図るべきか，あらためて医師会，自治体，保険者など，健診事業に携わる関係者間で検討し，適切な評価につながる実施体制を再構築する必要がある．

2　特定保健指導：健診当日の初回面接（分割実施）の実施

　従来，健診当日の保健指導の実施については，受診者の利便性のみならず，受診者本人が自身の健康状態についてもっとも関心が高まっている機会であることなどから，医療関係者からは指導による改善効果，継続的な取組みの実施がもっとも期待できるとの声があ

がっていた．それをふまえ，平成30年（2018年）度以降は，特定健診の受診当日に一部の検査結果が判明しない場合においても特定保健指導の初回面接（分割実施）の実施を可能とする運用の見直しが行われた．これにより特定保健指導の実施率向上への期待も高まっているが，各地域の特定保健指導の実施体制の実情を考えれば，平成30年度から全国で，あるいは全保険者でこの仕組みを一律に導入することは容易ではない．

● 柔軟な特定保健指導の実施体制の在り方

これまでの特定保健指導における初回面接の実施時期については，特定健診の結果をもとに階層化を行い，対象者を抽出する工程を経たうえで，保険者が対象者に対して利用券を発行していたことから，特定健診の実施日から一定の時間が必要であった．しかし，これまで蓄積されたデータから，保険者により特定健診（受診券）と特定保健指導（利用券）の対象となる者に対して，セット券として同時発行することが可能であると判断されたことから，運用ルールを整備して取組みを開始することとなった．

分割された初回面接を実施するためには，健診実施機関や契約取りまとめ医師会においては特定保健指導の結果データ提出のため，新たなソフトの導入や代行入力機関との契約が必要になる場合があり，平成30年（2018年）度からの実施が困難である場合も多いと考えられる．今後，特定健診から特定保健指導を円滑で切れ目なく実施するため，健診実施日における「初回面接①」，健診結果説明時における「初回面接②」といった分割面接の仕組みだけではなく，健診結果説明時に初回面接を実施する運用体制をも検討していく必要がある．

特定健診・特定保健指導を起点とするさまざまな取組み

すでに述べたとおり，現在，特定健診などを起点として，官民を問わず，または地域・職域を問わず，予防・健康づくりのためのさまざまな取組みが実施されている．ここでは，それらのうち日本医師会も，その検討に加わったおもな取組みの概要について簡単に紹介する．

1　データヘルス計画

平成25年（2013年）に閣議決定された「日本再興戦略」において，すべての健康保険組合に対し，保健事業の実施計画（データヘルス計画）の作成・公表，事業実施，評価などの取組みが求められ，市町村国保においても同様の取組みを行うことを推進することが明記された．

各健康保険組合，市町村国保などの保険者においては，従来，被保険者などに対し，さまざまな保健事業を実施していたが，データヘルス計画では，さらなる被保険者の健康保持・増進に努める観点から，各保険者が保有しているデータを活用し，被保険者などの特性をふまえターゲットを絞った保健事業の展開，また，ポピュレーションアプローチからハイリスクアプローチまでの一体的な保健事業の推進などが求められている．多くの保険者において同計画の策定・実施などが進められているが，平成29年（2017年）度までの第一期データヘルス計画では，通院中の患者に対する強引な介入など，地域医療に混乱をき

たしかねない事例の報告もあった．

　従来，日本医師会は，加入者個々人へのハイリスクアプローチ，とくに通院中の患者に対する取組みにあたっては，地域医師会をはじめ医療関係者との連携による取組みが重要であると主張しており，平成30年（2018年）度から始まった第二期データヘルス計画に向けては，策定段階から地域医師会をはじめとする医療関係団体と協力して取組むことが，厚生労働省「保健事業の実施計画（データヘルス計画）策定の手引き」（平成29年9月8日改正）においても明記されている．

2　糖尿病性腎症重症化予防：連携協定の締結とプログラムの策定

　生活習慣病の重症化予防については，「日本健康会議」の発足（後述）のほか，「健康日本21（第二次）」において糖尿病性腎症による年間新規透析導入患者の減少などを数値目標として掲げていること，また，「経済財政運営と改革の基本方針2015」（2015年6月30日閣議決定）では重症化予防を含めた疾病予防などにかかる好事例を全国に展開するとしていることなど，国をあげての推進活動が行われている．

　このような状況のなか，平成28年（2016年）3月，日本医師会，日本糖尿病対策推進会議[*1]，厚生労働省の三者は，それぞれの役割と連携・協力の内容などを定めた「糖尿病性腎症重症化予防に係る連携協定」を締結し，地域における円滑な取組みに資するものとして「糖尿病性腎症重症化予防プログラム」を策定した．同プログラムでは，事業の対象者を抽出するにあたっての考えかたや具体的な介入方法などが示されている．

3　企業における「健康経営」

　従来，職域における予防・健康づくりの取組みの多くは，医療保険者が行う保健事業，あるいは「安衛法」に基づき事業主に義務づけられた「安全配慮義務」の枠のなかで実施されてきた．しかし，事業主にとっては従業員の健康課題に積極的に取組んでも評価されず，そのために前向きな行動につながらないという側面があった．

　近年，その普及が進んでいる「健康経営」とは，企業が積極的に従業員の健康を守ることが，生産性の向上，離職率の低下，保険料負担の軽減などにつながり，その結果，企業収益，企業価値を高めるなど大きな成果を生み出すという，経営的視点から従業員の健康管理への実践を促す取組みである．

　これを普及するため，経済産業省は平成27年（2015年）より東京証券取引所と共同し，健康経営を実践する優れた企業（1業種1社）を「健康経営銘柄」として選定し，株式市場で評価する取組みを始めている．「健康経営銘柄」に選定された企業は，株式市場における評価にとどまらず，労働市場（新卒採用など）や地域社会における評価につながるなど，「健康経営」が企業にとって非常に価値のある取組みであることが認識された．

　その後，さらなる普及に向けて，経済産業省は日本健康会議と共同し，2016年に「健康経営優良法人」認定制度を立ち上げ，初年度（2017年）認定法人として大規模部門235法人，中小規模部門318法人をそれぞれ認定している．さらに，2018年度の認定法人は，大規模

[*1]　2005年2月，日本医師会，日本糖尿病学会，日本糖尿病協会との三者により設立．2017年12月現在の構成団体は18団体．

部門541法人，中小規模部門776法人となり，順調に普及が進んでいる．現在の認定基準には，定期健診の受診率100％達成，特定保健指導の機会の提供，食生活の改善や運動習慣への支援，受動喫煙防止対策などの健康増進・生活習慣病の予防対策などがあげられている．

4 日本健康会議

2015年7月に発足した「日本健康会議」は，日本医師会をはじめとした医療関係団体，経済団体，保険者，自治体などが率先し，また協力して，共通の目標のもとで国民の予防・健康づくり，「健康経営」の普及などに取組み，民間主導による「国民の健康寿命の延伸」を実現することを目的としている．同会議が掲げる活動指針である「健康なまち・職場づくり宣言2020」は，予防・健康づくり，健康経営にかかる具体的な数値目標を設定し，目標ごとに厚生労働省や経済産業省に設置されたワーキンググループにおいて，進捗状況の確認・対応策の検討を行い，好事例の見える化により横展開を図ることで取組みの拡大に努めている．

2017年8月に開催された「日本健康会議2017」では，目標の達成に向け，順調に，また確実に前進していることが確認されたが，今後は，その取組み一つひとつの質をさらに向上していくことが求められている．

5 効果的な実施に向けた健診データの質の統一

特定健診など，また，それを起点としたさまざまな保健事業などについては，徐々に一定の成果が蓄積されてきている．一方で，各保険者などが保健事業計画を立案あるいは分

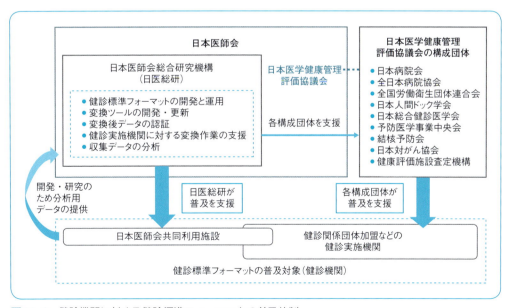

図33-2　健診機関に対する健診標準フォーマットの普及体制

［日本医師会により作成］

析するうえで，各健診実施機関から提出される健診データの内容がさまざまであり，その解釈に苦慮しているとの声が聞かれる．

　特定保健指導のみならず，さまざまな保健事業においてもっとも重要なことは，質の高い適切な保健指導や医療介入にどうつなげていくかということであり，そのためには健診データの質の統一は不可欠であると考える．日本医師会は，健診実施機関などが有する健診データの標準化を図るべく，関係団体[*2]とともに「健診標準フォーマット」を策定し，健診実施機関への普及に努めている(図33-2).

　こうした取組みを通じて，保健事業の質を高め，真に効果的な健康増進のための政策につなげていくことが肝要であり，健診実施機関のみならず，国や地方自治体，医療保険者などに対しても，その推進に向けてはたらきかけていきたいと考えている．

[*2] 2010年，健診関係団体9団体(日本病院会，全日本病院協会，全国労働衛生団体連合会，日本人間ドック学会，日本総合健診医学会，予防医学事業中央会，結核予防会，日本対がん協会，健康評価施設査定機構)により日本医学健康管理評価協議会を設立．

V 健診・保健指導を効果的に実施していくための体制

34 健診・保健指導機関の立場から

武藤繁貴

Point
- 保健指導スタッフには，一定の保健指導スキルが求められており，健診・保健指導実施施設には，これを維持，向上させる取組みが求められる．
- 保健指導品質管理システムを例にとり，組織的な保健指導の質の維持管理ならびに向上，人材育成の具体的な方法を紹介する．

Keyword
- 人材育成
- 保健指導品質管理システム

はじめに

　第三期 特定健診・特定保健指導（以下，特定健診・保健指導）では，特定保健指導の実施率を向上させるために，さまざまな運用の変更がなされている．このなかで，健診当日に特定保健指導が受けやすくなるような工夫もなされている．健診当日の特定保健指導は，おもに人間ドックなど健診機関での実施が想定され，健診機関の果たす役割がさらに増し，今後，健診機関の職員の健診・保健指導スキルの維持と，さらなる向上が求められると予想される．本章では，健診・保健指導機関の人材育成について，日本人間ドック学会や筆者の施設での取組みを中心に述べる．

34-1 日本人間ドック学会の保健指導実施者研修体系

　特定健診・保健指導の研修体系では，国，都道府県，市町村，医療保険者，医療関係団体といった実施主体があり，それぞれが研修会などを開催し，人材育成を行わなければならない[1]．日本人間ドック学会では，2013年に公表された「標準的な健診・保健指導プログラム【改訂版】」に基づき，保健指導を実施する者の資質の向上を図るため，積極的に研修会を行っている（表34-1）．そのため，学会では特定健診・特定保健指導対策委員会を設けて，受講者のニーズに応じた研修計画の立案と運営を行っている．

　人間ドック健診情報管理指導士研修会は，厚生労働省が定めた「保健指導実施者に望まれる一定の研修」に該当し，研修終了者は「人間ドック健診情報管理指導士」（人間ドックアドバイザーともいう）の資格を取得することができ，2017年10月時点で6,543人が認定されている．ブラッシュアップ研修会は，人間ドックアドバイザー認定者向けのフォローアップ研修として位置づけられており，5年ごとに2回受講することが更新の条件となっている．これまで計46回開催され，延べ9,024人が修了している．研修内容は，特定健

表34-1 日本人間ドック学会 保健指導実践者研修体系

人間ドック健診情報管理指導士研修会（アドバイザー研修会）
• 厚生労働省が定めた保健指導実施者に望まれる一定の研修に該当 • 2日間の初回研修会 • 認定：医師，保健師，管理栄養士 • 修了：看護師，健康運動指導士
人間ドック健診情報管理指導士研修会（ブラッシュアップ研修会）
• 認定者向けのフォローアップ研修会 • 5年で2回受講することが更新の条件
人間ドック健診食生活改善指導士研修会
• 厚生労働省が定める食生活の改善指導に関する専門的知識および技術を有する者と認められ，「動機付け支援」および「積極的支援」のうち，食生活の改善・運動に関する支援計画に基づく実践的指導を実施することができる • 対象：看護師，栄養士，歯科医師，薬剤師，助産師，准看護師，歯科衛生士

診・保健指導制度，喫煙，飲酒，運動，最近のトピックスなどに関する講演や困難事例に対するグループワークで構成され，受講者の満足度も高い研修会となっている．

　グループワークでは医師，保健師，管理栄養士などの多職種が1つのグループとなって困難事例のアセスメントから目標設定，さらには具体的な支援方法までの一連の作業を検討することで，日常業務で実行できていること，できていないこと，あるいは気づいていること，気づいていないことを確認できる機会になっている．困難事例に関して研修を受ける機会が少ないスタッフにとって，このような研修に参加する意義は大きい．また，それぞれの施設あるいは団体において，可能であれば，このようなグループワークを研修に取り入れることを検討するとよい．その際，看護師や健康運動指導士が在籍する施設では，これらのスタッフにも研修へ参加することをすすめる．平成30年（2018年）度以降も，看護師はこれまでと同様に，一定の条件を満たせば特定保健指導を行うことができることになっており，今後も活躍する機会が多いからである．

　また，健康運動指導士は，安全で効果的な運動を実施するための運動プログラムの作成および実践指導計画の調整などを行うことができ，特定保健指導においては，このような運動に関する専門的知識のある者が運動指導を担当することが望ましいとされている．特定保健指導の現場では，食生活の改善に関する指導が優先され，運動に関する指導はあとまわしになってしまう傾向にあるため，健康運動指導士など運動に関する専門的知識をもつ者の関与が重要であるが，その活用はまだまだ不十分であると感じる．このようなことから，健康運動指導士などの運動の専門家が，研修へ積極的に参加するとともに，実際の保健指導にも関与することが望まれる．

日本人間ドック学会の「保健指導実施施設」認定事業

1 保健指導の体制づくり

　日本人間ドック学会では，質の高い保健指導の確保に組織的に取組んでいる施設に対する「保健指導実施施設」認定事業をあわせて行っている．2017年10月時点で35施設が認定を受けている．本事業は，健診施設における質の高い保健指導体制の整備を図るととも

表34-2 日本人間ドック学会 保健指導実施施設認定事業 調査項目

第1領域	保健指導の体制
1.1	保健指導の実施体制が確立している
1.1.1	保健指導に関する基本方針が明確である
1.1.2	組織図上で保健指導スタッフの位置づけが明確である
1.1.3	人間ドック健診において保健指導が定着している
1.2	保健指導のスタッフを確保している
1.2.1	保健指導を実施する保健師・看護師を確保している
1.2.2	保健指導スタッフが人間ドックアドバイザーを取得している
1.3	保健指導スタッフに対する教育体制が確立している
1.3.1	保健指導に関する教育計画を立案している
1.3.2	保健指導スタッフに対する教育を実施している
第2領域	保健指導の実施
2.1	保健指導を適切に実施している
2.1.1	保健指導に関するマニュアルを作成している
2.1.2	保健指導内容を記録し，活用している
2.1.3	個室で実施するなどプライバシーを確保している
2.2	保健指導の質の向上に努めている
2.2.1	生活習慣に関する問診票に工夫がみられ，積極的に活用している
2.2.2	保健指導の成果が上がるように努力している
2.2.3	専門スタッフによる栄養指導や運動指導を実施している
第3領域	保健指導の評価
3.1	保健指導を積極的に実施している
3.1.1	人間ドック健診において保健指導を積極的に実施している
3.1.2	特定保健指導を積極的に実施している
3.2	保健指導受診者に対するフォローアップが確立している
3.2.1	保健指導受診者に対するフォローアップ（継続支援体制）が確立している
3.2.2	保健指導受診者のフォローアップを活用している
3.3	保健指導の評価に取り組んでいる
3.3.1	保健指導の評価に取り組んでいる
3.3.2	保健指導に関する研究発表をおこなっている

［日本人間ドック学会：保健指導実施施設認定事業ホームページをもとに作成］

に，保健指導の委託に際しての指標となることを目的としている．

評価対象となる機能には3つの領域があり，第1領域は「保健指導の体制」，第2領域は「保健指導の実施」，第3領域は「保健指導の評価」で構成されている．それぞれの領域には大項目とさらに小項目があり，大項目は8項目，小項目は19項目からなる（表34-2）．保健指導の体制としては，組織として基本方針が確立され，必要なスタッフを確保し，教育体制が整備されていることが望まれる．

2 保健指導に関するマニュアルの作成

保健指導の実施に際しては，保健指導に関するマニュアルを作成し，保健指導の内容がある程度，一定になることが必要である．保健指導を積極的に実施していることが認定の

評価対象となっているが，平成30年（2018年）度からは，特定保健指導の実施率の向上が大きなテーマとなっているため，保健指導実施施設には，さらに積極的な関与が求められる．そして，保健指導の体制を組織的に構築していくために，「保健指導実施施設」の認定を取得することを目標とするのも方法の1つである．

保健指導の質の管理と人材育成の具体的手法

1 保健指導品質管理システム

筆者らの施設では，保健指導品質管理システムを導入しており，これによって日本人間ドック学会による「保健指導実施施設」認定の第1号を取得している．筆者らが使用している保健指導品質管理システムを紹介し，組織的な保健指導の質の維持管理ならびに向上，人材育成の具体的な方法について述べたい．

品質管理システムとは，工業製品の品質管理の手法と基本的には同じで，品質の向上に向けて組織を指揮し，管理するものである．そのため保健指導の質の管理に際し，まず真っ先に組織として取組むべきことは，「保健指導の品質管理に関するマニュアル」を作成することである．筆者らの事業部の「保健指導品質管理マニュアル」の一部を表34-3に示す．

2 保健指導品質管理マニュアルの作成

「保健指導品質管理マニュアル」の作成にあたっては，まず組織として目的を明確にし，

表34-3　保健指導品質管理マニュアル（一部抜粋）

番　号	大項目
0	目的
1	保健指導サービスの品質管理に関する方針
2	品質管理の体制 　2.2　品質管理委員会等
3	保健指導プログラム 　3.1　保健指導プログラムの定義 　3.2　保健指導実施 　3.3　保健指導の方法 　3.4　保健指導実施記録 　3.5　保健指導の評価
4	保健指導対象者および委託元への対応
5	人員 　5.1.4　新規採用者の教育・研修 　5.1.5　継続的教育・研修
6	施設・設備
7	再委託・外部資源
8	品質管理に関する文書・記録の管理
9	継続的改善 　9.3　内部監査
10	広告・情報公開
11	適用

［聖隷福祉事業団保健事業部：保健指導品質管理マニュアルをもとに作成］

目標を立て，方針を明らかにし，ついで保健指導の定義を確認し，具体的な保健指導の内容，保健指導を実施する人員，教育・研修などに関する内容を明記するといった手順となる．このような本格的なマニュアルの作成には抵抗もあると思われる．簡単に始めたいという場合には，まずは自施設で現在，行っている保健指導の内容を書き出すとよい．どのような資格をもつスタッフが，どのような研修を受け，どのような種類の保健指導を，どのような内容で行い，どのように評価しているか，書き出したものを整理し，マニュアルのプロトタイプとする．マニュアルの作成は簡単な作業ではないが，一度作成してしまえば，その後は質の向上などを図って，定期的な見直しを行うだけであり，大きな制度の変更がないかぎり見直しに関する負担はさほど大きくない．マニュアルを作成する過程で，組織として実施しなければならない点や不足している点が明らかとなり，保健指導の質の維持管理・向上に対する課題が浮き彫りになると考えられる．保健指導マニュアルの作成自体が，保健指導の質を組織的に管理することの出発点となる．

3 保健指導の組織・体制づくり

ⅰ）保健指導の組織図の作成

「保健指導マニュアル」の作成につづいて，「保健指導品質管理体制図」すなわち「組織図」を作成し，保健指導の品質管理体制を明確にする必要がある．監査者あるいは契約者から保健指導の品質管理体制を問われた場合，一目でわかるような組織図を作成し，明確に説明できるようなものが望ましい．筆者らの事業部の保健指導の品質管理体制を図34-1に示すが，品質管理の最高責任者から統括者，現場の責任者，現場スタッフへの指示系統があり，さらに委員会やワーキンググループが関与するといった体制をとっている．ただし，これは一例であって同様の体制を整備する必要はなく，各施設の実情に合わせればよい．そのなかで，この組織図のなかにある「保健指導品質管理委員会」のような，保健指導の質について協議する委員会などを設けることを推奨する．マニュアルの見直しなども，この委員会が中心になって行うのである．

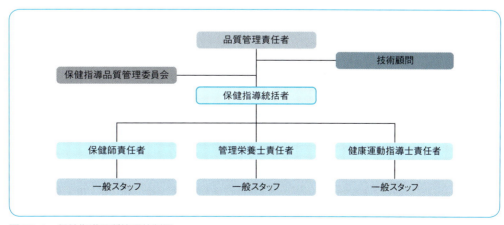

図34-1　保健指導品質管理体制図

［聖隷福祉事業団保健事業部：保健指導品質管理マニュアルをもとに作成］

ii）保健指導の年間計画

　保健指導の質を組織的に管理するにあたって，年間計画を立てることも推奨する．毎年必ず実施しなければならない事項を，確実に行うための管理に，また，新たに取組む事項を明確にすることに役立つ．図34-2のように，毎月の進捗状況を入れ込むことで管理が容易となる．

　保健指導の質を管理する際にはまた，保健指導の目標を立て，目標に向けて実行できたかどうかを評価しなければならない．質の評価は一般に，構造（ストラクチャー），過程（プロセス），結果（アウトカム）の側面からさまざまな指標が設定される．筆者らの施設では，年間目標としてプロセスおよびアウトカムに関するさまざま指標を設け，評価を行っているが，保健指導の目標設定は必ずしも容易ではない．何をもって保健指導の質が高いとするのか，評価指標が定まっていないからである．保健指導の効果は，保健指導対象者の特性に影響を受けるため，保健指導の結果をもって質の高低を単純に評価することはできない．組織として目標を設定するのであれば，前年の結果にプラスした目標を設定してもよいであろう．

　これらの目標の達成の有無や程度を評価することは，保健指導の質を改善するための大切なプロセスである．今年度達成できなかった目標に対し，なぜできなかったのかを検証し，どうすれば目標を達成できるのかを検討することが質の改善につながることになる．ただし，このような検討は，すでに述べた「保健指導品質管理委員会」などで組織的に行う

20〇〇年度　年間品質管理計画

当初計画　承認月日：20〇〇年3月25日
本　　　承認月日：20〇〇年4月△日

〇予定／●実施

項目			スケジュール						
			4月	5月	6月	7月	8月	9月	10月 …
1	基本方針の周知	予定			26	24		19	17
		実施の確認			●	●		●	〇
⋮	⋮		⋮	⋮	⋮	⋮	⋮	⋮	⋮
4	品質管理WGの開催	予定		22	21	10	12	10	22
		実施の確認		●	●	●	●	●	〇
⋮	⋮		⋮	⋮	⋮	⋮	⋮	⋮	⋮
12	スキルアップ学習会の開催	健診センター			21			10	
		予検センター			7			25	
		実施の確認			●			〇	
13	ロールプレイの開催（階層別研修にて）	予定			20	24		2	17
		実施の確認			●	●		●	〇
⋮	⋮		⋮	⋮	⋮	⋮	⋮	⋮	⋮
18	苦情トラブル・個人情報漏洩品質管理委員会への報告	予定	22	27	17	22	26	30	28
		実施の確認	●	●	●	●	●	〇	

図34-2　年間品質管理計画

［聖隷福祉事業団保健事業部：保健指導品質管理マニュアルをもとに作成］

べきである.

4　質の管理のための監査

　保健指導の質の管理を検証するため,筆者らの事業部では内部監査を行っている.日本人間ドック学会が実施している「機能評価事業」は外部監査であるが,内部監査は事業所内部の目標の効果的な達成に役立つことを目的とし,事業部内の者によって行われるものである.内部監査では,マネジメントレビュー(責任者へのインタビュー),マニュアルの有効性の確認,現場スタッフへのインタビューによる保健指導の質の管理の実態の確認などが行われる.監査者からは,特記すべき観察事項,良好な事項,改善事項,推奨事項が指摘され,改善事項や推奨事項に対しては改善策を講じなければならない.実際に筆者らの事業部で報告された事項を表34-4に示す.

　内部監査は,単に自施設の保健指導の質の管理をチェックするだけでなく,自らを客観的に評価する目を養うことにもつながる.このように,「内部監査」は保健指導の質を管理するとともに,スタッフの質の向上をもたらすことも期待できる.「内部監査」はマネジメントシステムの分野で質の管理に重要なプロセスであるが,事前の準備や監査当日の煩雑さもあって,規模の小さな施設での実施は容易でないと思われる.日本人間ドック学会の機能評価を受審するような施設では,取り入れることをすすめる.

　保健指導の質の維持管理・向上のために,筆者らの事業部で行っている組織内での研修方法について紹介する.研修に関する規定は,「保健指導品質管理マニュアル」に記載され,研修自体の質を管理している.筆者らの事業部の研修体制の特色として,階層化研修があげられる.保健指導スタッフを新人から管理レベル・専門領域までの5段階にレベル分けし,それぞれのレベルに応じた研修を行っている.レベルアップするためには,設定された目標を達成したことを上司が確認し,許可を得なければ上のレベルには上がれない仕組みとなっている.たとえば,新人に対しては「特定保健指導実践者育成研修」に参加させ,OJT (on-the-job training) として先輩の特定保健指導を1カ月間,見学し,そのうえでロールプレイ5事例の実施とその評価を行う.これらをもとに上司の許可を得てから実際に特定保健指導を実施することにしている(表34-5).

表34-4　内部監査報告書の一例

事　項	具体的内容
特記すべき観察事項(O)	・健康支援課では保健指導の技術評価を新人以外のスタッフも実施しており,フィードバックされたことをスキルアップにつなげていた ・名札の中に「私の実践目標」を入れて日々確認できている ・クレーム対応のフローチャートが完成されていた
良好な事項(GP)	・特定健診・特定保健指導のXMLデータがエラーなく作成されていることについて,医療保険者から高い評価を受けていた ・新人の保健指導の技術評価が手厚くされ,自己学習のアドバイスなどにより自信をもって,不安なくデビューできていた
改善事項(C)	・特定保健指導の実施報告書の作成と医療保険者などへの報告について運用を明確にする ・マニュアル内の要領は改正の履歴をつける
推奨事項(R)	・成果をアピールできる評価指標の設定を作成する ・健康運動指導士の中間支援についてマニュアルを作成する

表34-5 特定保健指導 実施許可基準

	順番	項目
随時	1	外部研修(特定保健指導実践者育成研修)に参加する
	2	研修内容を報告する
1カ月目	3	特定保健指導の実際の説明を受ける
	4	特定保健指導の見学
2カ月目	5	①スタッフを利用者役にして特定保健指導のロールプレイを5例以上実施する ②すべての事例に「保健指導業務評価チェックシート」を用いて「自己評価」と「他者評価」を行う ③事例ごとに「保健指導業務評価チェックシート」をもとに利用者役のスタッフと振り返りをして課題を明確にする ④5事例の評価シートをグラフ化してまとめて係長と振り返りを行い,今後の課題を明確にする
3カ月目	6	課長が5事例の「保健指導業務評価チェックシート」をもとに総合評価し,特定保健指導実施の可否を判断する
	7	①(デビュー)特定保健指導(個別支援・グループ支援)の実施 ②ケースカンファレンスを重ね,スキルアップを図る ③「保健指導業務評価チェックシート」を用いて定期的に自己評価する

表34-6 保健指導業務評価チェックシート

大項目	中項目		評価項目
環境づくり	場面設定	1	机・椅子の配置や座る位置に配慮できましたか
	身だしなみ	2	指導者は身だしなみに配慮できましたか(服装,髪,爪,アクセサリー,コロン,化粧など)
面談プロセス	導入	3	名前や身分をあらわす名札などの表示はできましたか
		4	自己紹介はできましたか.面談者の名前は確認できましたか
		5	緊張をほぐすようにできましたか
		6	保健指導の目的と所要時間の説明はできましたか
		7	対象者の反応から面談への興味や理解度や健康観などを確認できましたか
	対象者の把握	8	対象者の生活習慣を確認できましたか(食事,運動,休養,嗜好品,趣味,通勤)
		9	対象者の環境(職種,労働環境,家庭環境)を確認できましたか
		10	対象者の医学的データを確認できましたか(健診データ,精検データ,病歴など)
		11	対象者の行動ステージの把握はできましたか

出典:特定健診・特定保健指導事業の実施に関する検討委員会 特定保健指導品質保証分科会:特定保健指導品質保証ガイドライン,p.38,全国労働衛生団体連合会,2008.

　特定保健指導の実施を許可する際の評価は,全国労働衛生団体連合会が発行している「保健指導業務評価チェックシート」[2](表34-6)を改変して使用しているが,このシートは,身だしなみなどの環境づくりや,面談に際しての手順といった保健指導の基本的な姿勢に対する評価が盛り込まれており,新人や初級者が自己評価あるいは他者評価をするにはよい指標となる.中級者に対しては,事例検討やロールプレイを定期的に行うが,ここにも到達目標が設定され,自己および他者による評価が行われる.このような階層化および継続的なフォローアップ研修や,日本人間ドック学会のブラッシュアップ研修会に参加することは,知識を最新のものに更新させるとともに,保健指導の質の維持・向上につながる.

おわりに

　保健指導の質を組織的に管理するためには，現在自らが行っている保健指導に関する業務を書き出し整理することが出発点となる．さらに，管理体制図や年間計画を作成し，目標の設定とその評価を行うことでPDCA（Plan-Do-Check-Action）サイクルがまわり，保健指導の質の維持管理ならびに向上が期待できる．保健指導にかかわる人材育成においても，この管理システムで計画的かつ継続的に保健指導を実施することが，組織全体でのレベルアップをもたらすと思われる．

文献

1) 厚生労働省健康局：標準的な健診・保健指導プログラム【平成30年度版】, 2018. http://www.mhlw.go.jp/file/06-Seisakujouhou-10900000-Kenkoukyoku/00_3.pdf（2018年7月現在）
2) 特定健診・特定保健指導事業の実施に関する検討委員会 特定保健指導品質保証分科会：特定保健指導品質保証ガイドライン, p.38, 全国労働衛生団体連合会, 2008.

付　録

【付録1】

健診の判定値に応じた対応
（情報提供・動機付け支援・積極的支援・受診勧奨）

- 健診の受診者に対して健診結果を通知する際，健診の判定値に応じた，対応の分類を示す（個々の対応の具体例については「標準的な健診・保健指導プログラム【平成30年度版】」【フィードバック文例集】を参照のこと）．
- 血圧・脂質・血糖など検査項目別に，判定への対応がまとめられている．複数の項目が異常値を示す場合には，対象者への注意喚起がより重要となる．異常値を示す項目を優先し，組み合わせて対応する．
- 各検査項目のこれまでの数値の変化を確認し，悪化傾向なのか改善傾向なのかといったことをふまえた対応をすることが求められる．

表1 血圧高値に関する健診判定と対応の分類（第11章 p.101参照）

	健診判定		対応	
			肥満者の場合	非肥満者の場合
異常 ↑↓ 正常	受診勧奨判定値を超えるレベル	収縮期血圧 ≧ 160 mmHg または拡張期血圧 ≧ 100 mmHg	①すぐに医療機関の受診を	
		140 mmHg ≦ 収縮期血圧 < 160 mmHg または 90 mmHg ≦ 拡張期血圧 < 100 mmHg	②生活習慣を改善する努力をした上で，数値が改善しないなら医療機関の受診を	
	保健指導判定値を超えるレベル	130 mmHg ≦ 収縮期血圧 < 140 mmHg または 85 mmHg ≦ 拡張期血圧 < 90 mmHg	③特定保健指導の積極的な活用と生活習慣の改善を	④生活習慣の改善を
	正常域	収縮期血圧 < 130 mmHg かつ 拡張期血圧 < 85 mmHg	⑤今後も継続して健診受診を	

表2 脂質異常に関する健診判定と対応の分類（第13章 p.114参照）

	健診判定		対応	
			肥満者の場合	非肥満者の場合
異常 ↑↓ 正常	受診勧奨判定値を超えるレベル	LDL ≧ 180 mg/dL（または non-HDL ≧ 210 mg/dL）または TG ≧ 500 mg/dL	①すぐに医療機関の受診を	
		140 mg/dL ≦ LDL < 180 mg/dL（または 170 mg/dL ≦ non-HDL < 210 mg/dL）または 300 mg/dL ≦ TG < 500 mg/dL	②生活習慣を改善する努力をした上で，数値が改善しないなら医療機関の受診を	
	保健指導判定値を超えるレベル	120 mg/dL ≦ LDL < 140 mg/dL（または 150 mg/dL ≦ non-HDL < 170 mg/dL）または 150 mg/dL ≦ TG < 300 mg/dL または HDL < 40 mg/dL	③特定保健指導の積極的な活用と生活習慣の改善を	④生活習慣の改善を
	正常域	LDL < 120 mg/dL（または non-HDL < 150 mg/dL）かつ TG < 150 mg/dL かつ HDL ≧ 40 mg/dL	⑤今後も継続して健診受診を	

表3 血糖高値に関する健診判定と対応の分類（第12章 p.108参照）

健診判定			対応			
	空腹時血糖 随時血糖 (mg/dL)	HbA1c (NGSP) (%)	肥満者の場合		非肥満者の場合	
			糖尿病治療中	糖尿病未治療	糖尿病治療中	糖尿病未治療
異常 ↑ 受診勧奨判定値を超えるレベル	126〜	6.5〜	①受診継続，血糖コントロールについて確認・相談を	②定期的に医療機関を受診していなければすぐに医療機関受診を	③受診継続，血糖コントロールについて確認・相談を	②定期的に医療機関を受診していなければ，すぐに医療機関受診を
保健指導判定値を超えるレベル	110〜125	6.0〜6.4	④受診継続	⑤特定保健指導の積極的な活用と生活習慣の改善を，また，精密検査を推奨	⑥受診継続	⑦生活習慣の改善を，ぜひ精密検査を
	100〜109	5.6〜5.9				⑧生活習慣の改善を，リスクの重複などあれば精密検査を
↓ 正常 正常域	〜99	〜5.5		⑨肥満改善と健診継続を		⑩今後も継続して健診受診を

表4 腎機能検査に関する健診判定と対応の分類（第15章 p.132参照）

血清クレアチニン値を測定していない場合

	健診判定	対応
異常 ↑	尿蛋白　陽性（1+／2+／3+）	①医療機関の受診を
	尿蛋白　弱陽性（±）	②生活習慣の改善を
↓ 正常	尿蛋白　陰性（−）	③今後も継続して健診受診を

血清クレアチニン値を測定している場合

	健診判定 (eGFRの単位： mL/分/1.73m²)	尿蛋白（−）	尿蛋白（±）	尿蛋白（1+）以上
異常 ↑	eGFR＜45	①すぐに医療機関の受診を		
	45≦eGFR＜60	②生活習慣の改善を		
↓ 正常	60≦eGFR	③今後も継続して健診受診を		

推算糸球体濾過量（eGFR）は血清クレアチニン値，年齢，および性別から以下の計算式で算出し，評価を行う．
eGFR〔mL/分/1.73 m²〕＝ 194×Cr$^{-1.094}$×年齢〔歳〕$^{-0.287}$（女性は ×0.739）

表5 心電図検査に関する健診判定と対応の分類（第16章 p.137参照）

	健診判定	対応
異常 ↑	心房細動が疑われる場合	すぐに医療機関を受診させる
	その他の不整脈が疑われる場合	医療機関の受診をすすめる
	高血圧があり，心電図で左室肥大などが疑われる場合	医療機関の受診をすすめる
↓ 正常	上記以外の場合	今後も継続して健診の受診をすすめる

表6 眼底検査(高血圧性変化)に関する健診判定と対応の分類（第17章 p.145参照）

	健診判定	対　応
異常 ↑↓ 正常	Scheie 分類[*1] H3以上 Keith-Wagener 分類[*2] Ⅱb 以上 Wong-Mitchell 分類[*3] 中等度以上	①すぐに医療機関の受診を
	Scheie 分類[*1] H1-2, S1-4 Keith-Wagener 分類[*2] Ⅰ-Ⅱa Wong-Mitchell 分類[*3] 軽度	②高血圧，その他の危険因子の予防と管理の徹底を
	Scheie 分類[*1] H0, S0 Keith-Wagener 分類[*2] 0 Wong-Mitchell 分類[*3] 所見なし	③今後も継続して健診受診を

＊1　Scheie分類：H（0〜4度）は高血圧性変化を，S（0〜4度）は動脈硬化性変化を指す．
＊2　Keith-Wagener 分類（慶大）変法（KW）：高血圧性変化の分類で，0群からⅣ群までに分類される．
＊3　Wong-Mitchell 分類（WM）：循環器病のリスク評価の観点から所見なし，軽度，中等度，重度の4段階に分類される．

表7 眼底検査(糖尿病網膜症)に関する健康判定と対応の分類：糖尿病（高血糖）の者に対する対応（第17章 p.145参照）

	健診判定	おもな所見	対　応
異常 ↑↓ 正常	増殖網膜症	新生血管，硝子体出血，網膜剥離など	①すぐに医療機関の受診を（緊急）
	増殖前網膜症	軟性白斑，高度の静脈変化，網膜内細小血管異常など	②すぐに医療機関の受診を（至急）
	単純網膜症	毛細血管瘤，点状出血，硬性白斑など	③すぐに医療機関の受診を
	異常なし		④年に1度は眼科受診を

[留意事項]
- 保険者や市町村などの判断により，保健指導対象者以外の者に対しても，必要に応じて保健指導の実施を検討することが望ましい．とくに，腹囲計測によって腹囲基準に満たさない場合でも，血圧高値・脂質異常・血糖高値・喫煙などのリスクが1つ以上存在している者では虚血性心疾患や脳血管疾患などの発症リスクが上昇することがわかっており，個別の生活習慣病のリスクを判定することが望ましい．
- 65歳以上の者に保健指導を行う場合は，対象者の状況に応じた保健指導を行うことが望ましい．
- 特定保健指導の対象者のうち「積極的支援」が非常に多い場合は，健診結果や質問票などによって，生活習慣の改善により予防効果が大きく期待できる者を明確にし，優先順位をつけ保健指導を実施すべきである．

【付録2】

保健指導のための資料集

【付録1】の「健診の判定値に応じた対応」をもとに，保健指導対象者の状況に応じて，身体活動に対する行動変容ステージをチェックし（図1），肥満の場合，内臓脂肪減少のためのエネルギー調整シート（図2）を活用しながら，肥満における体重減少率と健診の検査値の変化（図3）を参考のうえ，必要に応じて禁煙や減酒の介入（図4〜5，表1）をあわせ，保健指導を行う．

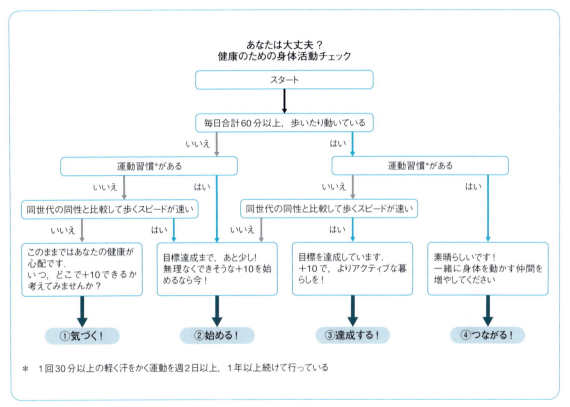

図1 身体活動に関する行動変容ステージのチェック（第22章 p.197参照）

［厚生労働省：健康づくりのための身体活動指針（アクティブガイド），2013をもとに作成］

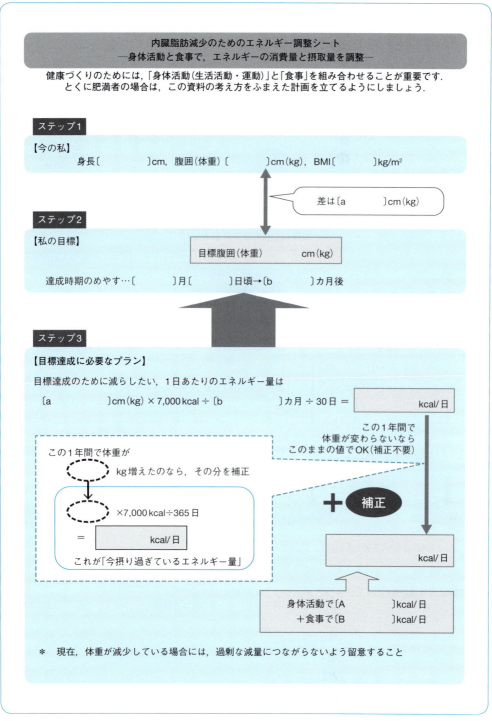

図2　内臓脂肪減少のためのエネルギー調整シート（第19章 p.162参照）
［厚生労働省健康局：運動基準・運動指針の改定に関する検討会報告書（平成25年3月）参考資料6をもとに作成］

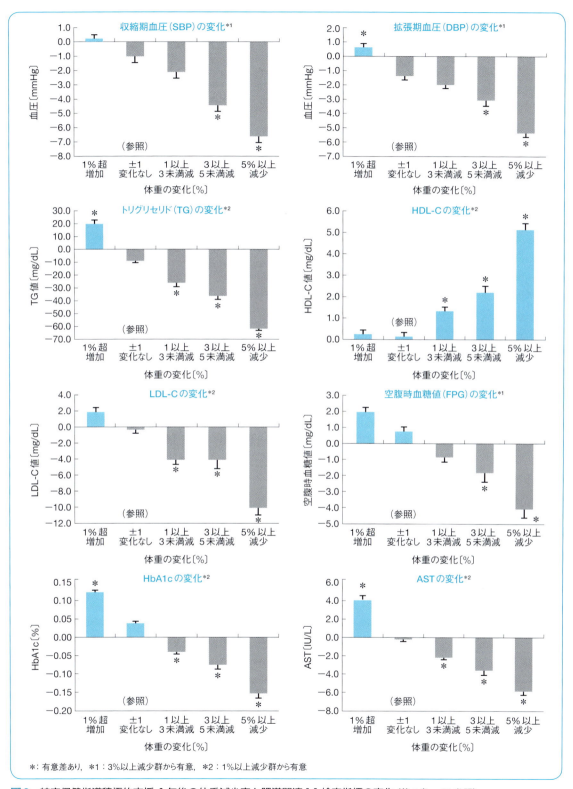

図3 特定保健指導積極的支援 1年後の体重減少率と肥満関連11検査指標の変化（第4章 p.31参照）
肥満症に限定した分析（3,480人，年齢：48.3±5.9歳，BMI：27.7±2.5 kg/m²）．右へいくほど体重減少率[%]が大きいことを示す．
[Muramoto A, et al.: Obes Res Clin Pract, 8: e466-e475, 2014を一部改変]

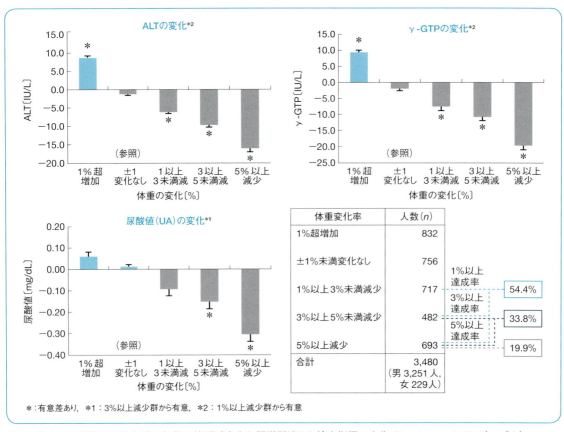

図3 特定保健指導積極的支援 1年後の体重減少率と肥満関連11検査指標の変化（第4章 p.31参照）（つづき）
肥満症に限定した分析（3,480人，年齢：48.3±5.9歳，BMI：27.7±2.5 kg/m²）．右へいくほど体重減少率[%]が大きいことを示す．
[Muramoto A, et al.: Obes Res Clin Pract, 8：e466-e475, 2014 を一部改変]

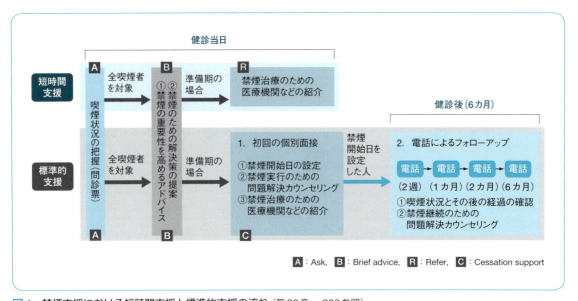

図4 禁煙支援における短時間支援と標準的支援の流れ（第23章 p.203参照）
[厚生労働省健康局：禁煙支援マニュアル（第二版），2013 をもとに作成]

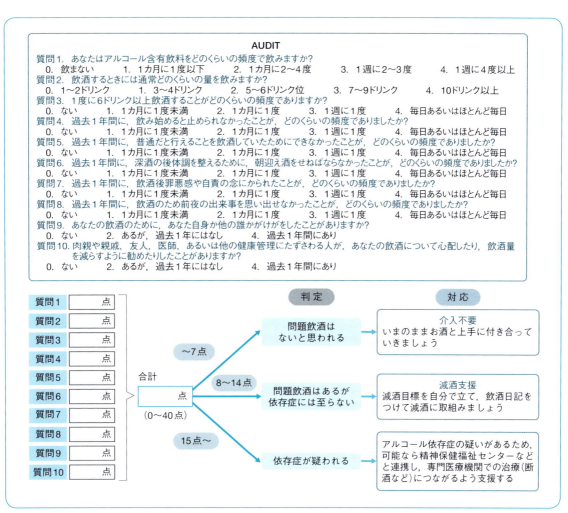

図5 AUDIT 判定法（第24章 p.211 参照）

[廣 尚典：WHO/AUDIT 問題飲酒指標（日本語版），千葉テストセンター，2000 を一部改変]

表1 ドリンク換算表（第24章 p.212 参照）

種類		ドリンク数	ビール換算（mL）
ビール	コップ1杯	0.7	180
	中瓶	2.0	500
	大瓶	2.5	633
	レギュラー缶	1.4	350
	ロング缶	2.0	500
	中ジョッキ	1.3	320
日本酒（15％）	1合（180 mL）	2.2	540
	お猪口（30 mL）	0.4	90
焼酎（20％）	1合	2.9	720
焼酎（25％）	1合	3.6	900
チューハイ（7％）	レギュラー缶	2.0	490
	ロング缶	2.8	700
	中ジョッキ	1.8	448
ワイン（12％）	ワイングラス（120 mL）	1.2	288
	ハーフボトル（375 mL）	3.6	900
	フルボトル（750 mL）	7.2	1,800
ウイスキー（40％）	シングル水割り（原酒で30 mL）	1.0	240
	ダブル水割り（原酒で60 mL）	2.0	480
	ボトル1本（720 mL）	23.0	5,760
梅酒（13％）	1合（180 mL）	1.9	486
	お猪口（30 mL）	0.3	78

日本語索引

あ

アウトカム ……………………………… 237
　――指標 ………………………………… 265
　――評価 ………………………………… 239
アウトプット …………………………… 237
　――評価 ……………………… 238, 240, 243
アクティブガイド ………………… 153, 196
アセスメント …………………………… 174
　――, 運動の …………………………… 193
　――, 食行動 …………………………… 178
　――, 睡眠に関する …………………… 218
　――, ストレスに関する ……………… 218
アセトアルデヒド ……………………… 210
アディポカイン …………………………… 46
アディポサイトカイン …………………… 46
　――産生異常 …………………………… 46
アディポネクチン …………………… 47, 77
アテネ不眠尺度 …………………… 218, 219
アテローム血栓性梗塞 ………………… 120
アテローム硬化 ………………………… 49
アルコール ………………………… 47, 208
　――依存症 …………………………… 212
　――使用障害同定テスト …………… 211
　――性肝障害 ………………………… 209
　――摂取 ……………………………… 155
アルブミン尿 …………………… 129, 130
アルマ・アタ宣言 ……………………… 12
アンジオテンシノーゲン …………… 46, 49
アンジオテンシンⅡ …………………… 49
　――受容体拮抗薬（ARB） …………… 100
アンジオテンシン転換酵素（ACE）阻害薬 … 100
安静時12誘導心電図 ………………… 136
　――検査 ……………………………… 136

い

遺産効果 ………………………………… 79
維持期 …………………………… 172, 184
異常 Q 波 ……………………………… 139
遺伝性肥満 ……………………………… 55
茨城県民コホート研究 ……………… 64, 65
いびき ………………………………… 222
医療費 ………………………………… 13
　――の推移 …………………………… 13
医療保険者 ………………… 15, 268, 271
医療保険制度の加入者数 ……………… 268
飲酒 …………………………………… 208
　――, 過量 …………………………… 211
　――日記 ……………………………… 214
インスリン ……………………………… 77
　――作用の不足 ……………………… 102
　――抵抗性 ……………………… 47, 76, 102
　――分泌指数 ………………………… 48
　――分泌不全 ………………………… 102
インセンティブ …………………… 36, 37
　――事業 ……………………………… 273
　――指標 ……………………………… 290
　――, 保険者に対する ………………… 37
飲料摂取 ……………………………… 154

う～お

ウエスト周囲長 ……………… 7, 42, 43, 52
　――の測定部位 ……………………… 52
ウォーキング ………………………… 198
う蝕 …………………………… 227, 231
　――原性細菌 ………………………… 231
うつ病 …………………………… 58, 217, 218
運動 …………………………… 73, 193
　――介入 ……………………………… 73
　――強度 ……………………………… 198
　――のアセスメント ………………… 193
　――療法 ……………………………… 117
運動指導 …………………… 114, 194, 195, 302
　――の可否 ……………………… 194, 195
エイコサペンタエン酸（EPA） ………… 157
栄養指導 ……………………………… 115
疫学研究 …………………………… 63, 64
エネルギーコントロール ………… 187, 191
エネルギー消費量 …………………… 197
遠隔面接 …………………………… 38, 168
オーラルフレイル ……………………… 70

か

介護予防 …………………… 50, 69, 75, 185, 263
外部精度管理 ………………………… 261
改変 Davis 分類 ……………………… 147
過食 …………………………………… 230
　――症 ………………………………… 56
家族性高コレステロール血症（FH） … 115, 119
活動量計 ……………………………… 199
家庭血圧 ……………………………… 96
　――計 ………………………………… 158
　――測定の指針 ……………………… 158
仮面高血圧 …………………………… 96
粥状動脈硬化症 …………………… 48, 49
カリウム ……………………………… 158
過量飲酒 ……………………………… 211
カルシウム拮抗薬 …………………… 100
加齢性筋肉量減少症（→サルコペニアもみよ） … 70

肝機能検査 … 22
間食 … 154
関心期 … 172, 175, 184
眼底カメラ … 148
眼底検査 … 10, 23, 39, 143, 295
眼底変化 … 143
冠動脈疾患（CAD） … 116, 119

き

既往歴 … 151
危険因子（→リスク因子もみよ） … 94
喫煙 … 152
　── 者 … 165, 201, 202, 204
　── 習慣 … 149
基本健康診査 … 13, 14
　── の実績 … 14
基本チェックリスト … 75
基本的な項目 … 22
急性冠症候群 … 49
急性膵炎 … 116
境界型 … 105
業務委託 … 272
虚血性心疾患 … 119
禁煙 … 90, 162
　── 指導 … 168
　── 治療 … 204, 205
　── の重要性 … 90, 204
　── の短時間支援 … 203
　── の標準的支援 … 203
　── 補助薬 … 205
禁煙支援 … 201, 202
　── マニュアル … 203
筋力トレーニング … 117

く

空腹時血糖 … 104, 105
　── の基準値とHbA1cとの対応 … 104
グラフ化体重日記 … 59
グリセロール … 45
クレアチニン … 84, 88

け

経口ブドウ糖負荷試験（OGTT） … 79, 105
継続的支援 … 24, 162
軽度認知障害（MCI） … 70
血圧 … 49, 94, 96
　──，家庭 … 96
　──，至適 … 94
　──，診察室 … 96
　── によるリスク層別化 … 97
　── の測定方法 … 96
血圧値 … 94, 96

　── の分類 … 96
血清クレアチニン検査 … 39, 294
血清クレアチニン値 … 4, 9, 23, 84, 88, 131
　── の評価 … 131
血清25（OH）D_3 … 74
血中25-ヒドロキシコレカルシフェロール
　〔血中25（OH）D_3〕… 74
血糖 … 22, 102, 104
　──，空腹時 … 104, 105
　──，随時 … 9, 22, 39, 105, 106
　── 値 … 9, 77, 102
ケトアシドーシス … 76
減塩 … 99, 157
健康課題 … 277, 278
健康経営 … 191, 263, 273, 274, 286, 298
　── 銘柄 … 286, 287, 289
　── 優良法人 … 288, 290
健康寿命 … 117
健康診査（健診） … 5, 19, 69
健康増進法 … 13, 21
健康づくりのための身体活動基準2013 … 153, 194
健康づくりのための身体活動指針
　（アクティブガイド） … 153, 196
健康づくりのための睡眠指針2014 … 156, 224
健康日本21 … 5, 13, 267
　──（第二次） … 4
健康保険 … 12
検査値 … 21, 243
　── の変化 … 243
減酒指導 … 211, 213
検診 … 10
健診 … 10
健診結果 … 23, 170, 172, 174, 178
　── の情報提供 … 23
健診項目 … 39, 128, 131
　──，基本的な … 22, 38
　──，詳細な … 84, 138, 294, 295
健診データ … 21, 300
　── の質の統一 … 300
　── の収集と評価 … 21
　── の提供 … 288, 289
　── の標準化 … 300
健診標準フォーマット … 300
健診・保健指導 … 19
　──，年齢層を考慮した … 26
　── の研修ガイドライン … 169, 259
原発性肥満 … 54
減量 … 116
　── 計画 … 183
　── 効果 … 116
　── 目標 … 31, 161

こ

降圧目標 … 100
降圧薬 … 100, 101
高インスリン血症 … 46, 49

高 LDL コレステロール血症（高 LDL-C 血症）………… 43
後期高齢者……………………………… 68, 69, 100
　── 医療広域連合（広域連合）………… 68
　── 医療支援金 ………………………… 16
　── 医療保険制度 ……………………… 16
　── 支援金 ……………………… 18, 259, 290
口腔機能 …………………………………… 153
　── 低下 ………………………………… 70
高血圧 …………………………………… 43, 90, 94
　──, 仮面 ……………………………… 96
　── 性網膜症 ……………………… 144, 145
　──, 白衣 ……………………………… 96
高血圧治療ガイドライン 2014 ………………… 94
高コレステロール血症 ……………………… 119
高浸透圧高血糖状態 …………………………… 76
高 TG 血症 …………………………………… 47
行動計画 …………………………… 38, 162, 164, 248
行動変容 ………………………………… 31, 170
　── ステージ ……… 156, 161, 171, 178, 180, 196
　── 理論 ……………………………… 156
行動目標 …………………………………… 183, 197
　── 設定に向けた情報提供 ……………… 197
行動療法 ……………………………………… 59
高度肥満 …………………………………… 44, 51
高尿酸血症 …………………………………… 57
高齢化における医療費の高騰 ………………… 12
高齢者 ……………………………………… 184
　──, 後期 ……………………… 68, 69, 100
　──, 前期 ……………………………… 280
　── に対する保健指導 ………………… 184
高齢者の医療の確保に関する法律
　（高齢者医療確保法）……………… 2, 6, 19, 20
　── 施行令 ……………………………… 6
国際重症度分類 …………………………… 147
国際糖尿病連合（IDF）……………………… 63
コグニサイズ ………………………………… 74
国保・後期高齢者ヘルスサポート事業……280, 281
国保データベース（KDB）システム …… 278, 281, 283
国民皆保険 ………………………………… 16
国民健康・栄養調査 ……………… 77, 102, 149
国民健康づくり計画 ………………………… 12
国民健康保険 ……………………………… 12
　── 部門と保健部門との連携 ………… 271
孤食化 ……………………………………… 70
個別支援 …………………………………… 31
個別保健事業実施計画 ……………………… 277
コホート研究 ……………………… 2, 94, 121, 150
コラボヘルス …………………………… 285, 292
孤立化 ……………………………………… 70

さ

再石灰化作用 ……………………………… 231
左室肥大 …………………………… 137, 141
サルコペニア ………………… 26, 70, 80, 110, 284
残余リスク ………………………………… 120

し

歯科健診 …………………………………… 69
糸球体濾過量（GFR）………………… 88, 128, 151
歯垢 ……………………………………… 229
自己効力感 ……………………… 178, 214, 225
歯根膜 …………………………………… 230
脂質異常症 ………………………………… 90
脂質管理目標値 …………………………… 124
脂質検査 ………………………………… 110
脂質代謝異常 …………………………… 46, 47
歯周病 ……………………………… 227, 233
歯周ポケット ……………………………… 233
視床下部性肥満 ……………………………… 55
歯槽骨 …………………………………… 233
「七福神」アプリ ………………………… 249
市町村国保（市町村国民健康保険）………… 268
市町村の庁内連携 ………………………… 263
実行期 …………………………………… 184
実績評価 ………………………………… 162
至適血圧 …………………………………… 94
脂肪肝 …………………………………… 209
社会的フレイル ……………………………… 73
集合契約 ………………………………… 258
重症化ハイリスク者 …………………… 269, 270
集団寄与危険割合（PAF）…………………… 95
集団支援 …………………………………… 31
12 誘導心電図 …………………………… 136
　──, 安静時 …………………………… 136
住民健診 ……………………… 111, 113, 116
熟考期 …………………………………… 184
宿泊型新保健指導 ………………………… 245
受診勧奨 ……………… 10, 115, 130, 132, 252
　── 事業 …………………………… 252
　── 判定値 ……………………… 22, 105, 106
受動喫煙 ……………………………… 201～203
　── に関する情報提供 ………………… 202
循環器疾患 …………………………………… 94
準備期 ……………………………… 172, 184
生涯リスク ………………………………… 126
症候性肥満 ………………………………… 54
詳細な健診項目 ……………… 84, 138, 294, 295
情報提供 ………………………………… 296
　──, 健診結果の ……………………… 23
　──, 受動喫煙に関する ………………… 202
初回面接 ……………………………… 24, 37, 161
　──, 健診当日の ……………………… 296
　──, 特定保健指導 …………………… 160
　── のグループ支援 …………………… 37, 164
　── の流れ …………………………… 161
　── の分割実施 …………………… 38, 164
ジョギング ………………………………… 198
食環境 …………………………………… 191
食行動 …………………………………… 187
　── 質問表 …………………………… 60
　── のアセスメント …………………… 178
食事指導 ……………………… 34, 187～189

食事バランスガイド･････････････････････････186
　──の活用･･･････････････････････････186
食事療法･･･････････････････････････････116
食生活･････････････････････････････55, 178
　──支援･････････････････････････････179
食直後･････････････････････････････････108
職場内教育(OJT)････････････････････････241
食品群･････････････････････････････････186
食物繊維･････････････････････････117, 158
　──の摂取･･･････････････････････････117
新オレンジプラン･････････････････････････69
心筋梗塞･･･････････････････････49, 120, 140
心血管イベント･･････････････････････････････7
　──の発症率･･････････････････････････････7
心血管疾患(CVD)･･････････････････84, 116, 128
腎硬化症･･････････････････････････････86
人材養成･･････････････････････････････168
診察室血圧････････････････････････････96
腎障害･･････････････････････57, 58, 86, 87, 128
腎臓･･････････････････････････････････85
身体活動････････････････････････････56, 117
　──量･･････････････････････････････193
身体不活動･･･････････････････････････193
心電図･･････････････････････････10, 23, 39
　──所見･･･････････････････････････140
心電図検査････････････････････136, 138, 295
　──の対象者･････････････････････････138
心拍出量････････････････････････････････49
心不全･････････････････････････････････58
心房細動･････････････････････････137〜139
　──の予測因子･･･････････････････････141

す

推算糸球体濾過量(eGFR)･･･9, 23, 39, 84, 88, 130, 251, 294
随時血糖･･････････････････････9, 22, 39, 105, 106
吹田研究････････････････････････････94, 121
吹田コホート研究･･･････････････････････64, 65
吹田スコア･･･････････････････････････････121
睡眠･･････････････････････････････････156
　──に関するアセスメント･･･････････････218
睡眠時無呼吸症候群(SAS)･････････57, 156, 218, 222
　──，中枢性･･･････････････････････222
　──，閉塞性･･･････････････････････222
睡眠不足･････････････････････････217, 218
ストラクチャー･･････････････････････237, 259
　──評価････････････････････････････237
ストレス････････････････････････････････218
　──に関するアセスメント･･･････････････218
スマート・ライフ・ステイ･･････････････････245

せ

生活活動････････････････････････････････197
生活習慣･･････････････････････13, 50, 68, 98
　──の変化･･････････････････････････240
生活習慣改善･･････････････････13, 21, 29, 97, 116
　──に対する意欲･････････････････････239
生活習慣病対策･･･････････････････････4, 19
　──の評価指標の階層構造･････････････265
生活習慣病の保健指導････････････････････170
生活の質(QOL)･････････････････････････････4
正常域･････････････････････････････････105
正常高値(空腹時血糖値)･････････････････80, 105
正常高値血圧･･･････････････････････96, 98, 145
精神疾患簡易構造化面接法･･････････････････58
積極的支援･････････････････････････23, 24, 29
節酒･･････････････････････････････57, 116, 168
　──指導････････････････････････････168
摂食･･････････････････････････････････153
　──の速度･･････････････････････････153
舌苔･･････････････････････････････････234
絶対リスク･･･････････････････････････････120
セルフケア･･･････････････････････････････234
セルフモニタリング･････････31, 158, 162, 167, 191
前期高齢者･･････････････････････････････280
前熟考期････････････････････････････････184

そ

総コレステロール(TC)･････････････････････119
増殖網膜症･････････････････････････････147
相対リスク･･･････････････････････････････120
咀嚼･･････････････････････････････････228
　──回数････････････････････････････230
　──機能････････････････････････････153
　──筋･･････････････････････････････230
　──障害････････････････････････････228
　──能力････････････････････････････229
　──法･･････････････････････････････230

た

体格指数(BMI)･････････････････････････51
体重････････････････････10, 29, 51, 55, 59, 116, 161
　──減少････････････････････････････71, 183
　──，標準･････････････････････････････51
耐糖能･･････････････････････････････47, 107
　──障害･････････････････････････････47
　──の分類･･････････････････････････108
体力･･････････････････････････････････200
多嚢胞性卵巣症候群(PCOS)･････････････････57
短時間支援･････････････････････････････203
単純性肥満･･････････････････････････････54
タンパク質･･･････････････････････････････74
蛋白尿･･････････････････････････････128, 129

ち〜て

地域医師会････････････････････････････294
地域支援事業･････････････････････････････69
中枢性睡眠時無呼吸症候群･････････････････222
超低比重リポタンパク質(VLDL)･･････････････45
庁内連携･･････････････････････････････263

| 通信技術 | 168 |
| 痛風 | 57 |

低 HDL-C 血症　47, 116, 126
低栄養　229
定期健康診断　15
データヘルス計画　69, 261, 276, 277, 294, 297
鉄欠乏性貧血　151
デンタルプラーク　229
転倒予防　73
転倒リスク　74

と

同一機関要件　164
動機付け支援　23, 24, 29
透析　85
糖尿病　90, 102
　—— 型　105
　—— 腎症　86
　—— 性腎症　251
　—— 性腎臓病（DKD）　86
　—— の合併症　4
　—— の重症化予防　4
糖尿病性腎症重症化予防　294, 298
　—— プログラム　251
糖尿病網膜症　146
　—— の分類　147
動脈血二酸化炭素分圧（$PaCO_2$）　57
動脈硬化　110, 202
　—— 性疾患　42, 110, 120
動脈硬化症　77
　——，粥状　48, 49
動脈硬化性疾患予防ガイドライン2017年版　122
特定健診（特定健康診査）　4, 5, 10, 22, 295
　—— 項目の見直し　4
　—— の在り方　4
　—— の基本的な考えかた　4
　—— の項目　22
　—— の受診率　32
　—— の情報提供　296
　—— の精度管理　260
　—— の対象　10
　—— の必須項目　149
　—— の法的根拠　5
　—— の役割　10
特定健診・特定保健指導
　（特定健診・保健指導）　2, 5～7, 19, 21, 42, 267
　——，市町村における　267
　—— の在り方　2
　—— の基本的な考えかた　21
　—— の仕組み　21
　—— の対象　6
　—— の目的　7
特定保健指導　23, 37, 160, 236, 296
　——，健診当日の　301
　—— の効果　32
　—— の効果に関する研究のメタ解析　30
　—— の実施率　32
　—— の初回面接　160
　—— の対象者　23, 160
　—— の評価　236
　—— の評価時期　37
　—— の方法　23
ドコサヘキサエン酸（DHA）　157
独居　70
トリグリセライド（TG）　110, 120, 209

な行

内臓脂肪　43, 45
　—— 型肥満　15, 44, 53
　—— 蓄積　4, 42
　—— 面積（VFA）　45, 53
内部精度管理　260
内分泌性肥満　55
ナショナルデータベース（NDB）　25, 32

二次性肥満　54
21世紀における国民健康づくり運動　5, 13, 267
24時間自由行動下血圧測定（ABPM）　96
日本健康会議　265, 299
日本人の食事摂取基準（2015年版）　74, 183, 187
尿アルブミン値　251
尿蛋白　88, 130, 131
認知症　95

脳血栓症　49
脳梗塞　49, 57, 120
脳・心血管疾患　113
脳貧血　151

は

ハイリスクアプローチ　163, 260, 294, 297
白衣高血圧　96
破骨細胞　233
歯の喪失　229
はや食い　230

ひ

非アルコール性脂肪性肝炎（NASH）　57
非アルコール性脂肪性肝疾患（NAFLD）　57
皮下脂肪　43, 45
　—— 型肥満　15, 44
久山町研究　65
ビタミン D　74
ピッツバーグ睡眠質問票　218, 220
非肥満　23, 45
非肥満者　6, 7, 9
　—— のリスク保有者への指導　9
肥満　51
　——，遺伝性　55

──関連腎臓病 58
──，高度 44, 51
──，視床下部性 55
──，症候性 54
──低換気症候群 57
──，内臓脂肪型 44, 53
──，二次性 15, 54
──の定義 51
──パラドックス 58
──，皮下脂肪型 44
──，薬剤性 55
肥満症 15, 51, 52
──の診断 52
肥満度 51, 52
──の判定 52
評価 24, 192
──指標の階層構造 262
標準体重 51
標準的支援 203
標準的な健診・保健指導プログラム
【平成30年度版】 21, 180
標準的な質問票 149
微量アルブミン尿 130
疲労度 198

ふ

フィードバック文例集 126
腹囲 16
──第一基準 4, 7
腹囲長（→ウエスト周囲長もみよ） 7, 42
──の感度 7
──の特異性 7
腹腔鏡下スリーブ状胃切除術 59
腹部CT法 53
服薬状況 149
不整脈 137, 141
フッ素化合物 231
不眠 217
──症 218, 224
プラークコントロール 232, 234
ブルガダ症候群 139
フレイル 26, 68, 70, 71, 80, 110
──，オーラル 70
──改善効果 73
──，社会的 73
──の実態 71
プロセス 237, 259
──評価 238, 239
分割実施 164

へ

平均寿命 13
──延伸 13
──の推移 13
平均赤血球容積（MCV） 210

米国予防医療サービス専門作業部会（USPSTF） 139
閉塞性睡眠時無呼吸症候群（OSAS） 222
β沈降超遠心法（BQ法） 111
変形性股関節症 58
変形性膝関節症 58

ほ

訪問指導 69
飽和脂肪酸 117
保健事業 12, 68, 69
──，後期高齢者の 68
──支援・評価委員会 261
──，市町村における 12
──のPDCAサイクル 26
保健指導 29, 168, 170, 178, 184, 193, 236
──技術 172
──業務評価チェックシート 308
──継続率 240
──，健診当日の 164
──，高齢者に対する 184
──サービス品質管理システム 272
──事業 253
──実施施設 302
──実施率 243
──，生活習慣病の 170
──の効果 29
──の実施者 168
──の年間計画 306
──の評価 192, 236
──のプロセス 172
──のメタ解析 29
──の目的 170, 178, 193
──判定値 22, 106
──品質管理システム 304
──品質管理体制図 305
──品質管理マニュアル 304
保健指導実施者 170, 236
──のスキルアップ 241
保健指導対象者 7
──の選定と階層化 7
保険者 236
──インセンティブ 37, 280
──機能 277
──協議会 258, 266
保険制度 12
歩行速度 72
歩数 200
──計 199
ポピュレーション
　アプローチ 33, 37, 163, 176, 192, 260, 297
ホワイト500 265, 288

ま行

マジンドール 59
末期腎障害 95

末期腎不全	128
末梢血管抵抗	49
マルチプルリスクファクター症候群	42
慢性糸球体腎炎	86
慢性腎臓病（CKD）	84, 87, 128, 151
——の重症度分類	87, 88
——の定義	87
満腹中枢	230
ミネソタコード	141
ミュータンス菌	231
無関心期	171, 172, 184
無呼吸低呼吸指数（AHI）	222
無作為化比較試験	73
むちゃ食い障害	55, 56
メタ解析	94
メタボリックシンドローム	4, 7, 15, 42, 43
——および予備群該当者割合の変化	243
——の概念	43
——の診断基準	43
——の病態	43
メッツ（METs）	194
網膜血管	143

や～わ

目標設定	176
薬剤性肥満	55
有酸素運動	117
遊離脂肪酸	45
要介護状態	72
リスク因子	7, 94
リスク層別化	97
リスクマネジメント	288
利尿薬	100
リポタンパク質リパーゼ（LPL）	47
両眼検査	148
レストレスレッグス症候群（RLS）	218
レプチン	46
老人保健法	12
労働安全衛生法	15, 19, 149, 284
ロコモティブシンドローム	26, 70, 110

外国語索引

A

ABC 方式 ··· 205
ABPM (ambulatory blood pressure monitoring,
　24時間自由行動下血圧測定) ························· 96
ABR 方式 ··· 204
ACE 阻害薬 ··· 100
AHA/NHLBI ·· 94
AHI (apnea hypopnea index, 無呼吸低呼吸指数) ····· 222
ALT (alanine aminotransferase) ······· 22, 57, 209, 211
ARB (アンジオテンシンⅡ受容体拮抗薬) ············ 100
ARIC 研究 (Atherosclerosis Risks
　In Communities Study) ································ 144
AST (aspartate aminotransferase) ····· 22, 57, 209, 211
AUDIT ··· 155, 211

B～D

β遮断薬 ·· 101
BMI (body mass index) ································ 10, 51

CAD (coronary artery disease, 冠動脈疾患) ········ 116
CGA 分類 ·· 129
CIRCS 研究 ··· 64, 65
CKD (chronic kidney disease, 慢性腎臓病) ·· 84, 128, 151
CPAP (continuous positive airway pressure) ········ 156
CVD (cardiovascular disease, 心血管疾患) ····· 116, 128

DASH (dietary approaches to stop
　hypertension) 食事パターン ··························· 99
DHA (ドコサヘキサエン酸) ····························· 157
DKD (diabetic kidney disease, 糖尿病性腎臓病) ····· 86

E～G

e-ヘルスネット ·· 158
e ラーニング ··· 207
eGFR (estimated glomerular filtration rate,
　推算糸球体濾過量) ········ 9, 23, 39, 84, 88, 130, 251, 294
EPA (エイコサペンタエン酸) ·························· 157
EPOCH-JAPAN (Evidence for Cardiovascular
　Prevention from Observational Cohorts
　in Japan) ··· 94, 126

FH (familial hypercholesterolemia,
　家族性高コレステロール血症) ·············· 47, 115, 119
FICSIT (Frailty and Injuries : Cooperative Studies
　of Intervention Techniques) trial ····················· 73
final common pathway ···································· 90
frailty ··· 70
Framingham 研究 ··· 119
Friedewald 式 (F式) ····································· 111

GFR (glomerular filtration rate,
　糸球体濾過量) ····································· 88, 128, 151
γ-GTP (γ glutamyl transferase) ············· 22, 209, 210

H～J

HbA1c ·· 78, 102～104
　――の国際標準化 ·· 104
HDL コレステロール (HDL-C) ··················· 110, 120
Health for All ·· 12
Healthy People 2000 ······································· 13
holiday heart syndrome ·································· 116
HOMA-R ·· 48
homogeneous assay ······································· 111

ICT (information and communication
　technology) ···································· 25, 31, 248
IDF (The International Diabetes Federation,
　国際糖尿病連合) ·· 63
IL-6 ··· 47
IoT (internet of things) ·························· 199, 245, 248

JPHC 研究 ·· 64, 65
J-STOP ··· 207

K～M

K6 ··· 221
KDB システム ···································· 278, 281, 283
Keith-Wagener (-Barker) 分類 ··················· 143, 144

LDL コレステロール (LDL-C) ······· 90, 110, 111, 115, 119
　――直接法 ·· 111
　――の測定法 ··· 111
LPL (リポタンパク質リパーゼ) ·························· 47

mazindol ··· 59
MCI (軽度認知障害) ······································· 70
MCV (mean corpuscular volume,
　平均赤血球容積) ································· 210, 211
MESA (Multi-Ethnic Study of Atherosclerosis) ······ 144
METs (メッツ) ·· 194
MINI ··· 58

N～P

n-3 系多価不飽和脂肪酸 ···························· 117, 158
NAFLD (nonalcoholic fatty liver disease,
　非アルコール性脂肪性肝疾患) ························· 57
NASH (nonalcoholic steatohepatitis,
　非アルコール性脂肪肝炎) ······························ 57
NCEP-ATP Ⅲ ·· 63

new pooled equation ･･････････････････････ 121
NIPPON DATA ･････････････････････････････ 94
　── 80 リスクチャート ･･････････････････ 121
non-HDL コレステロール
　（non-HDL-C，non-HDL）････････ 10，22，39，110，115

OGTT（oral glucose tolerance test，
　経口ブドウ糖負荷試験）･･････････････････ 79，105
OJT（on-the-job training）････････････････ 241，307
OSAS（obstructive sleep apnea syndrome，
　閉鎖性睡眠時無呼吸症候群）･･････････････････ 222

PaCO$_2$（動脈血二酸化炭素分圧）･･････････････ 57
PAF（集団寄与危険割合）･･････････････････････ 95
PAI-1 ･････････････････････････････････････ 46
PCOS（polycystic ovarian syndrome，
　多嚢胞性卵巣症候群）･････････････････････ 57
PDCA（Plan-Do-Check-Action）
　サイクル ･･･････････････････ 25，236，261，276
　──，保健事業の ････････････････････ 25，26

Q～T

QOL（quality of life，生活の質）････････････ 4，280
QT 延長症候群 ･･････････････････････････････ 139

RLS（restless legs syndrome，
　レストレスレッグス症候群）････････････････ 218
S100A8 ･･･････････････････････････････････ 47
SAS（sleep apnea syndrome，
　睡眠時無呼吸症候群）･･････････････ 57，156，218，222
Scheie 分類 ････････････････････････････ 143，144
Streptococcus mutans ････････････････････････ 231
ST-T 異常 ････････････････････････････････ 139
SV ･････････････････････････････････････ 187

TC（総コレステロール）･･････････････････････ 119
TG（トリグリセライド）･････････････ 110，116，120，209
TNFα ････････････････････････････････････ 46

U～Z

USPSTF（the U.S. Preventive Services Task Force）･･･ 139

VFA（内臓脂肪面積）･･･････････････････････ 45，53
VLDL（very-low-density lipoprotein，
　超低比重リポタンパク質）･･･････････････････ 45，47

Wong-Mitchell 分類 ･････････････････････････ 145

第三期 特定健診・特定保健指導ガイド　　©2018

定価（本体 4,500 円＋税）

2018 年 9 月 20 日　1 版 1 刷

編　者　　門　脇　　　孝
　　　　　津　下　一　代

発 行 者　　株式会社　南　山　堂
　　　　　代表者　鈴　木　幹　太

〒 113-0034　東京都文京区湯島 4 丁目 1-11
TEL 編集(03)5689-7850・営業(03)5689-7855
振替口座　00110-5-6338

ISBN 978-4-525-20781-6　　Printed in Japan

本書を無断で複写複製することは，著作権者および出版社の権利の侵害となります．
JCOPY ＜(社)出版者著作権管理機構 委託出版物＞
本書の無断複写は著作権法上での例外を除き禁じられています．複写される場合は，
そのつど事前に，(社)出版者著作権管理機構(電話 03-3513-6969，FAX 03-3513-6979，
e-mail: info@jcopy.or.jp)の許諾を得てください．

スキャン，デジタルデータ化などの複製行為を無断で行うことは，著作権法上での
限られた例外（私的使用のための複製など）を除き禁じられています．業務目的での
複写行為は使用範囲が内部的であっても違法となり，また私的使用のためであっても
代行業者等の第三者に依頼して複製行為を行うことは違法となります．